国家卫生健康委员会"十三五"规划教材

全国中医住院医师规范化培训教材

中医内科学·心血管分册

主　编　方祝元　吴　伟

副主编　（以姓氏笔画为序）
　　　　王振涛　张军茹　谢海波

编　委　（以姓氏笔画为序）

王亚红（北京中医药大学东直门医院）　　　　吴　鸿（河南中医药大学）

王振涛（河南中医药大学第二附属　　　　　　何贵新（广西中医药大学第一附属
　　　　医院）　　　　　　　　　　　　　　　　　　医院）

方祝元（南京中医药大学）　　　　　　　　　张　晶（内蒙古自治区中医医院）

邓　兵（上海中医药大学附属龙华　　　　　　张军茹（陕西省中医医院）
　　　　医院）　　　　　　　　　　　　　　　彭　锐（广州中医药大学第一附属

邓　悦（长春中医药大学附属医院）　　　　　　　　　医院）

任得志（陕西省中医药研究院）　　　　　　　蒋卫民（南京中医药大学附属医院）

李　荣（广州中医药大学第一附属　　　　　　曾　英（湖南中医药大学第一附属
　　　　医院）　　　　　　　　　　　　　　　　　　医院）

李永新（石家庄市中医院）　　　　　　　　　谢　文（成都中医药大学附属医院）

吴　伟（广州中医药大学）　　　　　　　　　谢海波（湖南中医药大学）

学术秘书　蒋卫民（兼）　　　　　　　　　　彭　锐（兼）
　　　　　何伟峰（广州中医药大学）

人民卫生出版社

·北　京·

图书在版编目（CIP）数据

中医内科学. 心血管分册/方祝元，吴伟主编. —
北京：人民卫生出版社，2023.1
　　ISBN 978-7-117-33950-6

　　Ⅰ.①中… Ⅱ.①方…②吴… Ⅲ.①中医内科学-
职业培训-教材②心脏血管疾病-中医治疗法-职业培训
-教材　Ⅳ.①R25②R259.4

　　中国版本图书馆 CIP 数据核字（2022）第 203264 号

人卫智网	www.ipmph.com	医学教育、学术、考试、健康，
		购书智慧智能综合服务平台
人卫官网	www.pmph.com	人卫官方资讯发布平台

中医内科学·心血管分册
Zhongyi Neikexue · Xinxueguan Fence

主　　编： 方祝元　吴　伟
出版发行： 人民卫生出版社（中继线 010-59780011）
地　　址： 北京市朝阳区潘家园南里 19 号
邮　　编： 100021
E - mail： pmph @ pmph.com
购书热线： 010-59787592　010-59787584　010-65264830
印　　刷： 北京顶佳世纪印刷有限公司
经　　销： 新华书店
开　　本： 787×1092　1/16　　印张：15.5
字　　数： 348 千字
版　　次： 2023 年 1 月第 1 版
印　　次： 2023 年 2 月第 1 次印刷
标准书号： ISBN 978-7-117-33950-6
定　　价： 62.00 元

打击盗版举报电话：010-59787491　**E-mail：**WQ @ pmph.com
质量问题联系电话：010-59787234　**E-mail：**zhiliang @ pmph.com
数字融合服务电话：4001118166　**E-mail：**zengzhi @ pmph.com

数字增值服务编委会

主　　编　方祝元　吴　伟

副 主 编　（以姓氏笔画为序）
　　　　　王振涛　张军茹　谢海波

编　　委　（以姓氏笔画为序）
　　　　　王亚红（北京中医药大学东直门医院）
　　　　　王振涛（河南中医药大学第二附属医院）
　　　　　方祝元（南京中医药大学）
　　　　　邓　兵（上海中医药大学附属龙华医院）
　　　　　邓　悦（长春中医药大学附属医院）
　　　　　任得志（陕西省中医药研究院）
　　　　　李　荣（广州中医药大学第一附属医院）
　　　　　李永新（石家庄市中医院）
　　　　　吴　伟（广州中医药大学）
　　　　　吴　鸿（河南中医药大学）
　　　　　何贵新（广西中医药大学第一附属医院）
　　　　　张　晶（内蒙古自治区中医医院）
　　　　　张军茹（陕西省中医医院）
　　　　　索红亮（河南中医药大学第二附属医院）
　　　　　高　安（陕西省中医医院）
　　　　　彭　锐（广州中医药大学第一附属医院）
　　　　　蒋卫民（南京中医药大学附属医院）
　　　　　曾　英（湖南中医药大学第一附属医院）
　　　　　谢　文（成都中医药大学附属医院）
　　　　　谢海波（湖南中医药大学）

学术秘书　蒋卫民（兼）
　　　　　彭　锐（兼）
　　　　　何伟峰（广州中医药大学）

3

修 订 说 明

为适应中医住院医师规范化培训快速发展和教材建设的需要,进一步贯彻落实《国务院关于建立全科医生制度的指导意见》《医药卫生中长期人才发展规划(2011—2020年)》和《关于建立住院医师规范化培训制度的指导意见》,按照《国务院关于扶持和促进中医药事业发展的若干意见》要求,规范中医住院医师规范化培训工作,培养合格的中医临床医师队伍,经过对首版教材使用情况的深入调研和充分论证,人民卫生出版社全面启动全国中医住院医师规范化培训第二轮规划教材(国家卫生健康委员会"十三五"规划教材)的修订编写工作。

为做好本套教材的出版工作,人民卫生出版社根据新时代国家对医疗卫生人才培养的要求,成立国家卫生健康委员会第二届全国中医住院医师规范化培训教材评审委员会,以指导和组织教材的修订编写和评审工作,确保教材质量;教材主编、副主编和编委的遴选按照公开、公平、公正的原则,在全国60余家医疗机构近1000位专家和学者申报的基础上,经教材评审委员会审定批准,有500余位专家被聘任为主审、主编、副主编、编委。

本套教材始终贯彻"早临床、多临床、反复临床",处理好"与院校教育、专科医生培训、执业医师资格考试"的对接,实现了"基本理论转变为临床思维、基本知识转变为临床路径、基本技能转变为解决问题的能力"的转变,注重培养医学生解决问题、科研、传承和创新能力,造就医学生"职业素质、道德素质、人文素质",帮助医学生树立"医病、医身、医心"的理念,以适应"医学生"向"临床医生"的顺利转变。

根据该指导思想,本套教材在上版教材的基础上,汲取成果,改进不足,针对目前中医住院医师规范化培训教学工作实际需要,进一步更新知识,创新编写模式,将近几年中医住院医师规范化培训工作的成果充分融入,同时注重中医药特色优势,体现中医思维能力和临床技能的培养,体现医考结合,体现中医药新进展、新方法、新趋势等,并进一步精简教材内容,增加数字资源内容,使教材具有更好的思想性、实用性、新颖性。

本套教材具有以下特色:

1. **定位准确,科学规划** 本套教材共25种。在充分调研全国近200家医疗机构及规范化培训基地的基础上,先后召开多次会议,深入调研首版教材的使用情况,并广泛听取了长期从事规培工作人员的意见和建议,围绕中医住院医师规范化培训的目标,分为临床学科(16种)、公共课程(9种)两类。本套教材结合中医临床实际情况,充分考虑各学科内亚专科的培训特点,能够满足不同地区、不同层次的培训要求。

2. **突出技能,注重实用** 本套教材紧扣《中医住院医师规范化培训标准(试行)》要求,将培训标准规定掌握的以及编者认为在临床实践中应该掌握的技能与操作采用"传统"模式编写,重在实用,可操作性强,强调临床技术能力的训练和提高,重点体现中医住院医师规范化培训教育特色。

3. **问题导向,贴近临床** 本套教材的编写模式不同于本科院校教材的传统模式,采用问题导向和案例分析模式,以案例提示各种临床情境,通过问题与思路逐层、逐步分解临床诊疗流程和临证辨治思维,并适时引入、扩展相关的知识点。教材编写注重情境教学方法,根据诊治流程和实际工作中的需要,将相关的医学知识运用到临床,转化为"胜任力",重在培养学员中医临床思维能力和独立的临证思辨能力,为下一阶段专科医师培训打下坚实的基础。

4. **诊疗导图,强化思维** 本套教材设置各病种"诊疗流程图"以归纳总结临床诊疗流程及临证辨治思维,设置"临证要点"以提示学员临床实际工作中的关键点、注意事项等,强化中医临床思维,提高实践能力,体现中医住院医师规范化培训教育特色。

5. **纸数融合,创新形式** 本套教材以纸质教材为载体,设置随文二维码,通过书内二维码融入数字内容,增加视频/微课资源、拓展资料及习题等,使读者阅读纸书时即可学习数字资源,充分发挥富媒体优势和数字化便捷优势,为读者提供优质适用的融合教材。教材编写与教学要求匹配、与岗位需求对接,与中医住院医师规范化培训考核及执业考试接轨,实现了纸数内容融合、服务融合。

6. **规范标准,打造精品** 本套教材以《中医住院医师规范化培训实施办法(试行)》《中医住院医师规范化培训标准(试行)》为编写依据,强调"规范化"和"普适性",力争实现培训过程与内容的统一标准与规范化。其临床流程、思维与诊治均按照各学科临床诊疗指南、临床路径、专家共识及编写专家组一致认可的诊疗规范进行编写。在编写过程中,病种与案例的选择,紧扣标准,体现中医住院医师规范化培训期间分层螺旋、递进上升的培训模式。教材修订出版始终坚持质量控制体系,争取打造一流的、核心的、标准的中医住院医师规范化培训教材。

人民卫生出版社医药卫生规划教材经过长时间的实践和积累,其优良传统在本轮教材修订中得到了很好的传承。在国家卫生健康委员会第二届全国中医住院医师规范化培训教材评审委员会指导下,经过调研会议、论证会议、主编人会议、各专业教材编写会议和审定稿会议,编写人员认真履行编写职责,确保了教材的科学性、先进性和实用性。参编本套教材的各位专家从事中医临床教育工作多年,业务精纯,见解独到。谨此,向有关单位和个人表示衷心的感谢!希望各院校及培训基地在教材使用过程中,及时提出宝贵意见或建议,以便不断修订和完善,为下一轮教材的修订工作奠定坚实的基础。

人民卫生出版社有限公司

2020 年 3 月

国家卫生健康委员会"十三五"规划教材
全国中医住院医师规范化培训
第二轮规划教材书目

序号	教材名称	主编		
1	卫生法规（第2版）	周　嘉	信　彬	
2	全科医学（第2版）	顾　勤	梁永华	
3	医患沟通技巧（第2版）	张　捷	高祥福	
4	中医临床经典概要（第2版）	赵进喜		
5	中医临床思维（第2版）	顾军花		
6	中医内科学·呼吸分册	王玉光	史锁芳	
7	中医内科学·心血管分册	方祝元	吴　伟	
8	中医内科学·消化分册	高月求	黄穗平	
9	中医内科学·肾病与内分泌分册	倪　青	邓跃毅	
10	中医内科学·神经内科分册	高　颖	杨文明	
11	中医内科学·肿瘤分册	李和根	吴万垠	
12	中医内科学·风湿分册	刘　维	茅建春	
13	中医内科学·急诊分册	方邦江	张忠德	
14	中医外科学（第2版）	刘　胜		
15	中医皮肤科学	陈达灿	曲剑华	
16	中医妇科学（第2版）	梁雪芳	徐莲薇	刘雁峰
17	中医儿科学（第2版）	许　华	肖　臻	李新民
18	中医五官科学（第2版）	彭清华	忻耀杰	
19	中医骨伤科学（第2版）	詹红生	冷向阳	谭明生
20	针灸学	赵吉平	符文彬	
21	推拿学	房　敏		
22	传染病防治（第2版）	周　华	徐春军	
23	临床综合诊断技术（第2版）	王肖龙	赵　萍	
24	临床综合基本技能（第2版）	李　雁	潘　涛	
25	临床常用方剂与中成药	翟华强	王燕平	

国家卫生健康委员会
第二届全国中医住院医师规范化培训教材
评审委员会名单

前　言

根据《医药卫生中长期人才发展规划(2011—2020年)》及《关于建立住院医师规范化培训制度的指导意见》,同时为了进一步贯彻国务院印发的《中医药发展战略规划纲要(2016—2030年)》,推进和完善住院医师规范化培训制度,全面提高我国医师队伍的综合素质和专业水平,根据我国国情,遵循国际临床医学人才成长规律,以党和政府的方针政策为指引,以理念为先导,以课程与教材建设推动中医住院医师规范化培训制度,为此,人民卫生出版社在国家卫生健康委员会领导下,从"十二五"期间即开始编写出版中医类、中西医结合类住院医师规范化培训系列教材。首版《中医内科学》以其学术性、知识性、实用性、创新性的优势,受到全国各中医住院医师规范化培训基地师生的普遍喜爱,并于2021年获评人民卫生出版社优秀教材。"十三五"期间,为满足临床中医内科学学科亚专科分化的要求,人民卫生出版社决定将《中医内科学》以专科的形式分册编写出版。

本部教材为《中医内科学·心血管分册》,分上篇、中篇、下篇。上篇为总论,分别从中医心血管病学的基本概念、形成和发展,心系疾病辨病、辨证诊断方法、治则治法、预防与康复等方面进行阐述,特别提出现代中医住院医师必须注重培养中医理论思维和树立"病-理-法-方-药"的临床思维程式,特别强调中医疾病防线前移的"治未病"思想与疾病康复理念。中篇各论,主讲心系疾病诊治,为本书重点篇章,以病名为纲,包括眩晕、胸痹心痛、心悸、心衰、血浊、厥证、不寐、郁证、汗证9个病证。中篇围绕案例为中心,以问题为引导,分别从培训目标、理论知识、分析问题思路、知识点梳理,进行递进式的剖析,以帮助提升住院医师提出问题、分析问题、解决问题的能力与水平。同时,中篇也对每一个病的临床辨证重点进行介绍,在拓展阅读模块中精选了古医籍文献精选、名中医经验采撷,以便住培医师更好地传承古医籍理论精华,学习名老中医学术思想与经验。下篇阐述心血管病常用诊疗技术,分别介绍心电图、动态心电图、心电图平板运动试验、动态血压、超声心动图、心脏CT与MRI、心脏X线检查、心包穿刺术、动脉静脉穿刺术、无创呼吸机、经食管心脏调搏术、电复律、冠状动脉造影术、心脏起搏技术及心导管射频消融术。下篇的设立,希望住培医师能够与时俱进学习接受现代科学技术,把中医"四诊"诊法,拓展为"望、闻、问、切"+"理化检查",有助于提升病证结合的诊治水平和能力,有助于在新的水平上传承和发挥中医药优势和特色,有助于临床急危重病救治能力的提高。

中医临床人才培养,必须以临床思维与能力培养为重点。在培养方法上,必须重经典、强临床、早临床、多临床、反复临床;在培养理念上,要实现"三回归":回归临床、回归三基(基本理论、基本知识、基本技能)、回归人文。住培医师在学习与临床实践中,要正确处理好阅读本科教材、规培教材与阅读专著的关系,教材主要巩固"三基",注重实用诊疗技术,新理论、新方法和新技术,侧重实用性、创新性;此外,住培医师还要学习一些科研方法,培养一定的科研工作能力、论文书写能力;积极参加一定的学术交流活动,开阔视野,培养学术交流能力。

感谢各位编委的辛勤工作,但由于中医心血管病学发展迅速,其编写内容需要在教学和临床实践中不断充实、完善,教材可能有个别不妥之处,恳请各教材使用单位提出宝贵意见,以便修订时不断完善。

《中医内科学·心血管分册》编委会
2021 年 7 月

目 录

下篇　心血管病常用诊疗技术

上　篇

总　论

第一章

概　述

在世界范围内传染病已被基本控制的情况下，心血管疾病是严重危害人类健康的疾病，且成为人类全因死亡的主要原因。在我国，心血管病患病率和死亡率仍处在上升阶段，心血管病现患病人数 2.9 亿，其中高血压 2.7 亿，脑血管病 1 300 万，冠心病 1 100 万，心力衰竭 450 万，肺源性心脏病 500 万，风湿性心脏病 250 万，先天性心脏病 200 万。我国人群心血管病死因构成比居于首位，高于肿瘤和其他疾病，占居民疾病死因构成比的 40% 以上。特别是在农村，近年来心血管病死亡率持续攀升，甚至超过了城市。心血管病住院总费用的年均增速高于国家 GDP 增速。中医学发展史表明，中华民族同心血管疾病的斗争有着数千年的历史，创立了独特的医学理论体系，在心血管病的预防、治疗、康复、养生等方面，积累了丰富的理论、知识和经验。随着现代中医学学科的分化，中医心血管病学已发展成为三级学科。运用科学的原理和方法，将中医学防治心血管病的理论和经验进行全面地挖掘、整理，完善知识体系并加以弘扬，对于造福人类，其意义将是非常重大的。

第一节　中医心血管病学基本概念

中医心血管病学是以中医基本理论为指导，对心血管系统疾病的病因、病机、诊断、治疗、预防与康复等进行系统研究的一门学科，是中医内科学的重要分支学科。

中医心血管病学学术内涵包括中医基本理论、心脏与血管解剖、心血管生理、病因病机与证候、诊法、辨病辨证、治则、治法以及中药学、方剂学等知识。心脏的脏象理论、形态解剖学是研究心脏疾病发生、传变病变部位的基础。心脏的生理功能表现是识别、诊断心系疾病的对照依据。从中医整体观分析，无论从生理上，还是从病理上，都存在着五脏相关。心与其他脏腑，如心与肺、心与肝、心与脾、心与肾、心与脑等之间均存在密切关系，通过对脏与脏，脏与腑气机升降出入、津液输布、血液运行等因素的观察，可以分析、预测疾病的病机与证候变化，指导心血管病的防治。

心系病证的病因病机，对于心系疾病辨病辨证甚为重要。寻找到病因，方能对因辨证，达到治疗的目的。掌握病机，方能谨守病机，辨证论治，调和阴阳，控制病势。病因分为禀赋异常、情志失调、饮食不节或不洁、劳逸失度等内伤病因；风寒暑湿燥火六淫之气的外感病因,还包括疫疠之气,体质不同,致病性质和临床征象特点也有所不同;病机多从本虚、标实或者本虚标实兼有之(如气滞血瘀、气血虚衰、痰饮内停、阴损及阳、阴竭阳脱等)的角度描述病证的变化及其转归。

心系病证的诊法,主要包括望、闻、问、切四种诊察方法。它是收集临床资料、获得病情信息的手段,为运用中医基本理论进行分析、综合,作出病证性质的判断奠定基础。因此对"四诊"方法掌握是否正确与准确,关系到中医辨证论治的正确与否。在运用诊法时,应注意运用"四诊合参",不可偏执一法。因为四诊能从不同角度了解病情,且四诊之间不能相互取代,只有"四诊合参"才能全面系统地了解病情,揭示出证素、证候之间的内在联系,从而作出正确的证候性质判断。

心系病证的辨证,包括八纲辨证、脏腑辨证、病因辨证、气血津液辨证、六经辨证、卫气营血辨证等辨证方法。这些具有中医优势和特色的辨证方法在临床中可单独使用,亦可联合使用。八纲辨证又是其他辨证方法的基础,阴阳是总纲,它对于辨识病证的表里、寒热、虚实的性质具有指导意义。脏腑、气血津液辨证方法常用于心系内伤疾病之中,它可以揭示出病位、病机、病势等。六经辨证、卫气营血辨证多用于心系病证之外感病证者,亦可以指导内伤心系病证的辨识,而且对于病证传变过程的动态观察有一定意义。因此全面了解各种辨证方法,对于提高辨证能力和水平甚有裨益。

心系病证的治则是在辨证基础上确立的治疗原则,是指扶正祛邪、调整阴阳、调理脏腑气血、区分标本缓急,因时、因地、因人制宜等根本治疗原则。治法指具体治疗方法,以心系各个阶段出现的主要证候表现为依据,将汗、吐、下、和、温、清、补、消八法和外治法,以及其他方法包罗其中。在确定治则和选择治法时,首先要全面衡量患者的病情、病位、病性、病势,还要结合患者个体体质、四时气候、地理环境等方面,即所谓的"三因制宜";其次需要分清主证、次证、兼证、变证之间的关系,分清主次,抓住主要矛盾,确定正治、反治之法,掌握各种治法的适应证和禁忌证,做到"法中有法"和"知常达变"的有机结合。

心系病证的方剂遣用,须以中医学理论为指导,应该优选那些用之有效的经方、古方、名方为代表方,坚持"病-理-法-方-药"的一致性。自拟方其组方思路必须符合治则、治法,遵循君、臣、佐、使的组方原则,必须以有效、安全的药物为基础。掌握中药的四性、五味、归经、功效、剂量、炮制等基本知识,也要掌握药物间特殊配伍、药物的特殊功效、特殊煎煮法等方面的知识。

中医心血管病学是一门实践性很强的学科。它的理论来源于临床实践,又反过来指导临床实践,经历了两千多年的发展。学者若能掌握中医心血管病学之理论、知识和临证真谛,同时又学习西医学关于心系疾病防治研究进展,并注意在临证中总结经验和不断借鉴吸收他人的经验,必定升华自己的中医理论水平,从而提高中医心系病证的诊疗水平。

第二节　中医心血管病学形成和发展

中医心血管病学之形成和发展,上溯春秋战国,时至今日已经历了一个相当漫长的历史性变革,近代取得了长足的进步,现代取得了飞跃性发展。改革开放四十多年以来,中医药进入了历史最好的时期。国医大师邓铁涛指出:"21世纪将是中华文化的世纪,是中医药腾飞的世纪。"中医药与新的科学技术相结合,使中医心血管病学取得了前所未有的进展,一些国家或区域心血管病诊疗中心出现了亚专科分化,亚专业分化的势头。

一、中医心血管病学理论体系的初步形成

春秋战国至汉代,以家族制度为基础的生产关系代替了以宗族制度为基础的生产关系,家族属于民间社会,与官府一起构成维护封建统治的基石,推动了当时的社会迅速向前发展,因而如天文历算学、地理学、农学、制器技术、军事和艺术等方面都有相当的成就。中医学方面《黄帝内经》《难经》《神农本草经》和《伤寒杂病论》(《伤寒论》与《金匮要略》)四部经典著作的问世,标志着一套较为完整的中医学理论体系的确立,张仲景在《金匮要略》中对心系病证就有专篇论述,如胸痹心痛、惊悸等。因此,在那个时期中医心血管病学就有了初步的理论基础。

（一）在生理功能方面

《黄帝内经》明确指出了心的功能。《素问·痿论》指出:"心主身之血脉。"《素问·灵兰秘典论》又指出:"心者,君主之官也,神明出焉。"《难经》亦指出:"心藏神。"这些说明心主要生理功能是主血脉和藏神志的。临床上心血管的病理现象,也表现为血液运行障碍和情志思维异常。

（二）在病名证候方面

《黄帝内经》已有"厥心痛""真心痛""心痹""脉痹""目不瞑""脱痈""大厥""薄厥"等病的记载。如《灵枢·厥病》载:"痛如以锥针刺其心,心痛甚者。"即是对心绞痛性质的描述,相当于今天冠心病心绞痛发作的描写。又如《素问·脏气法时论》云:"心病者,胸中痛,胁支满,胁下痛,膺背肩胛间痛,两臂内痛。"即是对心痛部位特点的描述,这里"胸中"即两乳之间,胸骨体后,其发作是一种胸胁闷胀的性质,"支满"不完全是痛,而且可以从胸部放射到肩胛和背部,甚至到两臂。这种描述已经与现代心绞痛部位性质非常相似。"真心痛,手足清至节,心痛甚,旦发夕死,夕发旦死。"这是对急性心肌梗死所致的四肢厥冷、发绀、血压下降、循环衰竭,死亡风险极高的预后判断。这说明在《黄帝内经》时期,医家已经对胸痹心痛(冠心病)有了明确的认识。《金匮要略》也载有"惊悸""百合病""胸痹心痛"等心血管方面的病证。其中特别对心痛的性质和部位特点进行了较详细的论述。

关于周围血管病证,以"脱疽""脱痈"的描述最为典型。《灵枢·痈疽》曰:"发于足指,名脱痈,其状赤黑,死不治;不赤黑,不死。不衰,急斩之,不则死矣。"这是对于类似现代"动脉粥样硬化闭塞症""血栓闭塞性脉管炎"的预后判断,且是最早提出的截肢疗法。

广义的心系疾病(心脑病证)还包括中风病。《素问·通评虚实论》记载:"凡治消瘅仆击,偏枯痿厥,气满发逆,甘肥贵人,则高粱之疾也。"《灵枢·刺节真邪》云:"虚邪偏容于身半,其入深,内居荣卫,荣卫稍衰,则真气去,邪气独留,发为偏枯。"《灵枢》谓:"其有三虚而偏中于邪风,则为击仆偏枯矣。"其中所谓"击仆偏枯"则属于中风。《素问》中所论的"大厥""薄厥"皆属此类。

张仲景在《金匮要略》有"胸痹心痛"证候的记载,其认为"痹"包含有痛的性质,而不完全是痛的感觉,含有闭塞不通,痞闷胀满的意思。相当于西医学所说的压迫感、压榨感、憋闷性疼痛。张仲景总结胸痹的症状是"喘息咳唾,胸背痛,短气""不得卧,心痛彻背""胸中气塞"。其发作方式呈阵发性,以有"心中痞,留气结在胸,胸满,胁下逆抢心"的闷胀痞满感为主症。也有向背部放射,"心痛彻背,背痛彻心"为主症。心痛发作时,脉象也有变化,可见弦脉、沉迟脉等。比如心动过速可呈现"关上小、紧、数"。张仲景还对心系疾病"惊悸""百合病"进行了论述。其在《金匮要略》记载有"百合病"常出现的头眩,默默欲卧等症状,如"欲卧不能卧,欲行不能行""如寒无寒,如热无热",食欲或差或好等莫可名状的神志症状,还兼有"口苦,小便赤""其脉微数"等。这些论述多与西医"神经官能症"或"癔症"相似。

对"中风"一病,《金匮要略》除指出"夫风之为病,当半身不遂"的主症外,还首先提出邪在于络、邪在于经、邪入于腑、邪入于脏的证候分类观点。对本病的病因、脉证论述较详细。自此,始有中风专论,对后世中风(脑血管病)的诊断和治疗影响颇大。

(三)在病因病机方面

春秋战国至东汉末年这一历史阶段,对心血管病的病因病机有了较明确的认识。在病因方面认识到既可由外感六淫之邪引起,又可由内伤七情、饮食、劳倦等所致。就病机性质而言,心系病证的证候本质多为本虚标实,如阳微阴弦。标实方面着重强调痰浊内阻、瘀血阻滞、水饮凌心、寒凝心脉,本虚多责之阳气虚衰。在病机方面,已初步认识到上述各种原因导致的心脉痹阻、不通则痛是胸痹心痛的基本病机。

六淫致病,如《素问·至真要大论》中有"太阳之胜……寒厥入胃,则内生心痛"的记载。这是指寒邪内犯"心脉"引起经脉拘紧而引发心痛。《素问·至真要大论》还记载有"风淫所胜""热淫所胜""燥淫所胜""湿淫所胜"等病因所致心系的各种疾病。

七情致病,《黄帝内经》谈到"忧愁思虑即伤心",并指出其病机为"思则心有所存。神有所归,正气留而不行,故气结矣"。

饮食所伤,《黄帝内经》有"多食咸,则脉凝泣而变色""味过于咸,大骨气劳,短肌,心气抑"的记载,这说明当时已认识到食咸味过盛,可以使血脉凝泣,心气受到抑制,心阳不能宣通,造成心、血脉的病变。

瘀血致病,《黄帝内经》虽无瘀血的名称,但有"留血""恶血"的记载。张仲景在《伤寒杂病论》始有"瘀血""蓄血"的名称,为后世研究瘀血所致心血管疾病奠定了良好的基础。

痰饮致病,除人体本身的津液代谢紊乱外,多饮(包括水、酒、茶等)导致外源水液过多,造成脾胃运化失司,而致湿邪内蕴、水饮内停,被煎熬成痰为患。

(四)在诊断治疗方面

《黄帝内经》很重视色诊和脉诊,故在这方面的论述颇多。心主赤色,血色鲜红有光泽,预后好;否则,不良。如《素问·痿论》有关于"色赤而络脉溢""赤如鸡冠者生""赤如衃血者死"的记载。《难经》亦云:"面色黑如鳌,此血先死。"在脉诊方面,钩脉属心,脉象微钩从容和缓,即是心脉有胃气。脉有胃气则生,无胃气则死。正如《素问·平人气象论》所云:"钩多胃少曰心病,但钩无胃曰死。"

《黄帝内经》在治疗方面确立了一些法则。可分为两类:一类是治标与治本。即

"急则治标""缓则治本"。二类是正治与反治。逆病气而治谓正治,比如"热者寒之""寒者热之""实者泻之""虚者补之"等;顺从病气而治谓反治,如"热因热用""塞因塞用""通因通用"等。针灸疗法是《黄帝内经》治疗心系疾病最常用的方法。如《灵枢·杂病》记载:"心痛,但短气不足以息,刺手太阴。"《素问·脏气法时论》:"心病者……取其经,少阴太阳舌下血者。"等治疗方法。

《神农本草经》在治疗用药上,补充了《黄帝内经》的不足,其中记述了许多治疗心系疾病的药物。如:蒲黄可"止血,消瘀血"丹参有治疗寒热积聚,可破癥除瘕的功效,川芎可治"中风入脑,头痛",黄芝主"心腹五邪,益脾气,安神"。

张仲景根据心系疾病不同的临床表现,制定了十多首方剂。其中当今临床上比较常用的有瓜蒌薤白半夏汤、瓜蒌薤白白酒汤、小陷胸汤、当归四逆汤、乌头赤石脂丸等方剂,取温通散寒,宣痹化湿之效,体现了其对胸痹心痛辨证施治的特点。《金匮要略》提到的"心下悸",多用半夏麻黄丸、小半夏加茯苓汤治疗。《伤寒论》条文"伤寒,脉结代,心动悸,炙甘草汤主之"。对于临床治疗外感引起的心悸,如病毒性心肌炎并发的心律失常每每起效,也可用于气阴两虚、心阴阳两虚的其他心律失常。对睡眠障碍和"百合病"治疗更丰富了《黄帝内经》的内容,如《伤寒论》有"少阴病,得之二三日以上,心中烦,不得卧,黄连阿胶汤主之"的记载。《金匮要略》"虚劳虚烦不得眠,酸枣汤主之"的记载。前者是少阴病热化伤阴后的阴虚火旺证,后者是虚劳病虚热烦躁的不寐证,两方至今仍为临床治疗不寐的常用方。治百合病其以百合为专药,百合地黄汤为主方,亦被后世医家推崇。

概而论之,《黄帝内经》《难经》对心血管的生理、病理有了一定的认识;《神农本草经》记载了有关心系疾病的药性理论;《伤寒杂病论》在《黄帝内经》等学术理论的基础上,奠定了心系疾病内科辨证论治的基础;这些古代医籍成为中医心血管病学理论体系中的经典。

二、中医心血管病学理论体系的充分发展

隋唐至明清这一漫长的历史阶段。经历了唐宋、明清两个民族文化发展的高峰,也带来了医学发展的繁荣。随着各个朝代政治、经济、文化的发展,医家对各种疾病的认识逐渐深入,治疗经验渐渐丰富,医学著作出版也比较丰富。随之,中医心血管病学理论亦有了充分的发展,现代许多心系证治理论学说、药物研发理论基础,都可以从这一漫长历史时期的医学著作中找到出处。

（一）加深了对心系病证的认识

中医学史第一部病因病机专著隋代巢元方的《诸病源候论》有关心系疾病的记载更加完善。如《诸病源候论·心痛病诸候》:"心痛者,风冷邪气乘于心也。其痛发,有死者,有不死者,有久成疹者。"指出胸痹证候是"胸中愊愊如满,噎塞不利,习习如痒""心里强痞急痛,肌肉苦痹,绞急如刺,不得俯仰,胸前皮皆痛,手不能犯,胸满气短"等。这里不仅详细描述了胸痛时的表现,是一种憋气、胀闷、伴有呼吸困难的状态,并且特别提到疼痛发作时"胸前皮皆痛,手不能犯",即胸痛时胸前皮肤亦可有一种痛觉敏感的现象。

明代,医家们对心系疾病有了较明确的鉴别。明代以前的医家多将心痛与胃脘痛

混为一谈，如《丹溪心法》中说："心痛，即胃脘痛。"至明代王肯堂《证治准绳》明确指出："心与胃各一脏，其病形不同，因胃脘痛处在心下，故有当心而痛之名，岂胃脘痛即心痛哉？"同时又指出："胃脘逼近于心，移其邪上犯于心，为心痛者亦多。"说明心痛与胃脘痛既有区别又有联系。明代李梴《医学入门》中指出："真心痛，因内外邪犯心君，一日即死；厥心痛，因内外邪犯心之胞络，或他脏邪犯心之支脉，谓之厥者，诸痛皆少阴、厥阴气逆上冲，又痛极则发厥也。"说明真心痛和厥心痛因邪犯部位深浅、心脉络大小、心脉痹阻程度，症状与预后是有区别的。

随着医家对心系疾病认识的不断深入，仅心痛一病的分类也愈来愈细。有的从邪犯脏腑经络分类，如清代喻嘉言分类：诸脏心痛、诸腑心痛、诸经心痛之类。有的从疼痛性质、发作急缓、持续时间的情况来分类，如卒心痛、久心痛、胸痹等，《太平圣惠方》和《东医宝鉴》有所记载。还有从病因病机来分类，如寒厥心痛、热厥心痛、虚乏心痛、瘀血心痛、中恶心痛、停饮心痛、九种心痛等等，《圣济总录》《太平圣惠方》《寿世保元》和《医学心悟》中均有详细记载。他们的分类虽然不同，但基本内容大同小异。从各个方面反映了心痛的病因、病机、性质和特点。特别是病因病机分类法，一目了然，有助于临床辨证及确定治则治法。

（二）丰富了心系病证的病因病机学说

唐宋以后有关心系疾病的病因病机的认识逐步深入。

宋代《圣济总录》中认为心包络痛的病机是因体虚"复因风寒暑湿客忤邪恶之气，乘虚入于肌体，流注经络，伏留脏腑，毒击心包，时发疼痛"。这里指出心包络痛是外邪流注经络脏腑，毒邪攻击心包所致。古代日本汉方医家丹波元坚在《杂病广要》："盖心胞络护捧其心，脉络相系，位居心之四旁。火载痰而上升，碍其所居，胞络为痰相轧，故脂膜紧急而作痛，遂误认以为心痛也。"这里又指出"心痛"实际上是"心包络痛"，其病机为"火载痰而上升"，"包络为痰相轧"引起脂膜痉挛而作痛。

关于中风病的病因，宋以前多以"内虚邪中"立论。到金元时期许多医家对外风入侵的理论提出了不同的看法。如刘河间提出了"心火暴盛"的观点；李东垣认为"正气自虚"；朱丹溪则认为是"湿痰生热"所致。三家之论不同，但都偏重内在因素。这是广义心系疾病"中风"的病因病机学说的一个重要转折。同一时期的王履又提出了"真中风"与"类中风"的鉴别，他在《医经溯洄集·中风辨》中说："因于风者，真中风也；因于火，因于气，因为湿者，类中风而非中风。"而刘河间、李东垣、朱丹溪以内风立论的中风应是"类中风"。虞抟《医学正传》进一步强调说："东垣李明之亦谓：中风者，非外来风邪，乃本气病也，凡人年逾四旬气衰之际，或因忧喜忿怒伤其气者，多有此疾，壮岁之时无有也，若肥盛则间有之，亦是形盛气衰故如此耳。"这对中风的病因研究无疑是一个重大的贡献。

（三）发展了心系病证的治疗方法

唐代孙思邈在《千金翼方》中记载了用"大乌头丸"治疗"虚寒心痹"；用丹砂、琥珀等一些重镇安神药，在半夏秫米汤的基础上，加温胆汤等治疗"大病后虚烦不寐"，为治疗"不寐"增添了新方法。《备急千金要方》提出了因虚致悸的认识："阳气外击，阴气内伤，伤则寒，寒则虚，虚则惊掣心悸，定心汤主之。"同时，在他的著作中还列举了用针灸治疗心系病证的许多有效经验，如"心痛"一证，他说："心痛暴绞急欲绝，灸神府百壮。""心痛如锥刀刺,气结,灸膈俞七壮。""心痛如锥针刺,然谷及太溪主之。""心痛,短气不足以息,刺手太阴。""胸痹引背时寒,间使主之,胸痹心痛,天井主之。"等等。同一时期的《新修本草》还记载了使用进口药物"龙脑"(冰片)治疗心痛,这是我国较早使用外来药物治疗胸痹、心痛的记载。王焘在《外台秘要》记载了用熊胆、丁香、麝香等药物治疗心痛。

宋代《太平圣惠方》《圣济总录》《太平惠民和剂局方》等类书,更详尽地收集了宋以前历代治疗心系病证的方剂。如严用和的《济生方》除选用温胆汤、远志丸作为治疗方剂外,还认为怔忡因心血不足所致,亦有因受外邪,饮邪停聚而致者,治疗"当随其证,施以治法"。许叔微在《普济本事方》中,针对肝经血虚,魂不守舍,影响心神不安而发生的不寐,特创制了"真珠圆"以育阴潜阳,并在服药的方法上提出了"日午夜卧服"的观点,对临床很有指导意义。特别是《太平惠民和剂局方》中所载的"苏合香丸",直到今天仍广泛地应用于临床治疗冠心病心绞痛。

唐宋盛世之后进入金元时期,产生了"金元四大家"。在治疗心系病证的方剂中,活血化瘀的药物逐渐增多,如元代罗天益的《卫生宝鉴》使用了"失笑散"治疗"心腹痛疾"。以后的医家也广泛地使用了乳香、没药、川芎、赤芍、硇砂、三棱、莪术等药。朱丹溪认为:"肥人多痰,寻常者多是痰。"并在《丹溪心法》中首先提出了"痰迷心窍"之说,如治癫用养心血、镇心神、开痰结,治狂用大吐大下之法。另外,还记载了精神治疗的方法。

明代以前,不少人沿袭《黄帝内经》真心痛"旦发夕死,夕发旦死"之说,但明代医家如方隅在《医林绳墨》中通过临床观察认识到"或真心痛者,手足青不至节,或冷未及厥,此病未深,犹有可救"。至此,提出真心痛从不治到可治是一个重大的进展。《奇效良方》为"真心痛"创立了"术附汤"等治疗,并建议用大辛大温之剂以温通经脉,回阳救逆,为后世救治真心痛确立了一种有效的方法。

值得一提的是,从明代开始,已初步形成重视痰瘀互结在胸痹心痛的病机认识。明代秦景明《症因脉治》曰:"内伤胸痛之因,……则痰凝气结……则血积于内,而闭闷胸痛矣。"虞抟《医学正传》:"有真心痛者……又曰污血冲心。"

王肯堂《证治准绳》用失笑散及大量桃仁、红花、降香等治疗死血心痛。龚信在《古今医鉴》中把活血化瘀的药与豁痰宣痹药结合在一起,治疗瘀血夹饮的"心痛""胸痹"。

对"不寐"证治亦颇详细。如明代李中梓在《医宗必读》中云:"不寐之故,大约有五:一曰气虚,六君子汤加酸枣仁、黄芪;一曰阴虚,血少心烦,酸枣仁一两,生地黄五钱,米二合,煮粥食之;一曰痰滞,温胆汤加南星、酸枣仁、雄黄末;一曰水停,轻者六君子汤加菖蒲、远志、苍术,重者控涎丹;一曰胃不和,橘红、甘草、石斛、茯苓、半夏、神曲、山楂之类。大端虽五,虚实寒热,互有不齐,神而明之,存乎其人耳。"

清代,中医对心血管病的认识又有了进一步的发展,病机认识与治疗方法上亦逐渐完善。明末清初傅青主所著的《傅青主男科重编考释·疼痛门·心腹痛》曰:"心痛之症有二,一则寒邪侵心而痛,一则火气焚心而痛。"王清任《医林改错·积块》对于血瘀病机也主张区分寒热,曰:"血受寒则凝结成块,血受热则煎熬成块。"王清任立补气活血法和逐瘀活血法治心血管疾病,特别是对于补充活血法颇具特色。其重用黄芪加化瘀而不用破气药,实有独到之处。补阳还五汤为治中风后遗症半身不遂及痿证的名方。清代陈修园的《时方歌括》以丹参饮治心腹诸痛。清代唐容川对治血证有进一步的发挥,他诊治疾病,注重气血,在《血证论·脏腑病机论》也提出胸痹病机不仅由寒凝所致,而且可以由火结。他说:"火结则为结胸,为痞,为火痛;火不宣发则为胸痹。"张锡纯在王清任学术思想的影响下,进一步继承和发展了活血化瘀的治法。其创制活络效灵丹(当归、丹参、乳香、没药)治疗顽固性血脉痹阻疼痛,定心汤治疗心悸、怔忡等病证,至今仍有效地运用于临床。

由上所述,从隋唐至明清这一历史时期,中医心血管病学的发展主要在于:一是加深了中医心系病证的认识,临床观察生动、具体,鉴别、分类,自成体系,丰富了病因病机理论;二是(也是最主要的)对心系各种病的治疗法则和辨证用药等方面有了进一步的总结和发展,从而使中医心血管病学逐渐成为一门具有完整理论体系的学科。

三、中医心血管病学传承发展的成熟时期

近代以来,特别是进入现代,中医学发展是飞跃性的。中医学学科逐渐向二级学科、三级学科分化。中医心血管病学日趋完善,这是中医内科学向纵深发展的重要专业分化。

中华人民共和国成立后,特别是改革开放以来,国家实行"中西医并重"的方针,由于党和政府十分重视中医药的继承、整理和发展工作,中医药事业得到了前所未有的飞跃发展。医学界对心血管理论的研究主要是对中医心血管的基础理论进行梳理总结,病证结合,把临床辨证施治与现代科学技术方法有机结合起来探讨,取得了较好的成绩,标志中医心血管病学的理论发展到了一个成熟阶段。

(一) 心血管病中医基础理论研究

1. 关于心的功能认识 古人认为心的作用:①主血脉。②藏神,主神明,为一身之主宰。另外,还认为心开窍于舌,与小肠相表里。与现代解剖学器官相比较,血脉属于心,与循环系统一致。古人所提及的"真心痛"一病,类似西医所指的"心肌梗死"。这里的"心"相当于西医学的心脏。心主血脉,是指心有推动血液在脉管中运行的功能,这个功能主要是指心气的作用。所以,心气是整个心脏功能活动的概括。心藏神主神明,这里的"神"是指人的精神、意识、思维等高级中枢神经活动。人的神志清晰,能判断分析,作出反映均与心有密切的关系。当然心主血脉与心藏神的作用是相互关联的。《灵枢》"心藏脉,脉舍神"即指心的气血充盈,则神志清晰,精力充沛。

2. 关于病因病机研究 现代研究已经证实,在低温寒冷环境,或气温突然下降时,人体的血压及血管外周阻力增高,可使心肌的耗氧量增多,往往诱发心绞痛。在高温的环境中生活或感受外界炎暑燥热之邪,心率的增快较为明显,高热可导致周围血管扩张,心搏出量增加,心容量增加,耗氧量也相应地增加,这样也可导致胸痹。相关研究资料表明,空气中的湿度增加,也是诱发心血管病的重要因素之一。特别是当空气中的相对湿度增加到88%时,心率便明显增快,外周血管的阻力及心搏出量均增加,心肌耗氧量明显增加,患者胸部的憋闷感、压迫感明显加重,以至出现心绞痛。这说明寒、热、湿邪均可导致人发生心痛。

现代研究证明,心血管病(如冠心病、高血压)的发生与动脉粥样硬化、血脂(胆固

醇、甘油三酯)增高有直接的关系。而动脉粥样硬化和血脂异常的很多临床表现都与中医的"瘀血证"相似。临床上对冠心病、高血压、动脉粥样硬化症,按照中医"瘀血证"的治法,使用活血化瘀法方药获得了较为满意的疗效,特别是在扩张冠状动脉,降低血管阻力,减慢心率,降低血清总胆固醇水平,稳定血管内皮功能,抗斑块炎症,抗自噬以致抑制细胞凋亡,增强人体纤维蛋白溶解酶系统活性方面,都有不同程度的作用,证明"心脉瘀阻"是心血管病发病的主要机制。

对心气虚的研究:从"心主身之血脉""心藏血脉之气也"可见心气是推动血液运输、维持血液循环的动力,心气的盛衰与左心室的收缩舒张功能有关。因此,可采用无创伤性的心室收缩间期时间(STI)、心尖搏动图(ACG)作为客观指标进行研究。研究表明:心气虚患者的射血前间期(PEP)、等容收缩时间(ICT)、等容舒张时间(IRP)明显延长,左室射血时间(LVET)明显缩短,PEP/LVET 比值增大,LVET/ICT 比值减小。对气虚型和血瘀型的冠心病患者观察发现:气虚型主要改变在血液动力学方面,而血瘀型的改变在血液流变学方面。对心气虚型冠心病患者进行用药比较,应用生脉散注射液后左心室的功能可获得改善,而单纯注射葡萄糖的对照组,其左室的功能无明显的改变,这提示心气虚存在左心室功能减退。

对心火亢盛的研究:发现阴虚心火旺的患者,其尿儿茶酚胺均高于正常值,尿 17-OHCS(由肾上腺皮质所分泌的激素及其代谢产物)与正常值无显著差异。这提示阴虚心火旺的患者大多数有交感-肾上腺髓质活动增强的情况。另外,对甲亢、高血压患者亦按一定条件分组测定,凡是有心火旺的患者测定尿儿茶酚胺大都高于正常。采用黄连泻心火以后,甲亢患者不仅尿儿茶酚胺水平相应地降低,血清 T_4 亦显著下降。高血压患者经治疗后,尿 17-OHCS 与尿儿茶酚胺水平均趋向正常。这些经过反复验证的资料,为今后研究"心火"的本质提供了一个重要的线索。

近年来,有关心脏内分泌的研究在国际上受到了重视,被誉为近代世界医学十大新发现之一。心脏不仅是一个循环器官,它还具有内分泌功能,如心脏分泌的心钠素是一个循环激素,其他还有一氧化氮(NO)、前列环素、血栓素 A_2 等。血浆心钠素涉及心衰、高血压等发病机制,采用心钠素为指标,如脑钠肽(BNP),或氨基末端脑钠肽前体(NT-proBNP),已作为诊断指标写进衰竭诊断治疗指南。同时,人工合成的心钠素,可以用于静脉注射救治急性心力衰竭或者慢性心衰的急性发作期。针对气虚血瘀水停的病机,运用益气温阳活血利水方法干预心力衰竭患者,研究结果显示患者血清的心钠素水平降低。

(二)心血管病中医临床研究

中华人民共和国成立以来,中医心血管病学与中医学同步发展。国医大师邓铁涛曾说:"临床实践是中医的生命线。"经过几十年的辨病辨证临床研究,形成了心血管病证结合的一整套理论学说,总结了一批行之有效的经方、时方和验方,研发出了一批新的中成药。

1980 年在广泛地总结了全国临床实践经验的基础上,由陈可冀院士牵头的协作组订立了"冠心病中医辨证的标准"。根据中医的基本理论全面分析冠心病的临床表现,表明冠心病的基本病机为本虚标实,气虚血瘀。多数患者表现为气虚,进一步发展为阳虚或阳脱,部分患者表现为心气、心阳两虚。它们与心、肾、肺、肝、脾的虚损关系密切。标实包括血瘀、痰湿和气滞。其中以血瘀和痰湿为常见。此标准有利于统一中医辨证，并常被用于指导临床治疗及研究工作。陈可冀院士团队研究出比较有效的方剂有冠心Ⅱ、Ⅰ号方，芎芍胶囊，抗心梗合剂等。

吴以岭院士继承创新中医关于络病的理论学说，首次阐明络病证治体系，提出"脉络学说"和"气络学说"，创立中医络病学新学科，以络病理论为指导开辟心脑血管疾病治疗新途径，研发了通心络胶囊、芪苈强心胶囊等。

20世纪90年代初循证医学诞生之后，赖世隆教授等在全国中医药界掀起了一股中医药循证医学研究的热潮，使中医药向现代化、标准化方向迈出了重要的一步。此后，一些大型临床研究相继开展，证明了中医药防治心血管病的有效性、安全性，而且具有较好的卫生经济学效益，降低了成本效益比。国家级医学专业委员会制定了各病种的诊疗专家共识或者指南，有利于指导临床实践。

1. 心血管疾病的中医辨证分型

（1）辨证分型与心功能的关系：辨证属于心气虚（包括气阴虚和气阳虚）的冠心病患者有不同程度的左心室功能不全。而辨证属肾气虚、脾气虚的冠心病患者，其左室的功能则属正常。因而，左心室功能的测定，对心气虚的辨证具有一定的定位、定量和定性的意义。中医认为"气为血帅"，心气不足，帅血无力，从而呈现左心室功能不全。在气阴虚病患者中LVETI（左室射血时间指数）倾向于延长，而气阳虚病人则缩短，提示气阴虚患者心功能尚处于代偿期，而气阳虚患者存在着潜在性心功能代偿不全。

（2）辨证分型与血液流变学的关系：辨证属于血瘀型冠心病患者测定全血比黏度，大都高于正常。提示血液流变学的障碍可能是血瘀型冠心病病理生理学特征。研究表明，冠心病患者分为阳虚型、阴虚型、阴虚火旺型三类，进行血液流变学多项指示测定发现他们全血比黏度和全血还原比黏度有依次递增的趋势。这种血黏度梯度测是可能是冠心病中医"八纲辨证"标准化的物质基础之一。进一步对阴虚病人用益气养阴活血的"气阴方"（太子参、五味子、麦冬、黄精、川芎、丹参、赤芍、降香、莪术）和作为对照组的"单纯活血方"（川芎、丹参、赤芍、降香、莪术）进行治疗。阳虚病人用益气温阳活血的"气阳方"（黄芪、党参、附子、川芎、丹参、赤芍、降香、莪术）和作为对照组的"单纯活血方"进行治疗，三组亦都作自身对照。治疗结果：阴虚患者都服气阴方后，全血黏度、全血还原比黏度明显下降，与单纯服活血方（对照方）患者比较，全血黏度降低有显著差异。阳虚组患者经气阳方治疗后，血液流变学指标无明显变化。阴虚组和阳虚组的患者服单纯活血方治疗后，各项指标亦无明显改变。由此说明：在冠心病患者的治疗中，活血化瘀的治法固然应受到重视，但辨证施治的原则是至关重要的。

（3）辨证分型与免疫功能的关系：心气虚和心气阴两虚患者免疫功能降低无差异，与其他虚证相同。心气虚患者血浆及血小板内cAMP（环磷酸腺苷）/cGMP（环磷酸鸟苷）比值低于正常及心阴虚者，说明cAMP/cGMP比值有利于心气虚和心阴虚之间的鉴别。

（4）辨证分型与血脂之间的关系：具有痰浊证的冠心病患者血清总胆固醇、甘油三酯、低密度蛋白含量均明显高于无痰浊证的冠心病患者，致动脉粥样硬化的指数与痰湿亚型呈正相关；高密度脂蛋白与痰热亚型呈高度负相关。另外痰浊型冠心病患者,兼夹的虚证与高密度脂蛋白和致动脉粥样硬化指数有密切相关性。致动脉粥样硬化指数的升高与高密度脂蛋白水平的下降,可能与冠心病肾虚型辨证有一定的关系。肾虚型的血脂升高,可能与脑垂体功能低下有关。动物实验证明:垂体功能低下的动物,喂以1%的胆固醇,20天后血胆固醇增高,冠脉内弹力膜增厚,而垂体完整的动物没有此变化。

(5)辨证分型与性激素水平及一些生化指标的关系:肾虚与心气虚证型男性冠心病患者血浆性激素水平与男性正常人比较,血浆 E2 和 E2/T 值增高。各类证型的男性冠心病人血浆 E2 水平按下列顺序递减:肾气虚型、心气虚型、肝肾阴虚型、气滞血瘀型、正常对照组。随着病情的进展与深入,患者血浆 E2 水平逐渐增高。研究表明:冠心病患者血清酪氨酸含量明显高于正常人。按辨证属阴虚型较阳虚型酪氨酸含量较对照(正常)组有明显的差异,由此提示酪氨酸升高可能与冠心病的证型有关。

2. 对心血管疾病临床疗效研究　中华人民共和国成立以来,对心血管系统的常见病、多发病和疑难病(如冠心病、心绞痛、急性心肌梗死)以及周围血管的疾病(如血栓闭塞性脉管炎)等,展开了广泛深入的临床和实验研究,中医理论对心血管疾病病机的认识主要归结为人体气血在经脉中运行不畅,以致血脉壅塞不通,不通则痛,因此出现了心血管疾病的各种痛证、痹证。气血之所以运行不畅其标在血瘀,其本为气虚。因此大力开展有关益气温阳、活血化瘀、芳香温通、益气除痰、平肝潜阳等治法的研究,同时在理法指引之下,开展了大量复方、单方、验方、中成药等的临床验证或者临床试验,取得了丰硕的成果。

(1)对冠心病的治疗研究:中医药治疗冠心病有良好的效果,目前在我国已广泛应用了许多中医处方、药物及制剂。

1)益气活血:用于气虚血瘀所致的冠心病,是临床上最常用的方法。如益气活血注射液:由人参、黄芪、当归组成。抗心梗合剂也是由益气活血之剂:黄芪、党参、黄精、丹参、赤芍、郁金六味药组成。该药临床使用在降低死亡率方面效果优于单用西药治疗,进一步分析表明用抗心梗合剂后死亡率降低,主要是降低了休克和心衰的死亡率。芪参益气滴丸对心肌梗死二级预防的研究提示,共纳入 3 508 例合格病例,平均随访 37.15 月,试验组和对照组分别为 1 748 例和 1 760 例,两组基线均衡性好,提示随机化得到正确实施;数据分析结果表明,试验组和对照组在复合终点事件发生率、心血管死亡事件发生率、非致死性再梗死发生率、非致死性脑卒中发生率方面组间差异无统计学意义,提示芪参益气滴丸和阿司匹林对心肌梗死二级预防效果相当;在心绞痛积分、西雅图心绞痛量表等次要疗效指标方面两组亦差异无统计学意义,提示芪参益气滴丸和肠溶阿司匹林对改善心肌梗死后病人的生活质量效果相当,且和肠溶阿司匹林相比,芪参益气滴丸安全性尤佳。

2)活血化瘀:针对多数冠心病患者具有血瘀的标证而设。如冠心Ⅱ号(丹参、红花、赤芍、川芎、降香),复方丹参注射液是由冠心Ⅱ号简化而来(由丹参、降香组成),适用于心绞痛发作频繁、急性心肌梗死患者。其他如冠心丹参胶囊,心可舒等。关于复方丹参滴丸治疗冠心病的有效性和安全性,研究表明在缓解冠心病心绞痛的发作、改善缺血心电图、降低胆固醇和甘油三酯、提高心率变异性等有一定疗效,未发现明显副作用。

3）芳香温通:这类制剂能迅速缓解心绞痛发作。制剂中有苏合香、檀香、安息香等一类芳香性药物与温性药物同用以达到温通行气祛瘀止痛之效。冠心苏合丸、麝香保心丸、麝香通心滴丸、宽胸气雾剂等皆属这类制剂,其缓解心绞痛的效果与硝酸甘油相似,但无头痛,面红等副作用。由葛均波院士和范维琥教授领衔开展的麝香保心丸大型循证研究——MUST 研究(一项多中心、双盲、随机、安慰剂对照研究)结果显示:麝香保心丸治疗慢性稳定型冠状动脉粥样硬化性心脏病(CHD)安全有效,有 99.7% 的患者接受了阿司匹林治疗,93.0% 的患者接受了他汀治疗。经过 2 年治疗,试验组与对照组的主要心血管不良事件(MACE)发生率分别为 1.9%(26/1 335)和 2.6%(34/1 327)(优势比=0.80;95% 置信区间:0.45～1.07;$P=0.286\,9$)。亚组分析结果显示,女性患者和身体质量指数(BMI)$<24\text{kg/m}^2$ 的患者服用标准药物联合麝香保心丸的获益更多。特别值得关注的是,从第 18 个月起,试验组及对照组的 Kaplan-Meier 生存曲线分离,与对照组相比,试验组的 MACE 发生率降低 26.9%。在次要终点方面,在第 18 个月时,试验组的心绞痛发生频率评分($P=0.036\,2$)及心绞痛稳定性评分($P=0.045\,8$)均显著升高。

4）益气养阴:适用于气阴两虚的患者。代表方生脉散。

5）益气温阳:适用于阳气虚损的患者。代表方保元汤。

（2）对心力衰竭的治疗研究:生脉散、参附注射液、黄芪注射液、芪苈强心胶囊等具有抗心衰作用。体外实验表明,党参、黄芪对心肌细胞的磷酸二酯酶的活性具有明显的抑制作用,并呈量效关系,使心肌细胞内 cAMP 含量增加,从而发挥正性肌力和作用。另外,党参、黄芪与丹参合用可以增加其正性肌力作用,而单纯使用丹参则无强心作用。参、芪还有抑血小板聚集、增强心肌营养血流量等作用。一项由 23 个中心参加的多中心、随机、安慰剂对照试验结果表明,在标准治疗基础上联合应用中药芪苈强心胶囊,比较对照组可显著降低慢性心衰患者的 NT-proBNP 水平,改善次要评价指标,即 NYHA 心功能分级、心血管复合终点事件(死亡、心脏骤停行心肺复苏、因心衰入院、心衰恶化需要静脉用药、心衰恶化患者放弃治疗)、6min 步行距离以及明尼苏达生活质量。

（3）对高血压的治疗研究:由北京中医药大学东直门医院高颖教授及上海长征医院吴宗贵教授共同牵头开展的"松龄血脉康胶囊与氯沙坦钾片对照治疗原发性高血压(1 级)随机、双盲、多中心临床试验"证实,松龄血脉康胶囊与氯沙坦钾有同等效果的降压作用,且药物安全性与依从性相当。研究显示,在主要疗效指标降低坐位舒张压方面,两组疗效相当,差异无统计学意义;在次要疗效方面,血压达标率、生存质量评估、高血压症状和头痛症状和睡眠质量改善情况等,差异无统计学意义。结果还显示,在高血压症状评分方面,两组在服药第 6 和第 8 周时,差异有统计学意义,试验组减分值均高于对照组,头痛症状试验组减分值略高于对照组。在安全性及服药依从性方面,两组差异无统计学意义。

动物实验及临床观察粉防己碱、钩藤、罗布麻叶等多种中药具有一定的降压作用。对改善头晕、急躁等高血压的症状有明显的疗效。

（4）对病态窦房结综合征的治疗研究:运用温通、益气、活血、补肾的方药治疗取得了较好的效果。如心宝丸、参仙升脉口服液、麻黄附子细辛汤等治疗病窦综合征皆有较好的临床效果。

（5）对于血栓闭塞性脉管炎的治疗研究：中西医结合以四妙勇安汤为主治疗，获得肯定的疗效，为这一常见病、多发病的治疗提供了非手术治疗的新途径，降低了截肢率。其疗效原理是四妙勇安汤具有缓解血管痉挛，促进侧支循环血管形成以及增加血流量和血流速度的作用，同时还具有使血液凝固性减弱的作用。

另外，对病毒性心肌炎、风湿性心脏病、休克等皆进行了研究，并取得了一定的进展。

综上所述，中医心血管病学是在历代医药学家广泛实践的基础上，逐步发展成熟的。这门学科，不仅形成了较完整的能用于指导临床实践的理论体系，而且保存有古代和现代医药学家对中医心系病证有效安全的众多方药，经得起临床与实验的验证。中医心血管病学是中医学瑰宝的主要组成部分，因此，学习和研究中医心血管病学是继承和发展中医学的一项重要任务。

（吴　伟）

第二章

心系病证诊断

第一节　四诊方法

四诊是指望、闻、问、切四种诊察疾病的基本方法。望诊是运用视觉观察病人全身和局部的神色形态之变化。闻诊即凭借听觉和嗅觉以辨别病人的声音和气味的变化。问诊是指询问病者及其家属或陪诊者,以了解疾病发生和发展的过程、现在症状及其与疾病有关的情况。必须明确,病者神志正常的情况下,当是第一陈述病史者。切诊乃切按病人脉搏和脘腹、手足以及其他部位。此四种中医诊法,各有其独特作用,不能相互取代,在临床上须将它们有机地结合起来,形成四诊合参,有助于全面系统地了解病情,作出正确的临床诊断。现代临床时,诊察病者增加了检查的项目,即体格检查与理化检查。国医大师邓铁涛与时俱进地提出:"把包括西医技术在内的各种科学手段为我所用,借用西医的诊断仪器和方法,目的在于发展中医的技术与理论,使中医学的经验总结更易于为人们所接受。因而结合现代的科技,采用西医查体、理化检查等手段作为临床辨病辨证内容,将传统中医四诊发展为现代中医望、闻、问、切、查五诊。"关于心血管"查"的主要内容,将在下篇论述。

一、望诊

望诊的主要内容是观察人体的神、色、形态,以推测体内之变化。

（一）望神

神是人体生命活动的总称,望神可以了解五脏精气的盛衰。望神的重点在于目光、表情和动态。

1. 得神、失神与假神

（1）得神:得神即有神,是精充气足神旺的表现。其具体表现是神志清醒,语言准确流畅,目光明亮,精彩内含;面色荣润含蓄,表情丰富自然,反应灵敏,动作灵活,体态自如,呼吸平稳,肌肉不削。得神是正常人的神气,即使有病,亦是脏腑功能不衰,预后良好。

（2）失神:失神即无神,反映精损气亏神衰,病到如此程度,已属病情进入严重阶段。其表现是神志昏迷,或言语失伦,或循衣摸床,撮空理线;目黯睛迷,瞳神呆滞,面

15

色晦黯,表情淡漠,反应迟钝,动作失灵,强迫体位,呼吸异常,大肉已脱。失神是脏腑功能衰败的表现,预后不佳。

（3）假神:假神是垂危病人出现精神暂时好转的假象,是临终前的预兆。其表现是:久病重病之人,本已失神,但精神突然转佳,目光转亮,言语不休,欲见亲人或病至语声低微断续,忽而清亮起来,或原本面色晦黯,突然颧赤如妆,或原无食欲,忽然食欲增强。此乃精气衰竭已极,阴不敛阳,以致虚阳外越,暴露一时好转之假象,病属阴阳离决之危候。

2. 神气不足　神气不足是轻度失神的表现,常见于虚证患者。可见精神不振、健忘、嗜睡;声低懒言、倦怠乏力、动作迟缓等症状,多属心脾两亏,或肾阳不足。

3. 神志异常　神志异常主要表现为郁、狂、癫、痫、痴、厥等几个方面。

（1）郁病:心情抑郁,情绪不宁,胸部满闷,胁肋胀痛,或易怒易哭,或咽中如有异物梗塞等症状,多由情志不舒、气机郁滞所致。

（2）狂病:疯狂怒骂,打人毁物,不避亲疏或登高而歌,弃衣而走,或少卧不饥,妄行不休,多由气郁化火,痰火扰心,或阳明热盛,热扰神明,或蓄血瘀阻,蒙蔽清窍。

（3）癫病:淡漠寡言,闷闷不乐,精神痴呆,喃喃自语,哭笑无常,多为痰气郁结,阻闭神明,或心脾两虚,神不守舍。

（4）痫病:突然昏倒,口吐涎沫,四肢抽搐,醒后如常。多由肝风夹痰,上蒙清窍,或痰火扰心,肝风内动。

（5）痴呆:轻者:神情淡漠,寡言少语,反应迟钝,善忘等症。重者:终日不语,或闭门独居,或口中喃喃,言辞颠倒,或举动不经,忽笑忽哭,或不欲食,数日不知饥饿等。多由髓减脑消或痰瘀痹阻脑络,神机失用而引起。

（6）厥证:突然昏倒,不省人事,或伴有四肢逆冷。轻者,一般在短时内苏醒,醒后无偏瘫、失语及口眼喎斜等后遗症;重者,则昏厥时间较长,甚至一厥不复而导致死亡。由多种原因引起心与神机之气机逆乱,升降失调,气血阴阳不相接续所致。

（二）望面色

面部是脏腑气血的外荣,又为经脉所聚。面部络脉丰富,气血充盛,加之面部皮肤薄嫩,故色泽变化易显露于外。望诊不仅可诊查出面部本身的病变,而且可以了解正气的盛衰及邪气的深浅,推测病情的进展顺逆,确定其预后。

1. 常色　常色指人在正常生理状态时面部的色泽,表示人体精神气血津液的充盈与脏腑功能的正常。我国正常人面色应是红黄隐隐,明润含蓄,此即有胃气、有神气的常色。所谓有胃气,即隐约微黄,含蓄不露;所谓有神气,即光明润泽。

2. 病色　病色是指人体在疾病状态时的面部色泽。病色的出现,不论何色,或晦黯枯槁,或鲜明暴露,虽明润含蓄,但不应时应位,或某色独见,皆为病色。五色主病:

（1）青色:主寒证、痛证、瘀血和惊风。面色青灰、口唇青紫,多为心阳不振,心血瘀阻所致;颜面青色,善怒,胁痛,多为肝病;面色苍白,淡青或青黑,脘腹剧痛,多为阴寒内盛,气血瘀阻。

（2）赤色:主热证,赤甚属实热,微赤为虚热。面色缘缘正赤,为阳气怫郁在表;面赤潮热谵语,为实热壅结于里;颧红娇嫩,为阴虚火旺之虚热证;久病重病患者,面色苍白,却时而泛红如妆,嫩红带白,游移不定,多为虚阳浮越之"戴阳证",属真寒假热之危候。

（3）黄色:主虚证、主湿证。面色淡黄,枯槁无光,为"萎黄",属脾胃气虚、气血不足;面黄虚浮,为"黄胖",属脾气虚弱、湿邪内阻。面色苍黄,腹筋起而胀,或面萎黄而夹红点血丝如蟹爪,为鼓胀,多属脾虚肝郁血瘀水停。

（4）白色:主虚证、寒证、脱证、夺气。㿠白虚浮,或苍白,或晦滞,多为阳虚,突然苍白,伴冷汗淋漓,多为阳气暴脱;淡白或㿠白,多为气虚白而无华;或黄皮如鸡皮者,为血虚或夺血;里寒证剧烈腹痛时,亦可见面色苍白。

（5）黑色:主肾虚、寒证、痛证、水饮、瘀血。面黑而干焦,多为肾精久耗;虚火灼阴黑而浅淡者,为肾病水寒,黑而黯淡者,多属阳气不振;眼眶周围发黑,多为肾虚或有水饮,或为寒湿带下;面色黧黑而肌肤甲错,属瘀血。心病额见黑色为逆证。

（三）望形态

1. 望形体　主要观察病人形体的强弱胖瘦。

（1）强壮:骨骼粗大、胸廓宽厚、肌肉充实、皮肤润泽是强壮征象,为内脏坚实、气血旺盛的表现。

（2）瘦弱:骨骼细小、胸廓狭窄、肌肉瘦削、皮肤枯燥等,是衰弱的征象,提示内脏脆弱,气血不足。

（3）肥胖:胖而能食,为形盛有余;肥而食少,乃形盛气虚,多为脾虚有痰。

（4）瘦削:形瘦食多,为中焦有火;形瘦食少,是中气虚弱。

（5）胸如桶状,多为素有伏饮积痰;单腹肿大,四肢反瘦,为鼓胀,多属肝郁脾虚,气滞水停血瘀。腹皮甲错,着于背而成深凹者,多属胃肠干瘪,为脏腑精气衰败之恶候。

2. 望姿态

（1）脸、面、唇、指（趾）不时颤动,在内伤杂病中多是血虚阴亏,经脉失养。

（2）手足蠕动,多属虚风内动。

（3）四肢抽搐或拘挛,项背强直,角弓反张,属痉病,多见于肝风内动、小儿惊风、温病热入营血。

（4）身瞤动,振振欲擗地,是阳气与阴液大伤。

（5）四肢不用,麻木不仁,或拘急,或痿软,为瘫痪。

（6）猝然昏倒,半身不遂,口眼歪斜,为中风入脏;若神志清醒,仅半身不遂,或口眼歪斜,为风中经络,或中风后遗症。若猝然昏倒,而呼吸自续,多为厥证。卒倒而口开,手撒遗尿,是中风脱证;牙关紧闭,两手握固,是中风闭证。

（7）行走之际,突然停步,以手护心,不敢行动,多为真心痛。

（8）坐而喜伏,多为肺虚少气;坐而喜仰,多为肺实气逆;但坐不得卧,卧则气逆,多为咳喘肺胀,或水饮停于胸腹。

（四）望头颈五官九窍

望头面颈项与头发　望头面颈项头发主要是了解心、肾及气血之盛衰。

1. 小儿囟门高突,多属实热证。头摇不能自主,无论成人或儿童,多为风病或气血虚衰。

2. 面部水肿有阴水与阳水之别,阳水肿起病较快,头面眼睑先肿;阴水肿起病较慢,先自下肢、腹部肿起,最后波及头面。

3. 单见口眼歪斜,肌肤不仁,面部肌肉之患侧偏缓,健侧紧急,患侧目不能合,口不能闭,不能皱眉鼓腮,饮食语言俱不利。此为风邪中络,或络脉空虚,风痰痹阻。

4. 颈脉跳动明显者,多见于水肿病;卧则颈脉怒张,常见于心阳虚衰,水气凌心之证。

5. 望目

(1)诊眼神:眼睛黑白分明,精彩内含,神光充沛,有眵有泪,视物清晰,为眼有神,虽病易治,白睛黯浊,黑眼色滞,失却精彩,浮光暴露,无眵无泪,视物模糊,为眼无神,病多难治。

(2)目部色诊:目眦赤为心火,珠肿为肝火,眼胞皮红湿烂为脾火。目胞上下鲜明为痰饮病。

(3)目形主病:目窠微肿,如新卧起之状,面有水气色泽,是水肿病初起之征。目睛下陷窠内,是五脏六腑精气已衰,病属难治。若里陷已深,视不见人,真脏脉现,便是阴阳离决的死证。眼睛突起而喘为肺胀。

(4)目态主病:目翻上视、瞪目直视、目睛正圆、戴眼反折等,皆为危重症状。横目斜视,多为肝风内动,瞳仁扩大,多属肾精耗竭,为濒死危象,瞳仁缩小,多为肝胆火炽,或劳损肝肾,虚火上扰,或为中毒。

6. 望耳　耳薄而白,为肾气衰败;耳轮干枯焦黑,多为肾水亏极征象;耳轮甲错,为久病血瘀,或有肠痈。

7. 望鼻　鼻色微黑是有水气;鼻翼扇动,多为邪热壅肺;久病鼻扇,喘而汗出,多为肺绝之证。

8. 望口唇　唇色淡白,为血亏,唇色淡红,多为血虚或气血两虚;口唇色青,为气滞血瘀;唇口青黑为冷极撮口色青抽搐不止,是肝风侮脾。

9. 望齿龈　牙齿光燥如石,是阳明热盛,燥如枯骨,是肾阴枯涸;牙关紧闭,为风痰阻络,或热盛动风,齿眼红肿者,多为胃火上炎。

10. 望咽喉　咽红肿胀而痛,甚则溃烂或有黄白脓点,此为乳蛾,多因肺胃热毒壅盛所致,咽喉漫肿,色淡红者,多为痰湿凝聚。

11. 望下窍　阴囊肿大而透明者,称水疝。阴户肿胀,不痛者,多为水肿。

(五)望皮肤

1. 色泽　皮肤变红,如染脂涂丹,是为丹毒;若发于全身,初起如红色云片,游行不定,或浮肿作痛,称"赤游丹毒",多因心火偏旺、风热乘袭。

2. 润枯　皮枯如鱼之鳞甲,称肌肤甲错,若兼眼眶黯黑,为内有干血,若兼腹中急痛,多为内生痈脓。

3. 肿胀　头面、胸腹、腰背、四肢浮肿者曰肿;仅腹部膨胀鼓起者曰胀,亦称鼓胀。肿胀而见缺盆平、或足心平、或背平,或脐突、或唇黑者,多属难治。

4. 斑疹　斑色鲜红,点大成片,平摊于皮肤下,摸不应手,是为阳斑,多由于热郁肺胃,充斥内外营血热炽,透于肌表。疹如粟粒,色红而高起,摸之碍手,亦多为郁热从肌肉而发。

（六）望排泄物与分泌物

1. 痰涎涕　痰黄黏稠,坚而成块者,属热痰;痰白而清稀,或有灰黑点者,属寒痰;痰清稀而多泡沫,多属风痰,往往伴有面青眩晕、胸闷或喘急等;痰白滑而量多,易咯出者,属湿痰;痰少而黏,难于咯出者,属燥痰。鼻流浊涕是外感风热,鼻流清涕是外感风寒。

2. 呕吐物　呕吐物清稀无臭,多为寒呕;呕吐物秽浊酸臭,多为热呕;呕吐清水痰涎,伴口干不饮,苔腻胸闷,多属痰多;呕吐鲜血或紫黯有块,夹杂食物残渣,多属胃有积热或肝火犯胃,或素有瘀血。

（七）望舌

舌质的血络最为丰富,与心主血脉功能关系密切;舌的灵活运动可调节声音形成语言,又与心主神志功能相关。因此,舌象首先可反映心的功能状态。而心为五脏六腑之大主,主宰全身脏腑气血,故心的功能状态反映了全身脏腑气血的功能状态。舌象的变化,能客观地反映正气盛衰、病邪浅深、邪气性质、病势进退,可推测疾病转归和预后。

1. 望舌质

（1）舌神:舌质荣润红活,有生气,有光彩,谓之有神,虽病亦是善候;舌质干枯死板,毫无生气,失去光泽,谓之无神,乃是恶候。

（2）舌色:①淡白舌:主虚证、寒证或气血两亏。若淡白湿润,舌体胖嫩,多为阳虚寒证;淡白光莹,或舌体瘦薄,则属气血两亏。②红舌:主热证。若舌鲜红而起芒刺,或兼黄厚苔,多为实热证;若鲜红而少苔,或有裂纹或光红无苔,则属虚热证。③绛舌:在内伤杂病中,舌绛少苔或无苔,或有裂纹,则是阴虚火旺;舌绛少苔而津润者,多为血瘀。④紫舌:绛紫而干枯少津,属热盛伤津、气血壅滞;淡紫或青紫湿润者,多为寒凝血瘀。⑤青舌:主寒凝阳郁和瘀血。全舌青者,多为寒邪直中肝肾,阳郁而不宣,舌边青者,或口燥而漱水不欲咽,是内有瘀血。

（3）舌形:①老嫩:老是舌质纹理粗糙,形色坚敛苍老,属实证;嫩是舌质纹理细腻,形色浮胖娇嫩,多为虚证。②胖大:胖大舌多因水湿痰饮阻滞所致。舌淡白胖嫩,舌苔水滑,属脾肾阳虚,积水停饮;舌淡红或舌红而胖大,伴黄腻苔,多是脾胃湿热与痰浊相搏,湿热痰饮上溢。③瘦薄:瘦薄舌总由气血阴阳不足,不能充盈舌体所致。瘦薄而舌淡者,多为气血两虚;瘦薄而色红干燥者,多是阴虚火旺,津液耗伤。④裂纹舌:主热盛伤阴、血虚不润、脾虚湿侵。⑤光滑:光滑舌多因胃阴枯竭、胃气大伤所致;淡白而光莹,是脾胃损伤,气血两亏已极;红绛而光莹,是水涸火炎、胃肾阴液枯竭。⑥齿痕:齿痕舌主脾虚和湿盛。淡白而湿润,则属寒湿壅盛;淡红而有齿痕。淡白而湿润,则属寒湿壅盛,淡红而有齿痕,多是脾虚或气虚。⑦舌衄:主病为心火、胃热、肝火、脾虚或阳浮。⑧舌下络脉青紫曲张为气滞血瘀。

（4）舌态:①舌强硬:主热入心包、高热伤津、痰浊内阻;中风或中风先兆。②舌痿软:主气血俱虚、热灼津伤、阴亏已极。③舌颤动:久病舌颤、蠕蠕微动,多属气血两虚或阳虚;外感热病见之,且习习扇动者,多属热极生风。④舌体歪斜:多因风邪中络或内痰阻络所致。病在左,偏向右,病在右,偏向左,主中风或中风先兆。⑤舌体短缩:主寒凝经脉、痰浊内阻、热盛伤津动风。⑥舌麻痹:主血虚后肝风内动、或风气夹痰。

2. 望舌苔

（1）苔色：①白苔：一般见于表证、寒证。若舌淡苔白而湿润，常是里寒证湿证。在特殊情况下，白苔也主热证，如“积粉苔”即由外感秽浊不正之气，毒热内盛所致。②黄苔：一般主里证、热证。若舌淡胖嫩，苔黄滑润，则多是阳虚水湿不化。③灰苔：主里证、见于里热证，或寒湿证，可与黄苔同时并见。④黑苔：主里证，或为热极，或为寒盛。

（2）苔质：①厚薄：薄苔属正常舌苔，若有病见之，则亦属正气未伤，邪气不盛。厚苔主邪盛入里，或内有痰饮湿食积滞。②润燥：舌苔水分过多，扪之湿而滑利，甚者伸舌流涎欲滴，此为“滑苔”，临床上常见于阳虚而痰饮水湿内停者。燥苔是望之干枯，扪之无津，主热盛伤津、阴液亏耗、阳虚气不化津、燥气伤肺。③腐腻：苔质颗粒疏松，粗大而厚，形如豆腐渣堆积舌面，揩之可去，称为“腐苔”，多见于食积痰浊为患，亦可见于内痈和湿热口糜。腻苔则是苔质颗粒细腻致密，揩之不去，刮之不脱，上面罩一层油腻状黏液，称为“腻苔”，主湿浊、痰饮、食积、湿热、顽痰等。凡苔黄腻者，多为痰热、湿热、暑温、湿温、食滞、痰湿内结、腑气不利等；若苔白滑腻，则为湿浊、寒湿；白腻不燥，伴胸闷，多为脾虚湿重；白厚黏腻，口中发甜，乃脾胃湿热。④剥落；舌苔剥落不全，剥脱处光滑无苔，余处斑斑驳驳地残存舌苔，界限明显，称“花剥苔”若剥脱处不光滑，似有新生颗粒，称“类剥苔”，均主胃之气阴两伤。

3. 危重舌象诊法

（1）舌上无苔，似去了膜的猪肾，或如镜面，主热病伤阴或胃气将绝。

（2）舌粗糙有刺，如鲨鱼皮，且干枯燥裂，主津液枯竭之危候。

（3）舌头敛缩有如荔枝干肉，全无津液，主热极津枯之危候。

（4）舌本干晦如猪肝色，或舌红如柿，主气血败坏之危候。

（5）舌质短而阴囊缩，主肝气将绝之危候。

（6）舌质色赭带黑，主肾阴将绝之危候。

（7）舌起白色如雪花片，主脾阳将绝之危候。

二、闻诊

闻诊包括听声音和嗅气味两方面。听声音是指诊察病人的声音、语言、呼吸、咳嗽、呕吐、呃逆、嗳气、太息、喷嚏、肠鸣等各种声响。嗅气味是指嗅病人体内所发出的各种气味，以及分泌物、排泄物和病室的气味。

（一）听声音

1. 正常声音　健康人的声音，虽有个体差异，但发声自然，音调和畅，刚柔相济，此为正常声音的共同特点。

2. 病变声音

（1）发声：新病音哑或失音，属实证，多是外感风寒或风热，或痰浊壅滞，久病音哑或失音，多属虚证，常是精气内伤，肺肾阴虚。昏睡不醒，鼾声不绝，手撒遗尿，多是中风入脏之危证。呻吟不止，多是身有痛楚或有胀满；呻吟而扪心或护腹，多是胸脘或腹痛；语声喑然不彻者，心膈间病。

（2）语言：①语言謇涩，属风痰蒙蔽清窍，或风痰阻络。②语言错乱，为神明之乱,亦属心病。③谵语是神识不清,语无伦次,声高有力,多属热扰心神之实证。④郑声是神识不清,语言重复,时断时续,声音低弱,属于心气大伤、精神散乱之虚证。⑤独语是自言自语,喃喃不休,见人则止,首尾不续,错语乃语言错乱,说后自知。均主心气不足、神失所养之虚证。

（3）呼吸:①喘证:呼吸困难,短促急迫,甚者张口抬肩,鼻翼扇动,不能平卧。喘有虚实之别,实喘发作急骤,气粗声高息涌,唯以呼出为快,仰首目突,形体壮实,脉实有力,多属肺有实热,或痰饮内停。虚喘发病徐缓,喘声低微,慌张气怯,息短不续,动则喘甚,但以引长一息为快,形体虚弱,脉虚无力,是肺肾虚损、气失摄纳。②哮证:呼吸急促似喘,声高断续,喉间痰鸣,时发时止,经久难愈,多因内有痰饮,复感外寒,引动宿饮而发。③上气:咳逆上气,时时吐浊,但坐不得卧,为痰饮停于胸膈;火逆上气,咽喉不利,多为阴虚火旺;上气而身肿,多为外邪束表,肺气壅塞,水津不布。④短气:短气而渴,四肢历节痛,脉沉,为饮停胸中,属实证;体虚气短,小便不利,属肺气不足。⑤少气;呼吸微弱,短而声低、虚怯,非如短气之不连续,形体状态一般无改变者,是为少气,主诸虚不足。

（4）咳嗽:①咳声紧闷,多属寒湿;咳声重浊,痰白清稀,鼻塞不通,多是外感风寒;咳而声低,痰多易咳出,为寒咳、湿咳、痰饮。②干咳无痰,或咳出少许黏液,是为燥咳。咳声不畅,痰稠色黄,不易咳出,咽喉干痛,鼻出热气,属于肺热。无力作咳,咳声低微,咳出白沫,属于肺虚。③夜间咳甚者,多为肾水亏;天亮咳甚者,多为脾虚。

（5）呕吐:①虚寒呕吐:其吐势徐缓,声音微弱,吐物呈清水痰涎。②实热呕吐:其吐势较猛,声音壮厉,吐物呈黏痰黄水,或酸或苦;重者热扰神明,呕吐呈喷射状。③霍乱吐利并作,反胃则朝食暮吐,暮食朝吐。④胸闷胁痛而呕吐者,多为气郁;呕吐而胸闷腹满,便秘不通,是肠有燥屎,秽浊上犯。

（6）呃逆:①新病闻呃,其声有力,多属寒邪或热邪客于胃;久病闻呃,声低气怯,为胃气将绝之兆。②呃声频频,连续有力,高亢而短,多属实热;呃声低沉而长,音弱无力,良久一声,多属虚证。

（7）太息:在情绪抑郁时,因胸闷不畅,引一声长吁或短叹后,则自觉舒适,为肝气郁结之象。

（二）嗅气味

1. 病体气味

（1）口气:口出酸臭气,是内有宿食;口出腐臭气,多为内有溃腐疮疡;口出臭秽气,多为胃热。

（2）汗气:汗有腥膻气,是风湿热久蕴于皮肤所致。

（3）咳吐浊痰脓血,有腥臭气,多为肺痈。

2. 病室气味　病室有血腥臭,病人多患失血证;有尿臊味,多见于水肿病晚期并发癃闭、虚劳的患者;烂苹果样气味,多见于消渴病重症昏迷患者。

三、问诊

此处仅介绍询问主诉、现病史的症状,而问一般情况、问既往史、个人生活史、家族病史和经带胎产史从略,可参考其他中医诊断学之类的书。

（一）问寒热

1. 恶寒发热　恶寒发热，是病人自觉寒冷，同时伴有体温升高，可见于外感表证。

（1）恶寒重、发热轻：为表寒证，是外感寒邪所致。

（2）发热重、恶寒轻：为表热证，是外感热邪所致。

（3）发热轻、恶风自汗：为太阳中风证，是外感风邪所致。

2. 但寒不热

（1）久病体弱畏寒，脉沉迟无力者，属虚寒证。

（2）新病脘腹或其他局部冷痛剧烈，脉沉迟有力者，属实寒证。

3. 但热不寒

（1）壮热：病人身发高热，持续不退（体温超过39℃），属里实热证。可伴有满面通红、口渴饮冷、大汗出、脉洪大等症。

（2）潮热：病人定时发热或定时热甚，如潮汐之有定时。①阳明潮热：热势较高，日晡热甚，兼腹胀便秘，属阳明腑实证。②湿温潮热：身热不扬，午后热甚，兼见头身困重等症，属湿温病。③阴虚潮热：午后或入夜低热，有热自骨内向外透发的感觉，兼见颧红、盗汗等症，属阴虚证。

（3）微热：轻度发热，其热势较低，多在37～38℃之间，见于某些内伤病和温热病的后期。

（4）气虚发热：长期微热，烦劳则甚，或高热不退，兼见有少气自汗、倦怠乏力等症，属脾气虚损。

4. 寒热往来　寒热往来，即恶寒与发热交替发作，可见于少阳病和疟疾。

（二）问汗

1. 表证辨汗

（1）表证无汗，兼恶寒重、发热轻、头项强痛、脉浮紧，属表寒证。

（2）表证有汗，若兼见发热恶风、脉浮缓者，属太阳中风表虚证；若兼见发热重、恶寒轻、咽痛、脉浮数者，属外感热邪所致的表热证。

2. 里证辨汗

（1）自汗：病人日间汗出，活动尤甚，兼见畏寒神疲乏力等症，属阳虚。

（2）盗汗：病人睡时汗出，醒则汗止，兼见潮热、颧红等症，属阴虚。

（3）大汗：①病人蒸蒸发热，汗出不已，兼见面赤、口渴饮冷、脉洪大者，属实热证。②病人冷汗淋漓，兼见面色苍白、四肢厥冷、脉微欲绝者，属亡阳证，见于重病、危证病人。

3. 局部辨汗

（1）头汗：病人仅头部或头颈部出汗较多，多因上焦邪热或中焦湿热上蒸，或病危虚阳上越所致。①头面多汗、面赤、心烦、口渴、舌尖红、苔薄黄、脉数，是上焦邪热蒸于头面。②重危病人额部汗出如油，兼见头身困重、身热不扬、脘闷、苔黄腻者，是中焦湿热蒸于头面。

（2）半身汗：病人仅半侧身体有汗，或为左侧，或为右侧，或为下半身，另一侧则常无汗。可见于中风、痿证、截瘫等病人。

（3）手足心汗：其原因多与脾胃、肝肾有关。

（三）问头身

1. 问头部

（1）头痛：①前额部连眉棱骨痛，属阳明经头痛，痛在两侧太阳穴附近者，属少阳经头痛；后头部连项痛者，属太阳经头痛；巅顶痛，属厥阴经头痛，头痛连齿者属少阴经头痛，头痛晕沉、腹泻自汗者；属太阴脾经。②病人头痛绵绵、过劳则甚者，属气虚头痛；病人头痛眩晕、面色苍白者，属血虚头痛；病人头脑空痛、腰膝酸软者，属肾虚头痛。

（2）头晕：①头晕胀痛，兼见面赤耳鸣，口苦咽干者，为肝阳上亢。②头晕昏沉，兼见胸闷呕恶痰多者，属痰湿内阻。③头晕眼花，过劳或突然起立则甚，兼见面白舌淡，心悸失眠者，为气血两亏。④头晕耳鸣、遗精健忘、腰膝酸软者，为肾精亏虚。

2. 问周身

（1）身痛：病人周身疼痛，多见于外感风寒、风湿之邪的表证；若久病卧床不起而周身疼痛，多因营气不足、气血不和所致。

（2）身重：病人头身困重，兼见脘闷苔腻、纳呆便溏者，为感受湿邪所致；若病人身重嗜卧、少气懒言、倦怠乏力者，为脾气亏虚。

（3）四肢痛：四肢关节疼痛，多见于痹证，为外感风寒湿邪所致。其关节游走窜痛者为行痹，疼痛剧烈者为痛痹，痛处重着不移者为着痹，关节红肿疼痛或小腿部兼见结节红斑者为热痹。

（4）腰痛：①腰部绵绵作痛，酸软无力者，属肾虚腰痛。②腰部冷痛沉重，阴雨天加剧者，属寒湿腰痛。③腰部痛如针刺，痛处固定不移、拒按不能转侧俯仰者，属瘀血腰痛。

（四）问胸胁脘腹

1. 问胸部

（1）胸痛憋闷、痛引肩臂者，为胸痹，多因胸阳不振、痰浊内阻，或气虚血瘀所致。

（2）胸痛彻背剧烈、面色青灰、手足青至节者，为真心痛，乃由心脉急骤闭塞不通所致。

（3）胸痛、壮热面赤、喘促鼻扇者，属肺实热证。

（4）胸痛、潮热盗汗、咳痰带血者，属肺阴虚证。

（5）胸闷咳喘、痰白量多者，属痰湿犯肺。

（6）胸痛身热、咳吐脓血痰、味腥臭者，属肺痈。

（7）胸胀痛走窜、太息易怒者，属气滞为病。

（8）胸部刺痛、固定不移者，属血瘀为病。

（9）痞满：胸满而不痛、胸冷、咳吐涎沫、脉迟，为寒痞；烦渴、脉数，为热痞；少气，呼吸不畅，脉弱，喜太息，为虚痞；咯痰多，脉滑，为痰痞。

2. 问胁部

（1）胁胀痛、太息易怒者，多为肝气郁结。

（2）胁肋灼痛、面红目赤者，多为肝火郁滞。

（3）胁部刺痛、固定不移，多为瘀血阻滞。

（4）胁痛，患侧肋间饱满，咳唾引痛，为悬饮病。

3. 问胃脘部

（1）胃脘冷痛剧烈、得热痛减者,属寒邪犯胃。

（2）胃脘灼热疼痛、消谷善饥、口臭便秘者,属胃火炽盛。

（3）胃脘刺痛、痛有定处者,属有瘀血。

（4）胃脘灼痛嘈杂、饥不欲食,舌红少苔者,为胃阴虚。

4. 问腹部

（1）大腹隐痛,喜温喜按,便溏者,为脾胃虚寒。

（2）小腹胀痛,小便不利者,为癃闭,是膀胱气化不利所致。

（3）凡腹痛暴急剧烈、胀痛、拒按、得食痛甚者,多属实证。

（4）凡腹痛徐缓、隐痛、喜按、得食痛减者,多属虚证。

（五）问耳目

1. 问耳

（1）耳鸣:即耳中有响声如潮水或蝉鸣,妨碍听觉。若暴鸣声大,以手按之更甚者,属实证;多由肝胆三焦之火循经上扰所致;若鸣声渐小,以手按之可减轻者,属虚证,多由肾精转亏,耳失所养所致。

（2）耳聋:伤寒耳聋,多系邪在少阳,温病耳聋,多为邪火蒙蔽清窍;久病、重病耳聋,为心气虚衰、肾惫精脱。

（3）重听:或为风邪,或为肾经有热,或乃下元已亏。

2. 问目

（1）目眩:兼头晕头胀、面赤耳鸣、腰膝酸软者,为肾阴亏虚、肝阳上亢;兼头晕胸闷、体倦肢麻、恶心苔腻者,为痰湿内蕴、清阳不升。

（2）目昏:两目昏花、干涩、视物不清,或为气虚,或为肝血不足,或为肾精亏耗。

（3）雀目:属肝虚为病。

（六）问饮食与口味

1. 问口渴与饮水

（1）口不渴:为津液未伤,多见于寒证病人。

（2）口渴多饮:①口大渴喜冷饮,兼见面赤壮热,烦躁多汗,脉洪大者,属实热证,多由里热亢盛,津液大伤所致。②大渴引饮,小便量多,能食消瘦者,为消渴病,乃肾阴亏虚所致。③大汗后,或剧烈吐下后,或大量利尿后而见口渴多饮者,是为汗、吐、下、利后,耗伤津液所致。

（3）渴不多饮:乃轻度伤及津液,或津液输布障碍的表现,可见于阴虚、湿热、痰饮、瘀血等证。

2. 问食欲与食量

（1）食欲减退:①食少纳呆,消瘦乏力,腹胀便溏;舌淡脉虚者,属脾胃气虚。②脘闷纳呆,头身困重,便溏苔腻者,属湿邪困脾。③纳少厌油食,黄疸,胁痛,身热不扬者,属肝胆湿热。④厌食,嗳气酸腐,脘腹胀痛,舌苔厚腐者,属食滞内停。⑤已婚妇女停经,厌食呕吐,脉滑数冲和者,为妊娠恶阻。

（2）多食易饥:①多食易饥,兼口渴心烦,舌红苔黄,口臭便秘者,为胃火亢盛。②多食易饥,兼大便溏泄者,属胃强脾弱。③饥不欲食,胃中嘈杂,灼热,舌红少苔,脉细数,为胃阴不足。

3. 问口味　口淡乏味,为脾胃气虚;口甜或黏腻,属脾胃湿热;口中反酸,为肝胃蕴热;口苦,多是火邪为病、心火旺、胆热之证;口咸多属肾病及寒证。

（七）问睡眠

1. 失眠

（1）病人不易入睡,心烦多梦,潮热盗汗,腰膝酸软者,属心肾不交。

（2）睡后易醒,心悸,纳少乏力,舌淡脉虚者,为心脾两虚。

（3）失眠而时时惊醒,眩晕胸闷,胆怯心烦,口苦恶心者,为胆郁痰扰。

（4）失眠而夜卧不安,脘闷嗳气,腹胀不舒,舌苔厚腻者,多为食滞内停。

2. 嗜睡

（1）困倦易睡,头目昏沉,身重脘闷,苔腻脉濡者,属痰湿困脾。

（2）饭后神疲困倦易睡,形体衰弱,食少纳呆,少气乏力者,属脾气虚弱。

（3）病人极度衰惫,神识朦胧,困倦易睡,肢冷脉微者,属心肾阳衰。

（4）病人昏睡谵语,身热夜甚,或发斑疹,舌绛脉数者,属温病热入营血,邪陷心包。

（八）问二便

1. 问大便　健康人大便,每日或隔日大便一次,排便通畅,成形不燥,大便无脓血、黏液和未消化的食物。

（1）便次异常

1）便秘:即大便燥结,排出困难,便次减少,甚则多日不便。高热便秘,腹满胀痛,舌红苔黄燥者,属实热证。面色苍白,喜热饮,大便秘结,脉沉迟,为冷秘,属阴寒内结。久病、老年或产后便秘,多属气液两亏。

2）泄泻:即大便稀软不成形,或呈水样,便次增多。纳少腹胀,大腹隐痛,大便溏泄者,属脾虚。黎明前腹痛作泻,泻后则安,腰膝酸冷者,属于"五更泻",为肾阳虚衰。情志抑郁,腹痛作泻,泻后痛减者,为肝郁乘脾。

（2）便质异常:①完谷不化:大便中含有较多未消化的食物,多见于脾虚和肾虚泄泻。②溏结不调:大便时干时稀,见于肝郁乘脾,大便先干后溏,多属脾虚。③下利赤白:下利脓血便,多为痢疾;便黑如柏油是远血,多为胃、十二指肠部位出血;便血鲜红,为近血,多为痔疮、直肠、结肠部位出血。

（3）排便感异常:①肛门灼热,属大肠湿热。②排便不爽,若见腹痛者,多属肝郁乘脾;若便溏如黄糜,泻下不爽,乃湿热蕴结大肠。③里急后重,见于痢疾。④滑泻失禁:久泻不愈,大便不能自控,属脾肾阳衰。

2. 问小便　健康成人在一般情况下,日间排尿 3~5 次,夜间排尿 0~1 次,每昼夜排尿量 1 000~1 800ml。

（1）尿量异常:①尿量增多:病人小便清长量多,畏寒喜暖,属虚寒证,多为肾阳虚。病人口渴,多饮多尿,消瘦,为消渴病。②尿量减少:病人小便短赤量少,多属实热证,或汗、吐、下后伤津所致。病人尿少浮肿,为水肿病,乃肺脾肾三脏功能失调所致。

（2）尿次异常:①小便频数:小便短赤、频数急迫者,为淋证,乃湿热蕴结下焦所致;②小便澄清,频数失禁者,为肾气不固;③夜尿增多,小便清长,多见于老年人及肾病后期;④小便不畅,点滴而出者为"癃";⑤小便不通,点滴不出者为"闭";⑥实证多为湿热蕴结、瘀血、砂石阻塞,虚证多为老年气虚,脾肾阳衰。

（3）排尿感异常:①小便涩痛,见于淋证,多为湿热蕴结膀胱。②余沥不尽,见于老年人,属肾气不固。③小便失禁,多属肾气不固。

四、切诊

切诊分脉诊和按诊两部分,两者同是运用双手对患者体表进行触、摸、按压,从而获得重要辨证资料的一种诊查方法。

（一）脉诊

心主血脉,心脏搏动把血液排入血管而形成脉搏。脉象的形成除心脏的主导作用外,尚需其他各脏器的协调配合,如肺气的敷布、脾胃的生化、肝的藏血、肾精的化血等。通过诊察脉象可判断疾病的病位、性质和邪正盛衰及推测疾病的进退预后。

1. 平脉　平脉形态是三部有脉,一息四至（70~80 次/min）,不浮不沉,不大不小,从容和缓,柔和有力,节律一致,尺脉沉取有一定力量,体现了胃、神、根的特点。平脉常随四季气候、地理环境、性别年龄、体格情志等的影响而有相应的生理性变化。

2. 病脉　疾病反映于脉象的变化,即病脉。一般而言,除了正常生理变化范围以及个体生理特异之外的脉象,均属病脉。这里主要介绍二十八脉之脉象及主病。

（1）浮脉:轻取即得,重按稍减而不空,举之泛泛而有余。主病:表证,亦主虚证。

（2）沉脉:轻取不应,重按始得。主病:里证。有力为里实,无力乃里虚。

（3）迟脉:脉来迟缓,一息不足四至（60 次/min 以下）。主病:寒证。有力为实寒,无力为虚寒。

（4）数脉:一息脉来五至以上（90 次/min 以上）。主病:热证。有力为邪热亢盛,无力为虚热内生。

（5）洪脉:脉象极大,状若波涛汹涌,来盛去衰。主病:气分热盛。若久病气虚,或虚劳,失血,久泻等病证见洪脉,则多属邪盛正衰的危候。

（6）微脉:极细极软,按之欲绝,若有若无。主病:阳衰少气,阴阳气血诸虚。

（7）细脉:脉细如线,但应指明显。主病:气血两虚,诸虚劳损,湿病。

（8）散脉:浮散无根,至数不齐。主病:元气离散。

（9）虚脉:三部脉举之无力,按之空虚。主病:虚证。

（10）实脉:三部脉举按均有力。主病:实证。

（11）滑脉:往来流利,如珠走盘,应指圆滑。主病:痰饮,食滞,实热。

（12）涩脉:往来艰涩不畅,如轻刀刮竹,与滑脉相反。主病:伤精,血少,气滞血瘀,夹痰,夹食。

（13）长脉:首尾端直,超过本位。主病:肝阳有余,阳盛内热。

（14）短脉:首尾俱短,不能满部。主病:有力为气郁,无力为气损。

（15）弦脉:端直而长,如按琴弦。主病:肝胆病,诸痛,痰饮,疟疾。

（16）芤脉:浮大中空,如按葱管。主病:失血,伤阴。

（17）紧脉:脉来绷急,状如牵绳转索。主病:寒,痛,宿食。

（18）缓脉：一息四至，来去怠缓。主病：湿病，脾胃虚弱。

（19）革脉：浮而搏指，中空外坚，如按鼓皮。主病：亡血，失精，半产，漏下。

（20）牢脉：沉按实大弦长。主病：阴寒内实，疝气癥瘕。

（21）弱脉：极软而沉细。主病：气血不足。

（22）濡脉：浮而细软。主病：诸虚，主湿。

（23）伏脉：重手推筋按骨始得，甚则伏而不见。主病：邪闭，厥证，痛极。

（24）动脉：脉形如豆，厥厥动摇，滑数有力。主病：痛，惊。

（25）促脉：脉来数而时一止，止无定数。主病：阳盛实热，气血痰饮宿食停滞，肿痛。

（26）结脉：脉来缓而时一止，止无定数。主病：阴盛气结，寒痰血瘀，癥瘕积聚。

（27）代脉：脉来一止，止有定数，良久方来。主病：脏气衰微，风证，痛证，七情惊恐，跌打损伤。

（28）疾脉：脉来急疾，一息七八至。主病：阳极阴竭，元气将脱。

（二）按诊

按诊的手法大致可分触、摸、按三类。触是以手指或手掌轻轻接触患者局部，以了解凉热、润燥等情况；摸是以手抚摸局部，以探明局部的感觉情况及肿块的形态、大小等；按是以手按压局部，以了解深部有无压痛，肿块的形态、质地，肿胀的程度、性质等。

1. 按肌肤　按肌肤是为了探明全身肌表的寒热、润燥以及肿胀等情况。

（1）凡身热初按热甚，久按反转轻者，为热在表；若久按其热反甚，热自内向外蒸发者，为热在里。

（2）皮肤干燥者，尚未出汗；干瘪者，津液不足；湿润者，身已出汗；皮肤甲错者，伤阴或内有干血。

（3）重手按压肿胀，按之凹陷，不能即起者，为水肿，按之凹陷，举手即起者，为气肿。

2. 按手足

（1）手足俱冷的是阳虚阴盛，属寒手足俱热的是阳盛或阴虚，属热。

（2）手足背部较热的，为外感发热；手足心较热者，为内伤发热。

3. 按胸腹

（1）按虚里：正常情况下，虚里按之应手，动而不紧，缓而不急。①动微而不显者，为不及，是宗气内虚；若动而应衣，为太过，是宗气外泄之象。②按之弹手，洪大而搏，属于危重证候。③虚里其动欲绝而无死候的，多见于痰饮等证。

（2）按胸胁：①前胸高起，按之气喘者，为肺胀。②胸胁按之胀痛者，多为痰热气结或水饮内停。③右胁下扪及肿大之肝脏，或软或硬，多属气滞血瘀。

（3）按腹部：①辨凉热：腹壁冷，喜暖手按抚者，属虚寒证；腹壁灼热，喜冷物按放者，属实热证。②辨疼痛：凡腹痛，喜按者属虚，拒按者属实。③辨腹胀：腹部胀满，按之有充实感，有压痛，叩之声音重浊者，为实满；腹部膨满，但按之不实，无压痛，叩之空响者，为气胀，属虚满。另外鼓胀有水鼓与气鼓之分，若以手分置腹之两侧，一手轻拍，另一手可触及波动感，且按之如囊裹水，腹壁凹陷者，是为水鼓。若以手叩之如鼓，无波动感，按之亦无凹痕者，是为气鼓。④辨痞满：按之柔软，无压痛者，属虚证；按之较硬,有抵抗感和压痛者,为实证。⑤辨结胸:胃脘胀闷,按之则痛者属小结胸,胸脘腹硬满疼痛且拒按者,属大结胸。

第二节 辨病辨证方法

四诊方法为辨病辨证提供必要的素材和依据。同时,辨病辨证思路指导四诊方法的运用。把两者有机结合起来,确立了"病-证"才能实施正确的施治。以下就辨病辨证思维与方法进行阐述。

一、内科辨证基本要求

辨证是中医诊断的核心内容。证,即证候,是对疾病发展所处某一定阶段的病因、病位、病性及病势等所作的病理性概括。辨证,就是在中医学理论指导下,用中医望、闻、问、切四诊的方法,对患者的各种临床资料进行综合分析,从而对疾病当前的病因、病位、病性等本质作出判断,并概括为完整证名的诊断思维过程。因此,要想获得正确的辨证结论,必须掌握熟练的辨证方法,培养正确的辨证思维。

（一）熟练掌握辨证方法

正确的辨证有赖于医生对辨证方法的掌握,掌握辨证方法需具备以下几点:

1. 以中医基本理论为指导 辨证过程是在传统中医理论的指导下进行的,因此必须对中医基本理论有全面深刻的理解,对中医学的哲学基础,对脏象、气血精津液、经络、病因病机、治则、预防、康复等理论与学说熟练掌握,临证时才能运用自如。

2. 熟读中医经典与历代各家学说 中医经典是中医理论之渊薮,是经过千百年临床实践检验的经验结晶。观历代名医贤哲,大凡成中医大家者,无一不熟读经典,并通过临床实践运用而有新的建树和发明。典籍及古医籍中隐藏着真知灼见,包含着中医学精华,是历代著名家思维智慧的载体,是后世医家学习借鉴的源泉。如张仲景就是在学习《黄帝内经》的基础上,将理论与临床实践相联系,编著《伤寒论》开创了辨证论治的先河。因此,不可忽视中医古典医籍特别是四大经典的研读。

3. 掌握辨证方法 中医辨证方法丰富多彩,如八纲辨证、六经辨证、三焦辨证、卫气营血辨证、脏腑辨证、气血津液辨证和病因辨证等。各种辨证方法各有特点,不同的辨证方法适用于不同类别的疾病,应熟悉掌握各种辨证方法的特点,临证应当灵活运用。中医内科病证大体上可分为外感时病和内伤杂病两大类,二者各有不同的病因病机、临床证候及发展演变特点。一般而言,八纲辨证是基本纲领,阴阳辨证是总纲;外感病证,主要根据六经、卫气营血和三焦来进行辨证;而内伤杂病则以脏腑、气血津液和病因辨证为主导,脏腑辨证尤其要注意运用整体观、中医五脏相关学说来指导。

4. 积累临证经验 中医是一门理论医学,同时它又是一门实践医学。它在实践与探索研究中诞生与发展。中医辨证是一个复杂的临床思维过程,是一种实际应用技能,因此单有理论知识远远不够,还必须有临证的感性积累。只有在临床中反复磨炼,积累临证经验,才能达到思维灵活,考虑周密,分析深刻,辨证娴熟的境界。对于初学中医者而言,随师侍诊是积累辨证感性知识的重要阶段。因而在研究生规培学习阶段,宜提倡"早临床、多临床、反复临床"的学习模式。

（二）树立正确辨病辨证思维

中医临床思维模式在不断发展和逐渐完善,思维方式是否正确直接影响辨证的正确性和工作效率。正确的辨证思维要有整体的观点,全面地分析和把握临床征象;要有联系的观点,有机地分析各个症状体征的内在关系;要有发展的观点,动态地分析疾病过去、现在和将来的演变规律。只有这样,辨证才具备相应的依据。疾病的临床表现纷繁复杂,变化多端,典型之证虽有,但更多的是非典型之证;单纯之证虽有,但更多的是兼夹之证。因此要根据中医理论,灵活分析,才不至于有不知所措之感。正确处理好辨病与辨证的关系,注重辨病与辨证的结合。尤需强调的是,进行中医辨证,一定要立足于中医理论,病证的本质,不能囿于疾病的某一阶段某项理化检查的结果。

综上所述,要获得正确的辨证结论,需要以中医理论思维指导,正本清源,熟悉掌握中医辨证方法,进行正确的辨证思维,这是辨证的基本要求。

二、内科辨病辨证的基本原则

内科辨病辨证过程,就是在中医学理论指导下,用中医四诊方法收集临床资料、进行综合分析,从而对疾病病因、病位、病性等本质作出判断、概括的过程。这一过程中,医生要熟悉掌握中医学的系统理论和诊疗方法,包括掌握和运用辨证的一般原则,才能辨证确切,处理得当。这些原则,主要包括以下几个方面:

（一）病证结合,重视先后

疾病的病名是对该病全过程的特点与规律所作的概括与抽象,辨病着眼于疾病整个过程的病理演变,有助于从整体、宏观水平认识疾病的病位、病性、病势、邪正关系及疾病的发展变化规律。证,即证候,是对疾病发展所处某一定阶段的病位、病因、病性及病势等所作的病理性概括。中医内科学辨证需重视辨证与辨病相结合,辨证是在辨病基础上进一步辨证。因辨病着眼于疾病整个过程病理演变,在辨病前提下辨证,有助于辨证从整体水平认识疾病的阶段、病位、病性、病势;有整体认识,又有阶段性认识,可以动态把握疾病发生、发展的变化规律,准确辨别病因、病性、病位。因而,在临床上,我们既要强调辨病的首要意义,又要讲求辨证的核心地位,有时要经历辨病—辨证—再辨病—再辨证的过程,才能得出准确的辨病辨证结论。中医辨病与辨证是相辅相成的,辨证与辨病相结合,有利于对疾病性质的全面准确认识。

（二）分清主次,注重转化

对于内科一个具体的病证,在诊疗时,临床表现的证候群复杂,需分清主次。首先辨明其主症,抓住主症,这是辨证的关键所在。主症是疾病的主要脉症,是疾病的病理机制的外在表现,也是"证"的主要症状。因此,辨证就是要抓主症。每种疾病都有其特征性的主症,它可以是一个症状,如外感病的太阳证,其主症就是恶寒,所谓"有一分恶寒即有一分表证"。阳明证的主症是但热不寒,少阳证是寒热往来。主症也可以由若干个症状组成,即由表现最突出的一个病位症状+病因症状。如风热犯肺证,主症为喘促气急+痰黄、身热、脉浮数。判断主症,不能单从症状出现的多少、明显与否来决定,而是要侧重于病因病机的分析比较,何种病症能反映病机本质,对病情发展起关键作用,其即是主症。因此,辨明主症,抓住主证,即能抓住主要矛盾,就有助于确定主要和次要的治法方药。由此可见,主症是诊断的主要症状,也是处方遣药的指征。

在辨证分析分清主次时,也必须注意临床证候的转化。作为主症并不是始终不变的。在一定条件下,寒证可以转化为热证,热证可以转化为寒证,实证可以转化为虚证,虚证也可以转化为实证,临床主症表现也会随之改变。在密切观察病情变化时,必须注意观察病症与病证的转化,指导辨证分析。

(三)辨别真假,抓住本质

在临床诊疗辨证过程中,典型的证候较易识别,但不典型的证候也为数不少,有时一些症状还互相矛盾,甚至出现假象。最常见就是当寒证或热证发展到极点时,有时会出现与疾病本质相反的一些假象如"寒极似热""热极似寒",即所谓真寒假热,真热假寒。这些假象常见于病情危笃的严重关头,如不细察,往往容易贻误治疗良机。在这种情况下,必须克服片面性和表面性,要从极其复杂的证候群中,透过现象看本质,辨别真假,抓住本质。如真寒假热,内有真寒,外见假热的证候,其表现如:身热、面色浮红、口渴、脉大等,似属热证,但病人身虽热却反欲盖衣被,渴欲热饮而饮不多,面红时隐时显,浮嫩如妆,不像实热之满面通红,脉大却按之无力,同时还可见到四肢厥冷、利清谷、小便清长、舌淡苔白等症状,所以,热象是假,阳虚寒盛才是疾病的本质。真热假寒是内有真热而外见假寒的证候,表现如:手足冷、脉沉等,似属寒证,但四肢冷而身热不恶寒反恶热,脉沉数而有力,更见烦渴喜冷饮、咽干、口臭、谵语、小便短赤、大便燥结或热痢下重、舌质红、苔黄而干等症,这种情况的手足厥冷、脉沉就是假寒的现象,而内热才是疾病的本质。此时要详细采集四诊资料,查找线索,抓住症候关键,辨别真假,抓住本质,不要被假象所迷惑。

(四)详辨标本,识别虚实

审察病证之标本,以定治法之先后逆从,这是辨证的重要内容。所谓标,是疾病表现于临床的标志和现象;所谓本,就是疾病发生的根本。标本不是绝对的,而是相对的,从病因与症状的关系来说,病因为本,症状为标;从疾病先后来说,旧病为本,新病为标,先病为本,后病为标;从疾病的部位来说,病在内在下为本,病在外在上为标;从现象和本质来说,本质为本,现象为标。病证虽多,但总不离标本,一切复杂的证候,都可以分析出它的标本,即透过现象分析其本质,从而确立正确的辨证和实施合理的治疗。因此,标本理论对于正确分析病情,辨别病证的主次、本末、轻重、缓急,予以正确的治疗,具有重要的指导意义。

辨邪正虚实,是对病邪和正气消长与病情发展演变关系的客观评估和分析,也是临床辨证的重要原则之一。虚实辨证,可以掌握病者邪正盛衰的情况,为治疗提供依据,实证宜攻,虚证宜补。只有辨证准确,才能攻补适宜,免犯虚虚实实之误。从临床来看,有一些症状,可出现于实证,也可见于虚证。例如,腹痛,虚证实证均可发生。因此,要鉴别虚实,必须四诊合参,通过望形体、舌象,闻声息,问起病,按胸腹,察脉象等多方面进行综合分析。一般说来,虚证必身体虚弱,实证多身体粗壮。虚证者声息低微,实证者声高息粗。久病多虚,暴病多实。舌质淡嫩,脉象无力为虚;舌质苍老,脉象有力为实。虚证与实证常发生虚实错杂、虚实转化、虚实真假等证候表现,若不加以细察,容易误诊。虚实的辨证对于疾病的诊断是否正确,治疗处理是否得当,都有十分重要的意义。

三、内科辨证基本内容

历代医家通过长期临床实践,逐渐发展形成一套系统的、反复验证行之有效的辨证方法和要领,在内科疾病辨证中主要包含八纲辨证、六经辨证、卫气营血辨证、三焦辨证、脏腑辨证等,这些辨证方法,虽有各自的特点和侧重,但在临床应用中可以相互联系,互相补充。

（一）八纲辨证

八纲,即阴、阳、表、里、寒、热、虚、实,是辨证论治的理论基础之一。通过四诊,掌握了辨证资料之后,根据病位的深浅,病邪的性质,人体正气的强弱等多方面的情况,进行分析综合,归纳为八类不同的证候,称为八纲辨证。疾病的表现尽管是极其复杂的,但基本上都可以用八纲加以归纳。如疾病的类别,可分为阴证与阳证;病位的浅深可分为表证与里证;疾病的性质,可分为寒证与热证;邪正的盛衰,可分为实证与虚证。这样,运用八纲辨证就能将错综复杂的临床表现,归纳为表里、寒热、虚实、阴阳四对纲领性证候,从而找出疾病的关键,掌握其要领,确定其类型,预决其趋势,为治疗指出方向。其中,阴阳又可以概括其他六纲,即表、热、实证为阳;里、寒、虚证属阴,故阴阳又是八纲中的总纲。

八纲是分析疾病共性的辨证方法,是各种辨证的总纲。在诊断过程中,有执简驭繁、提纲挈领的作用,适用于临床各科的辨证。在八纲的基础上,结合脏腑病变的特点,则分支为脏腑辨证;结合气血津液病变的特点,则分支为气血津液辨证;结合温病的病变特点,则分支出卫气营血辨证等。任何一种辨证,都离不开八纲,所以说八纲辨证是各种辨证的基础。

八纲辨证并不意味着把各种证候截然划分为八个区域,它们是相互联系而不可分割的。如表里与寒热虚实相联系,寒热与虚实表里相联系,虚实又与寒热表里相联系。由于疾病的变化,往往不是单纯的,而是经常会出现表里、寒热、虚实交织在一起的夹杂情况,如表里同病,虚实夹杂,寒热错杂。在一定的条件下,疾病还可出现不同程度的转化,如表邪入里,里邪出表,寒证化热,热证转寒,实证转虚,因虚致实等。在疾病发展到一定阶段时,还可以出现一些与疾病性质相反的假象,如真寒假热,真热假寒,真虚假实,真实假虚等。阴证、阳证也是如此,阴中有阳,阳中有阴,疾病可以由阳入阴,由阴出阳,又可以从阴转阳,从阳转阴。因此,进行八纲辨证,不仅要掌握各类证候的特点,还要注意它们之间的相兼、转化、夹杂、真假,才能正确而全面认识疾病,诊断疾病。

（二）六经辨证

六经辨证,始见于《伤寒论》,是东汉医家张仲景在《素问·热论》等篇的基础上,结合伤寒病证的传变特点所创立的一种论治外感热病的辨证方法。它以六经(太阳经、阳明经、少阳经、太阴经、少阴经、厥阴经)为纲,将外感热病演变过程中所表现的各种复杂的证候,总结归纳为三阳病(太阳病、阳明病、少阳病)和三阴病(太阴病、少阴病、厥阴病)六类,分别从邪正盛衰、病变部位、病势进退及其相互传变等方面阐述外感病各阶段的病变特点,成为外感热病辨证论治的纲领。六经病证反映了经络、脏腑病理变化。其中三阳病证以六腑的病变为基础;三阴病证以五脏的病变为基础。所以说六经病证基本上概括了脏腑和十二经的病变。运用六经辨证,不仅仅局限于外感病的诊治,对内伤杂病的论治,也同样具有指导意义。

（三）卫气营血辨证

卫气营血辨证,是清代医家叶天士首创的一种论治外感温热病的辨证方法。四时温热邪气侵袭人体,会造成卫气营血生理功能的失常,破坏了人体的动态平衡,从而导致温热病的发生。此种辨证方法是在伤寒六经辨证的基础上发展起来的,又弥补了六经辨证的不足,从而丰富了外感病辨证学的内容。温热病按照卫气营血辨证,可分为卫分证候、气分证候、营分证候和血分证候四大类。四类证候标志着温热病邪侵袭人体后由表入里的四个层次。卫分主皮毛,是最浅表的一层,也是温热病的初起。气分主肌肉,较皮毛深入一层。营血主里,营主里之浅,血主里之深。当温热病邪侵入人体,一般先起于卫分,邪在卫分,郁而不解,则传变而入气分,气分病邪不解,以致正气虚弱,津液亏耗,病邪乘虚而入营血,营分有热,动血耗阴势必累及血分。卫气营血的证候传变,有顺传和逆传两种形式。顺传即外感温热病多起于卫分,渐次传入气分、营分、血分,由浅入深,由表及里,按照卫—气—营—血的次序传变,标志着邪气步步深入,病情逐渐加重。逆传即不依上述次序传变,又可分为两种:一为不逐一传变,如在发病初期不一定出现卫分证候,而直接出现气分、营分或血分证候;一为传变迅速而病情重笃,如热势弥漫,不但气分、营分有热,而且血分受燔灼,出现气营同病,或气血两燔。卫气营血辨证反映温热病在病程发展过程中病位的深浅、病情的轻重、病势的进退规律,为温热病的辨证论治提供依据。

（四）三焦辨证

三焦辨证,是外感温热病辨证纲领之一,为清代医家吴鞠通所倡导。它是根据《黄帝内经》关于三焦所属部位的概念,大体将人体躯干所隶属的脏器,划分为上、中、下三个部分。从咽喉至胸膈属上焦,脘腹属中焦,下腹及二阴属下焦,并在《伤寒论》六经分证和叶天士卫气营血分证的基础上,结合温病的传变规律特点而总结出来的。三焦所属脏腑的病理变化和临床表现,标志着温病发展过程的不同阶段。上焦主要包括手太阴肺经和手厥阴心包经的病变,多为温热病的初期阶段。中焦主要包括手阳明大肠经、足阳明胃经和足太阴脾经的病理变化。脾胃同属中焦,阳明主燥,太阴主湿。邪入阳明而从燥化,则多呈里热燥实证;邪入太阴从湿化,多为湿温病证;其中足阳明胃经的病变,多为极期阶段。下焦主要包括足少阴肾经和足厥阴肝经的病变,多为肝肾阴虚之候,属温病的末期阶段。其传变一般多由上焦手太阴肺经开始,由此而传入中焦,进而传入下焦为顺传;如感受病邪偏重,抵抗力较差的病人,病邪由肺卫传入手厥阴心包经者为逆传。

（五）脏腑辨证

脏腑辨证是根据脏腑的生理功能、病理表现对疾病证候进行归纳,借以推究病机,判断病变的部位、性质、正邪盛衰情况的一种辨证方法。脏腑辨证是各种辨证方法的基础,是辨证体系中的重要组成部分,也是内科疾病诊断最主要和最常用的辨证方法。

脏腑辨证以脏腑生理功能、病机特点为依据。任何疾病的发生,无论是外感还是内伤,都势必导致生理功能紊乱而脏腑阴阳气血失调。因此,脏腑失调的病机,是辨证论治的主要理论依据。疾病既已发生,则患病机体势必出现一系列的病理变化及临床表现。一般来说,这些病理和临床表现反映出人体发生疾病时的邪正盛衰、阴阳失调、气血失调以及升降失常等变化。但若要确切判明病变的部位、性质及对机体功能活动的影响,则必须将病机分析落实到脏腑上,才能保证其具有较强的针对性。

人体是一个有机整体,人体各脏腑之间,在生理上是密切联系的,在病理上也是相互影响的。任何一个脏腑发生病变,都会影响到整个机体,而使其他脏腑发生病理改变,脏病及脏、脏病及腑、腑病及脏、腑病及腑,产生了脏腑组织之间病变的传移变化。因此,在研究脏腑辨证时,不仅要注意脏腑本身的病理变化,而且要重视脏腑之间病理变化的相互影响。

互为表里的脏腑病变相互影响。脏与腑的关系,是脏腑阴阳表里配合关系,脏属阴而腑属阳,阴主里而阳主表,一脏一腑,一阴一阳,一表一里,相互配合。脏与腑在生理上相互为用,病理上相互影响。如心与小肠互为表里的脏腑关系,手少阴经属心络小肠,手太阳经属小肠络心,心与小肠通过经脉相互络属构成了表里关系。心与小肠生理上相互为用,心主血脉,心阳之温煦,心血之濡养,有助于小肠的化物功能;小肠主化物,泌别清浊,吸收水谷精微和水液,其中浓厚部分经脾气转输于心,化血以养其心脉,即《素问·经脉别论》所谓"浊气归心,淫精于脉"。心与小肠病理上相互影响,心经实火,可移热于小肠,引起尿少、尿赤涩刺痛、尿血等小肠实热的症状。反之,小肠有热,亦可循经脉上熏于心,可见心烦、舌赤糜烂等症状。肺与大肠的经脉互相络属,从而构成脏腑相合的关系。在生理方面,肺与大肠互相配合,协调一致。肺居上焦,其气肃降,肺气降则有利于大肠的传导,使大肠传导排泄粪便的功能正常。大肠属腑,居下焦,大肠腑气通畅,则有利于肺气的肃降,保持呼吸平稳。肺与大肠不仅在生理上互相配合,而且在病理上常互相影响。例如,肺有病时,其肃降功能失常,气机不利,津液不能下达,则大肠失其滋润,传导失职,从而出现大便干结,排出困难等病症。反之,如大肠功能失常,传导不利,则会影响到肺的肃降功能,使肺气不降,甚或上逆,表现为胸闷、咳喘、呼吸困难等。

互为表里的脏与腑在生理上相互为用,病理上相互影响。五脏系统之间在生理上也互相联系、在疾病过程中互相影响,以五脏相关联系的观念指导疾病辨证论治。五脏相关学说起源于《黄帝内经》,基于五行学说的"五脏相通"理论,但更概括了《黄帝内经》之后两千年来中医学术的发展与创新,在五行学说固定模式的基础上加以完善,内涵更为丰富精湛、灵活生动,更贴切于临床辨证论治实践。人体是一个复杂系统,五脏之间通过多途径、多节点的资生制约关系以维持其系统的和谐稳态。从五脏系统互相关联的整体动态角度探求病机、确立治疗法则、处方用药等论治思路,发挥中医药治疗优势。如五行学说认为心与肺的关系仅是火能克金,金能侮火,过于简单。按五脏相关理论在肺与心之间可以有多种关系,如:心肺之阳气互助,指肺气与心气互相促进,有利于血液循环和呼吸运动。心肺之阴互养,包括心血滋养肺阴,肺阴滋养心血。另外,心血载气,肺气运血。

由于各脏腑的功能是多方面的,互为表里的脏与腑之间,五脏之间,五脏与经络、气血、五官、身躯、体表之间,在生理与病理上,都存在着密切的联系,因此在疾病演变过程中反映出来的证候是错综复杂的。脏腑辨证,就是根据脏腑生理功能失调的表现,分析病证的重点所在,指出病位的不同层次,并寻找出其发展变化的规律,从而使理、法、方、药一线贯通,为临床正确的诊断和治疗打下基础。脏腑辨证作为各种辨证方法的中心应用于临床,只有对脏腑的生理特点和病证归属有明确的了解,才能正确掌握脏腑辨证方法。

四、内科辨病辨证基本方法与步骤

辨证论治是中医内科学的主体诊疗体系,是中医的特色。完整的辨证应包括病因、病位、病性、病理机制、病机演变规律、因果主次、标本先后等内容,并直接指导治法方药的确定及预测疾病的预后转归。内科辨证基本方法主要是合理运用八纲辨证、六经辨证、卫气营血辨证、三焦辨证、脏腑辨证等辨证方法,并将其进行有机地联系和综合,从而组成新的、反映疾病本质的完整而系统的证候。内科辨证的基本步骤可划分为资料收集、辨证分析和修订完善三个阶段。

（一）为了辨证而收集临床资料

内科辨证与诊断一样,均需要临床资料的收集。如前所述,就是运用中医望、闻、问、切四诊对病人做出周密的观察和全面的了解。收集临床资料既要了解病人的病史和临床表现,又要了解病人的外在环境对疾病发生、发展的可能影响,并参考现代物理或实验室检查结果。详细了解病人的主要痛苦(即主诉)、发病时间、发病原因、病程经过、诊治情况和病证转化过程,以及病人的居住环境、工作职业、体质状况、性格脾气、饮食偏嗜、素患疾病、家庭背景等情况。为诊断而收集临床资料要求抓住主要症状或体征并且满足"病"的鉴别,为辨证而收集临床资料则侧重证候类型的鉴别诊断,满足"证型"的确立。对表现突出或具有鉴别诊断意义的主要症状体征,进一步进行深入细致的了解,特别是当临床征象互相矛盾,或症状疑似难辨之时,更应做进一步的审查,或捕捉更多的临床佐证。在内科疾病临床资料的收集过程中,一些疾病临床证候典型,较易认识。但有时一些症状不典型,还可能互相矛盾,甚至出现假象,最常见的就是虚实寒热的真假,即所谓"真寒假热""真热假寒""大实有赢状""至虚有盛候"等。在这种情况下,就要研究症状特征,全面分析病情,从而从极其复杂的症状群中,透过现象看本质,分清真假,辨明本质。因此,临床资料的收集也是一个辨证分析的过程。在进行四诊时,不但要做到全面系统,还要做到重点突出,详而有要,简而不漏,使四诊资料全面完善而切合病情。临床上,"病"相对不变,而"证"随病情变化可以发生改变,因而辨证有时是一个动态过程,不可不知。

（二）临床证候的辨析

在四诊资料收集完备之后,即可对证候的各个因素进行深入地辨析。

1. 确立病证　根据四诊所得的临床资料,结合各种病证的临床特点,辨明所属病证,确立病名诊断。这是辨证不可忽视的一环,因为不同的疾病,有不同的病机病证规律,有的甚至需要用不同的辨证体系。辨明"病"可从整体水平认识疾病的阶段、病位、病性、病势。只有在明确病证之后,才能进一步深入分析证候的其他特点。在辨病前提下辨证,有整体认识,又有阶段性认识,可以动态把握疾病发生、发展的变化规律,准确辨别病因、病性、病位。临床上有显著特征的疾病,一般较易辨识,但也有些疾病,需要通过病因病机的分析,方能识别与确定病证名。

2. 辨别病性　通过临床症状的分析,辨别证候的阴阳表里寒热虚实属性,是内科辨证的基本要求。病性的辨别可采用八纲辨证,八纲辨证是各种辨证的总纲,在内科辨证过程中,有执简驭繁、提纲挈领的作用。疾病的发生,根本在于邪正斗争所引起的阴阳失调。就邪正关系而言,邪气盛则实,正气弱则虚,虚实之性是邪正消长的具体体现;就阴阳失调而言,阳盛则热,阴盛则寒,阳虚则寒,阴虚则热,故而寒热是阴阳盛衰的具体表现。概而言之,阴阳表里虚实寒热是一切病变最基本的性质,任何疾病都离不开这八个方面。与之相应,治疗的总原则就是补虚、泻实、清热、温寒。辨清病变的性质,对于病证就有了基本的认识,也就确定了治疗的总则。因此辨识病证性质是辨证中的一项重要内容。

3. 审察病因　病因是指能破坏人体生理动态平衡而引起疾病的特定因素,它不仅决定疾病的证类和性质,而且对疾病过程中不同证候的形成也有直接影响。认真审察疾病发生的原因,是辨证的重要环节。在疾病的发生发展过程中,原因和结果是相互制约、相互作用的。在一定的条件下,因果之间可以互相转化。在某一病理阶段中是病理的结果,而在另一阶段中则可能成为致病的原因。例如,痰饮和瘀血,是脏腑气血功能失调所形成的病理产物,但这种病理产物一旦形成,又可作为新的病因,导致其他病理变化,出现各种症状和体征。

4. 确定病位　病位是构成证候的重要因素。病位不同,病证的性质也随之不同,治疗措施也因此而异,因此,判定病变的部位十分重要。至于定位的方法,则因病情而异。如表里定位,主要用于外感时病;脏腑经络定位,主要用于内伤杂病;气血定位,如有些杂病分气分、血分,温病分卫、气、营、血等;这些定位方法或繁或简,各有其适用范围。中医内科疾病脏腑辨证最主要和最常用,根据脏腑的生理功能,病理表现,对疾病证候进行归纳判断病变的部位,涉及的病变脏腑。

5. 分析病机　在明确疾病的病位、病性和病因的同时,即可根据中医基础理论,对病证的发病机制进行深入分析。重点弄清病证发生的机制,包括脏腑气血阴阳失调的具体情况,及各种致病因素引发疾病、影响疾病的具体过程。通过病机的分析能揭示证候的内在联系。

6. 明确标本先后　"治病求本"是诊治疾病的根本原则。无论针对病因治疗或针对病机治疗都必须遵循治病求本的原则。因此,要在分析发病机制的同时,综合考察疾病发生、发展和变化的全过程,以探求标本,明确治疗的先后。

7. 预测病机转归　在分析病因病机的基础上,还要对疾病的转归和预后,做出合理的推测。

对四诊收集的资料进行以上几个方面的分析归纳,在此阶段,一般可对病证的诊断、病情可能的转归与预后做出初步判断。

（三）疾病证候的修订

通过收集四诊资料,病情的全面分析之后,得出了初步的辨证结论,即可以进行治则治法和具体方药的确定。但这并不意味着辨证工作的结束,而需要更进一步的周密观察,用治疗效果和疾病的进展来验证辨证结论,并进行必要的修订和完善。这是因为,疾病是一个逐步发展的动态过程,随着治疗的进行,疾病临床证候主次可能发生转化,辨证需随时调整;有些疾病随着病情进展及治疗效果,可能发现初始的辨证结论并不正确,需重新辨证或进行及时的修正。

将辨证过程细分为上述几个步骤,是为了辨证的层次明确,重点突出,辨析全面,易于被初涉临床工作者掌握。在临床实践中,上述步骤可有先后次序的改变,或可数步并行,重在灵活掌握,不可拘泥。

(吴 伟)

第三章

心系病证治则治法

治则,即治疗疾病的基本原则。在心血管疾病中常用的治疗原则有扶正祛邪、调整阴阳、调理脏腑气血、区分标本缓急和因时因地因人制宜五个方面。治法,是在治则指导下,根据辨证的结果而确定的治疗方法。它受治则制约,并从属于一定的治疗原则。本章将根据心系病证的病变特点,系统介绍其基本治则与治法。

第一节 治 疗 原 则

一、扶正祛邪

正,即正气,是指人体正常的功能活动(包括脏腑组织等功能)和抗病康复能力。扶正,即是运用各种治疗手段(包括非药物的)以增强体质,提高机体抗邪能力。邪,即邪气,泛指各种致病因素,诸如六淫、疫疠、痰饮、瘀血等。祛邪,即是运用泻实药物(包括其他攻邪方法)以祛除病邪,使邪去正安。

心血管疾病的发生发展过程,从邪正关系来讲,就是正气与邪气相互斗争的过程。邪正斗争的胜负,直接决定着疾病的产生和进退,邪胜于正则病则进,正胜于邪则平则退。因而,治疗心血管疾病,就必须注意扶正祛邪,改变邪正双方的力量对比,以利于疾病向痊愈的方向转化。

《素问·通评虚实论》说:"邪气盛则实,精气夺则虚。"盛实之邪治应泻之,亏虚之证自宜补之,故补虚泻实实际上就是扶正祛邪这一法则的具体运用。中医运用扶正祛邪的方法很多,后面有关章节所讨论的各种治疗方法,非扶正即祛邪,而其运用原则,总以正邪双方消长盛衰状况及在病程中所处的地位为依据,决定其主次或先后。临床一般有如下几种运用方式:

（一）扶正

扶正,适用于以正气虚为矛盾的主要方面,而邪气也不盛的虚性病证。如各种器质性心脏病由于先天不足或后天劳损出现心悸怔忡,乏力气短,动则更甚等心气虚证;或气虚及阳,致心阳不足,见心胸憋闷或暴痛、形寒肢冷、气短息促、自汗乏力、面色㿠白、唇紫、舌体淡胖、苔白滑、脉沉细或结代等心阳虚证者,治宜分别补益心气和温通心阳。冠心病人因心血亏耗,证见心悸怔忡、头晕目眩、面色无华、唇舌色淡、脉细弱者,以及心律失常因阴血亏虚而阴虚火旺者,治疗又当分别予以补血、滋阴。

（二）祛邪

祛邪,适用于以邪实为病变的主要方面,而正气未衰的实性病证。如血栓闭塞性脉管炎,患肢发生溃疡或坏疽,呈现热毒炽盛者,宜清热解毒,凉血化瘀;慢性风湿热见寒痹症状者,宜用祛风散寒化湿法治疗;急性心肌梗死因胸阳不振,痰浊阻滞心脉而致胸闷心痛者,治应通阳宣痹,豁痰化浊;心绞痛属气滞血瘀者,又当活血化瘀。诸如此类,皆属祛邪范围。

（三）扶正与祛邪

就临床实际而言,心血管疾病属于纯虚纯实证者比较少见,绝大多数病证皆是虚实互见。因此,治疗必须扶正与祛邪合用。但在具体运用时,又须区别正邪的主次强弱而有下述不同用法:若正虚邪实互见,以正虚较急重的,应以扶正为主,兼顾祛邪;相反,邪实较明显者,则应以祛邪为主,兼顾扶正,如充血性心力衰竭呈现心肾阳虚者,虽以心悸气喘、恶寒肢冷、面色苍白等阳虚症状为主,但也每见小便不利、肢体浮肿、胸闷或钝痛等水血互阻的邪实症状,故治疗应在益气温阳的同时佐以活血利水,真武汤加减可收功。假若其病属水气凌心,证以心悸气短、眩晕、胸脘痞满、渴不欲饮、小便不利、面浮肢肿为主,兼见肢冷欠温、神疲乏力、脉沉细等阳气亏虚证者,治疗则应通阳化气行水,兼顾益气扶阳,往往用五苓散化裁即可奏效。

上两者皆是正气不足、邪气并存的病证,兼用扶正与祛邪,可使正气复而邪不留,邪气祛而正气不伤。若遇邪盛正虚,且正气尚能耐攻,或同时兼顾扶正反会助邪的病证,则应先祛邪,后扶正。如肝肾阴虚,复为痰浊闭窍的中风证,就宜先涤痰清热开窍,化温泻浊,俟邪气一去,再予滋养肝肾以调理善后,若动手即予攻补兼施,则恐先亏之肝肾阴液难以急复,而滋腻寒凉之品必然助湿恋痰,反于病情不利。至于正虚邪实而以正虚为主,不耐攻伐,若兼以攻邪,则反会更伤正气者,治疗又当先扶正,后祛邪。如慢性肺源性心脏病,心肺气虚日久,致血流不畅,而有瘀血阻滞者,即应先补益心肺,俟正气恢复到一定程度后,再予祛痰。盖以其瘀缘于气虚,若兼与行气通瘀之品,则难免更伤正气。

值得注意的是,运用扶正要谨防留邪,使用祛邪亦慎勿伤正。因为扶正固然有"正足则邪自去"的作用,但用之过长,过早或过量,每有留邪（或恋邪）的可能;同样,祛邪固然有"邪去则正自安"的效果,然用之过量,过久或过早,亦常有耗伤机体正气的弊端,临床施治切忌孟浪。

二、调整阴阳

人体正常的生理活动是"阴平阳秘",其异常变化则是阴阳失调。所谓阴阳失调,是指机体在疾病的发生发展过程中,由于各种致病因素的影响,使机体出现阴阳偏胜偏衰,或阴不制阳、阳不制阴的病理状态,同时,也是脏腑、经络、气血、营卫等相互关系失调,以及表里出入,上下升降等气机失常的概括。调整阴阳,就是针对其病理变化,采用补偏救弊,使其恢复相对的动态平衡状态。由于六淫、七情、饮食、劳倦等各种致病因素作用于人体,必须通过机体内部的阴阳失调才能形成疾病,所以,阴阳失调又是疾病发生、发展的内在根据。

心血管疾病的发生,从根本上说,即是阴阳的相对平衡遭到破坏,出现偏盛偏衰的结果。对于阴阳的偏盛偏衰,《素问·至真要大论》指出应"谨察阴阳所在而调之,以平为期"。因此,调整阴阳平衡,促进体内阴平阳秘,乃是临床治疗心血管疾病的根本法则之一。

阴阳失调的病理变化甚为复杂,概括起来,可分为阴阳偏胜、阴阳偏衰、阴阳互损、阴阳格拒以及阴阳亡失五类,根据这些病理变化,临床就有一些相应的治疗法则。

（一）损其有余

一般而言,机体在疾病过程中,若表现出阳气偏盛,功能亢奋,热量过剩的病理状态,产生阳盛而阴未虚的实热证,诸如壮热、面红、目赤等;或表现出阴气偏盛,功能障碍或减退,产热不足,以及病理性代谢产物积聚的病理状态,形成阴盛而阳未衰的实寒证,诸如形寒肢冷、舌淡等,此乃阴阳偏胜,临床应采取"损其有余"的方法治之。如高血压邪热亢盛,循肝经上冲,而见头胀头痛、目眩、面红、目赤、烦躁、口干舌燥、形气俱实、便秘、舌红苔黄燥、脉弦数有力等症,即应"治热以寒",用龙胆泻肝汤类药物清泻肝经有余之阳热,所谓"热者寒之"也。又如血栓闭塞性脉管炎,在其病变过程中,若因寒邪过盛,寒凝血瘀,经络阻塞,出现患肢畏寒怕冷、局部皮肤苍白、创面色白、舌淡、苔薄白、脉沉迟等症,则应"治寒以热",重用桂枝附子等辛热之品温散经络有余之寒邪,所谓"寒者热之"也。

（二）补其不足

阴和阳是相互制约的,阳长则阴消,阴长则阳消,在阴阳偏盛的证候中,一方的偏盛,常可导致另一方的不足,阳热亢盛易使机体阴津耗伤,阴寒偏盛易于损伤阳气,《素问·阴阳应象大论》谓"阴胜则阳病,阳胜则阴病"即昭示了这种病理变化的发展趋势。故在调整阴或阳的偏盛时,应注意有无相应的阳或阴受损情况存在,若已引起相对一方受损时,则宜兼顾其不足,配合以扶阳或益阴之法。

（三）解其格拒

阴阳一方偏盛至极,将另一方排斥于外,迫使阴阳之间不相维系时,可出现阴阳格拒的现象,包括阴盛格阳和阳盛格阴两个方面。如心源性休克所形成的寒厥证,阴寒极盛是疾病的本质,每见四肢厥冷、冷汗如珠、气促息微、神志昏蒙、脉微欲绝等症,但由于阴寒之邪壅盛于内,逼迫阳气浮越于外,常可见面颊潮红、烦热等假热之象,是为真寒假热证,治宜破阴回阳救逆,可用通脉四逆汤类方药。又如感染性休克所形成的热厥证,阳邪盛于内是疾病的本质,每见神昏谵语、身热汗出、口渴口臭、喜冷饮、烦躁、小便赤短、或大便干结、舌红苔黄而干、脉沉数有力等症,但由于邪热内盛,深伏于里,阳气被遏,不能外达肢体而格阴于外,常可见四肢厥冷,脉沉等假寒之象,此乃真热假寒证。治宜当清泄热毒,宣通阳气,可酌选清瘟败毒饮或承气汤类药物。

（四）阴病治阳

当机体在疾病过程中,出现阳气虚损,功能减退或衰弱,热量不足的病理状态,形成阳不制阴,阴气相对亢盛的虚寒证,诸如畏寒肢冷蜷卧、面色㿠白、小便清长、下利清谷,舌淡,脉微细等;或出现机体精、血、津液等物质亏耗,以及阴不制阳,导致功能虚性亢奋的病理状态,形成阴液不足,滋养、宁静功能减退,以及阳气相对偏盛的虚热证,诸如五心烦热、骨蒸潮热、面红升火、消瘦、盗汗、咽干口燥、舌红少苔、脉数无力等，此皆阴阳偏衰，临床应采取"补其不足"的方法治之。如高血压，若因病久肾阳虚衰，清阳不展，浊阴不化而见头晕目眩、耳鸣失聪、面色㿠白、畏寒肢冷、腰痛脚弱、面目浮肿、下肢水肿、阳痿、遗精、大便溏泄等症者，则当"阴病治阳"，针对肾阳虚衰，投以金匮肾气丸温补元阳，所谓"益火之源，以消阴翳"也。

（五）阳病治阴

某些慢性低血压病，因先天不足，后天失养，或者病久失调，导致肝肾阴虚，而见头晕目眩、健忘失眠、咽干口燥、腰膝酸软、五心烦热、颧红盗汗、男子遗精、女子梦交、耳鸣、舌红少苔、脉细数等症者，则宜"阳病治阴"，与杞菊地黄丸类药物滋补肝肾阴液，所谓"壮水之主，以制阳光"也。

（六）阴阳双补

机体阴精与阳气虚损到一定程度又常相互影响。阴液亏损日久，累及阳气生化不足或无所依附而耗散，从而在阴虚的基础上可以导致阳虚，形成以阴虚为主的阴阳两虚证；阳气虚损，累及阴液生化不足，从而在阳虚的基础上也可以导致阴虚，形成以阳虚为主的阴阳两虚证。这两种变化都属"阴阳互损"，治疗则应阴阳双补。仍以高血压为例，其病开始多为阴虚阳亢，继则阴损及阳，导致阴阳两虚，故治疗在育阴的同时，宜注意助阳。而对于某些阳损及阴致阴阳两虚的病证，诸如心衰病人，以阳虚为本，当病情发展到一定程度时，就会出现阳损及阴，此时患者常兼见阴虚症状，最后发展成阴阳两虚，故治疗在补阳的同时，酌加育阴之品。

（七）阳中求阴

应当指出，阴阳是互根互用的，临床调整阴阳偏衰还应注意"阳中求阴"和"阴中求阳"。所谓阳中求阴，即在补阴时适当配以补阳药，通过补阳来促进阴精的生化。如窦性心动过缓，出现头昏眼花、健忘、失眠、面色不华等血虚证，常在补血的同时酌加党参、黄芪等补气之品，乃取"气能生血"之意。

（八）阴中求阳

所谓"阴中求阳"，即在补阳时适当配以补阴药，通过补阴为阳气的生化补充物质基础。如病态窦房结综合征因心肾阳虚。阴寒内聚，凝结不解，阳气失于分散，而出现心悸气短、畏寒肢冷、腰酸腿软、眩晕耳鸣，舌淡苔白，脉结代等症者，常在温补心肾阳气（附子、肉桂、仙茅、巴戟等）的同时，佐以滋养阴液之品（熟地黄、枸杞、山茱萸等），此即"阴中求阳"之举也。正如《景岳全书·新方八略》所云："此又阴阳相济之妙用也。故善补阳者必于阴中求阳，则阳得阴助而生化无穷；善补阴者必于阳中求阴，则阴得阳升而泉源不竭。"

（九）救阴回阳

阴阳偏衰至极可导致阴阳亡失，出现亡阴或亡阳的病理变化。亡阴是指机体阴液突然消耗或丢失，导致全身功能严重衰竭的病理状态。如低血容量性休克可因大量失血而见面色苍白、全身极度衰竭、头昏、心悸、烦躁不安、晕厥、少尿或无尿、汗多欲脱，舌淡，脉芤等亡阴之象，治当救阴固脱，常用独参汤或生脉散加味。亡阳是指机体阳气突然脱失，致使全身功能骤然严重衰竭的病理状态。如克山病急性发作，可见面色苍白、口唇青紫、四肢厥冷、烦躁、昏迷、脉微欲绝等亡阳之证，治当回阳救逆，给服四逆汤或参附汤等。

亡阴和亡阳在病机和病证方面虽有所不同，但由于机体的阴精和阳气存在着互根互用的关系，亡阴则阳无所依附而散越，亡阳则阴无以生化而耗竭。故亡阴可以迅速导致亡阳，亡阳亦可迅速导致亡阴，最终导致"阴阳离决，精气乃绝"，生命活动也随之终止，这在心血管疾病中由各种因素导致的休克中尤其多见。因此，对这类病证应根据阴阳互根的原理，予以救阴回阳同施并用，只是要区分主次而有所偏重罢了。

由于阴阳是辨证的总纲，心血管疾病的各种病理变化如前所述，均可以阴阳失调加以概括，因此，调整阴阳实为治疗心血管疾病的总则。如调整脏腑经络、调理气血、补虚泻实、散寒清热、升清降浊等等治法，亦自然可以概括在调整阴阳治则之内。《素问·阴阳应象大论》说："其高者，因而越之；其下者，引而竭之；中满者，泻之于内；其有邪者，渍形以为汗；其在皮者，汗而发之；其剽悍者，按而收之；其实者，散而泻之。审其阴阳，以别柔刚，阳病治阴，阴病治阳，定其血气，各守其乡。"即说明了调整阴阳这一治则的广泛性。

三、调理脏腑气血

人体以脏腑的功能活动为中心，心血管疾病的发生，无论是外感还是内伤，亦无论是功能性的还是器质性的，都必然造成脏腑生理功能的紊乱和脏腑阴阳、气血的失调。气血是脏腑、经络等一切组织器官进行生理活动的物质基础，脏腑功能失调常常通过气血失常反映出来。临床治疗心血管疾病的各种方法，如清心降火、益气养血等，总是根据相关脏腑气血失调而确立，因此，调理脏腑气血，亦是治疗心血管疾病的重要原则之一。

（一）调理脏腑

心血管疾病中的脏腑失调主要表现在两个方面：一是心脏自身的功能失调，如心之阳气偏盛而致心亢奋、心火上炎与下移，心的阳气偏衰所致心神不足、血脉寒滞，心之阴血失调而致心阴不足、心血亏损、心血瘀阻等，治疗时应结合各自的病理特点，采取多种措施调理，促使其功能恢复（具体方法将在有关证治中详细论述）。二是各脏腑之间的生理功能失调。人是一个有机整体，脏与脏，腑与腑，脏与腑之间在生理中相互协调、相互促进，在病理上则相互影响。当心脏发生病变时，常会影响别的脏腑功能。同样，其他脏腑病变，亦可累及心脏。故在治疗心血管疾病时，不能单纯考虑心之一脏，而应注意调整心与其他脏腑之间的关系。如慢性肺源性心脏病，多由反复的肺部感染，日久不愈，逐渐累及肺、肾、肝、心而为病，其症则在呼吸困难、动则气急、不能平卧等本虚的基础上，间或可见痰饮、咳嗽、气喘、水肿、瘀血等标实之象。以西医学病理解剖学而论，可以认为，这是一个肺气肿逐渐加重的过程，也是一个从不累及到逐渐累及以至明显累及心脏血管发展为肺心病的过程。从病理生理学来看，则是一个从呼吸系统功能失调，逐渐累及循环、消化、泌尿、自主神经、内分泌、能量代谢、免疫、环核苷酸等全身各个系统及功能失调的过程。其本在肺，其末在心，旁及脾肾肝诸脏。因此，治疗上就决不能只着眼于心，而应从整体出发。根据其标本虚实之不同，相兼调治，其中尤需注意调理脏腑功能。又如心肌梗死病人在心绞痛的同时，常可出现严重的恶心、呕吐、上腹或全腹胀满等脾胃症状，此就经脉而论，则有密切联系，因胃脉通于心。故治疗时常常心胃同治,甚至对某些冠心病患者,通过调理脾胃,心脏症状亦可不治自解。由此看来,心血管疾病固然与心脏自身病变有关,但是其他脏器的病变每可引发或导致心脏病变,同样,心脏病变亦可引起其他相关脏腑的疾患。故在治疗时,必须根据这些脏腑在生理上的相互关系和病理上的相互影响,注意调整其功能活动,如此方能收到较好的治疗效果。

（二）调理气血

与脏腑功能失调一样,气血失调亦主要表现在两个方面:其一是气与血自身的不足或逆乱而导致各自的功能失调。如某些心脏病既可出现气虚、气滞、气逆、气陷、气闭、气脱等病证;亦可出现血虚、血瘀、血溢、血热、血寒等病证,治疗就应针对这些变化而分别予以补气、行气、降气、升气、开闭、固脱和补血、活血、摄血、凉血、温通血脉。其二是气和血互根互用的功能失调。在生理上,"气为血帅",气能生血、行血、摄血;"血为气母",血可为气的活动提供物质基础,血能载气。当气血相互为用、相互促进的关系失常时,就会出现各种气血失调病证。因此,治疗就应采取"有余泻之,不足补之"的方法进行调理。如心衰病人常因心气虚,生血不足导致气血两虚,同时气虚无力推动血行,可致血行减慢而瘀滞不畅,发为气虚血瘀证（或气滞血瘀）,治疗应分别益气补血和补气行血（或行气活血化瘀）。又如中风患者,常因肝气上逆使血随气升而发生昏厥,治疗则当引血下行或降气和血。

气能摄血,气虚不能摄血,可导致血溢脉外而出血,治疗宜补气摄血。血为气母,血虚气亦虚,血瘀气亦滞,血脱气亦脱,故治疗时应根据气血失调的发病先后而采取适宜的方法治之。

必须说明,气血失调的病理变化从理论上区分有如上述,但从临床实际而言,则无论气、血还是气血互根互用的关系失调,都与脏腑经络直接相关。因此,调理气血必须与具体的脏腑经络相结合,治疗才能切中要害。

四、区分标本缓急

标本乃是一个相对概念,有多种含义。如以正邪而言,则正气是本,邪气为标;以病因与症状而言,则病因是本,症状为标;以部位而言,则内脏为本,体表为标;以病证先后而论,则旧病为本,新病为标;原发病为本,继发病为标……在心血管疾病中,标本主要用以说明病变过程中各种矛盾的主次。缓急,则指病情的轻重和病变的快慢。区分标本缓急,就是指治疗心血管疾病宜注意区分各种疾病矛盾双方的主次关系,包括病情的轻重和病变的缓急,以制订相应的治疗措施。

与其他脏腑病变一样,心血管疾病的发生发展,总是通过若干症状和体征显示出来的。但这些症状和体征只是疾病的现象,不是本质。只有充分搜集、了解疾病的各个方面,如发病原因、病变过程、症状、体征、体质、过去史、个人史等,运用辨证论治理论,采取去粗取精,去伪存真,由此及彼,由表及里的方法,进行综合分析,才能透过现象发现本质,找出产生疾病的根本原因及病变机制,从而确立恰当的治疗方法。譬如心悸,可由气血不足、心肾阳虚、水气上泛,以及痰饮、瘀血等多种原因引起,故治疗上就应分别采取益气养血、温通心肾、宣散水气、化痰蠲饮、活血祛瘀等方法进行治疗,才能如矢中的,击中病所。此即"治病必求于本"之意义所在。

（一）正治

临床运用治病求本这一法则，必须掌握"正治"与"反治"、治"病"与治"证"这两种情况。正治，是逆其证候性质而治的一种常用治疗法则，又称逆治。逆，是指所用方药的寒、热、补、泻与疾病的热、寒、虚、实性质相反。由于临床上绝大多数心血管疾病的征象与疾病的性质是相符的，即寒性病见寒象，热性病见热象，虚损病见虚象，邪实病见实象，因此，在仔细辨明疾病性质的寒、热、虚、实之后，可分别采用"寒者热之""热者寒之""虚则补之""实则泻之"等不同方法予以治疗。如急性感染性心内膜炎，突然出现高热、寒战、口渴、尿赤、舌黄燥、脉洪数等热毒炽盛的实热证，治疗就应宗"热者寒之"，用白虎汤、黄连解毒等寒凉药物治之。又如肢端动脉痉挛证（雷诺病），常因局部受寒而发病，症以病变局部皮肤苍白或紫黯、发冷、麻木刺痛为主，故宜据"寒者热之"，用当归四逆汤等温热药物治之。至于虚证用补，实证用攻，在心血管疾病中动辄可见，比比皆是，已于前述，此处便不赘述。

（二）反治

反治，是顺从疾病假象而治的一种治疗方法，又称从治。从，就是所用方药的寒、热、补、泻性质与疾病的某些假象相符合。通常而言，心血管疾病的现象与性质是一致的，因此，临床上绝大多数病证均是采用"正治"法治疗。但在某些特殊情况下，尤其是一些复杂病证的重危阶段，常常出现一些与病变性质不相一致，甚至相反的征象，如真寒假热、真热假寒、真虚假实、真实假虚等，此时就不能盲目地见寒治寒，见热医热，见虚补虚，见实泻实，而应全面分析病机，透过假象认清本质，采取"反治"法治疗。临床常用的反治法有"热因热用""寒因寒用""通因通用""塞因塞用"四种。其中"热因热用""塞因塞用"是针对阴盛格阳和阳盛格阴而治的，这在"调整阴阳"中已经作了详细的论述，不再重复。至于"通因通用"，就是以通治通，即用通利的药物治疗具有实性通泻症状的病证。适用于"大实之病，反有羸状"的真实假虚证，例如亚急性感染性心内膜炎，当其赘生物碎落成感染性栓子时，可随大循环血流播散到身体各部产生栓塞，阻碍血流，使血管壁破裂而出血，当其栓塞肺部时，可致胸痛、发绀、气急和咯血，当其栓塞肾脏时，可出现腰痛和血尿，治疗就应用活血化瘀法"以通治通"。而"塞因塞用"则是以补开塞，即用补益药物治疗具有闭塞壅滞不通症状的病证。适用于因正虚推动无力而致闭塞的真虚假实证，如冠心病患者心脾亏虚，常有类似实证的胸闷气短，运用补益心脾方法治疗后，其证自消。假若一见胸闷，即以为邪实而与攻伐，必然更伤正气，反使胸闷加重。

必须明确，真假同见之证，其真象多深伏于里，它往往是疾病的本质，而假象多浮现在表，是疾病的特殊表现，临床只要仔细辨别，不难区分。然究其实质，则还是在治病求本原则指导下，针对疾病本质而治的一种特殊方法，严格说来仍属正治的范畴。

此外，在心血管疾病中，由于寒热性质错综复杂，疾病常对药物发生格拒，如用热药治寒证而拒热，以寒药攻治其病则加剧；以寒药治热证而拒寒，以热药攻治其病则加重等，此时需用反佐法才能取效。常用的有药物反佐和服法反佐两种。药物反佐，即制方时根据方药的寒热性质，适当佐以与其性质相反的药物制之，以防疾病与药物之间发生格拒。如某些大热大寒证，常在寒凉方中佐以少许温热药物，在温热方中佐以少许寒凉药即是。服法反佐,是根据方药的寒热性质,采取热药凉服,寒药温服之法,以防疾病与药物发生格拒,所谓"治热以寒,温而行之""治寒以热,凉而行之"是也。

中医治疗心血管疾病是既注重治"病",又注重治"证"。病,即疾病,是在病因作用和正虚邪凑的条件下,体内出现的具有一定发展规律的正邪交争、阴阳失调的全部演变过程,具体表现出若干特定的症状和各阶段相应的证候。证,则是疾病发生和演变过程中某一阶段的病因、病机、病位、病性、病势等情况的综合概括。临床上由于一种病可以出现多种不同的证,不同的病在其发展过程的某一阶段可以出现相同的证,因此,施治时就应在治病求本的原则指导下,采取"同病异治"和"异病同治"的方法来处理好治"病"与治"证"的关系。

（三）同病异治

同病异治,是指同一疾病。由于发病的时间、地点以及患者机体的差异,或处于不同的发展阶段,所表现的"证"不同,因而治法也应不一样。例如同是眩晕,其证却有肝阳上亢、气血亏虚、肾精不足和痰浊中阻之分,故治法亦因之而异。又如病毒性心肌炎,临床可分里热炽盛、心阳虚损、阴阳两虚和水气凌心等类型,因而治法就各不相同。

（四）异病同治

异病同治,指不同的疾病,在其发展过程中,出现了相同的"证",因而可采取相同的方法治疗。

例如心悸和胸痹是两种不同的病,但在病程中如果都出现了心血瘀阻证或心肾阳虚证,便均可以活血化瘀法或温通心肾法治之。又如慢性心衰,心律失常和病态窦房结综合征,其病各不相同,但在病变的某一阶段却均可出现气阴两虚证,故均可以生脉散、炙甘草汤益气养阴。

由此可见,中医治疗心血管疾病不在于"病"的异同,而在于"证"的区别。相同的"证",即便"病"不同,仍可用基本相同的治法;不同的"证",即使"病"相同,亦必须用不同的治法。此即所谓"证同治亦同""证异治亦异"。这种针对疾病发展过程中不同质的矛盾而用不同质的方法去解决的法则,就是"治病求本"的精神实质。

治病求本虽为治疗心血管疾病的基本原则,但在某些病证中,标病甚急,如不及时救治,常可危及患者生命或影响疾病的治疗时,则应采取"急则治其标,缓则治其本"的法则,先治其标病,后治本病。若标本并重,则应标本兼顾而同治。

（五）急则治标

所谓急则治其标,是指针对病证急重,甚至危及患者生命或影响对"本"病的治疗而采取的一种暂时急救的法则。这一法则主要用于指导心血管疾病中的急性病、危重病的治疗。例如,各种原因引起大出血,导致循环功能衰竭而休克者,就应采取急救措施,紧急止血以治标,待血止病情缓和后,再治其本。又如急性脑血管疾病之高血压性脑出血,突然出现闭证,亦当先治其标,予以开闭清心,化瘀通络,待病情稳定后再图治本。再如冠心病患者,素有心肾阳虚,复为寒邪新伤,而突然出现胸闷、胸痛、冷汗、面唇紫绀等寒凝症状者,治疗也应先予温通心阳,待新病缓解后,再予调理阳虚。《金匮要略》所谓"夫病痼疾,加以卒病,当先治其卒病,后乃治其痼疾也",即指此而言。

（六）缓则治本

在急性病缓解后,或者对某些慢性病,则应根据"缓则治其本"的原则进行治疗。

例如,脉管炎患者病变已经停止发展,局部坏死亦已局限,溃疡面逐渐缩小,此时就应以补气养血为主,佐以活血化瘀,促进肢体恢复。又如前述之慢性肺源性心脏病,肺部感染是致病之本,只有积极防治肺部感染,才能控制病情发展。

（七）标本同治

标本兼治,是指在标病本病均严重时采取既治其标又治其本的一种法则。临床上大多数心血管疾病皆为标本同见,且多为本虚标实,故这一法则比单纯治标或治本更为常用。前述之扶正与祛邪合用(包括其先后运用),以及调理气血之补气行血和补气摄血等,实际上即是标本兼治的具体运用。

由此可见,标本缓急治则既有原则性,又有灵活性,临床应视病性变化而适当选择,但应以治病求本为准则。

五、因时、因地、因人制宜

心血管疾病的发生、发展到转归。常常受时令气候、地理环境等多方面因素的影响,尤其体质因素的影响更大。因此,治疗就应根据不同的季节、地理环境,以及不同的年龄、性别、体质、职业等而制定适宜的治疗法则。

（一）因时制宜

因时制宜,指根据不同季节气候特点,来考虑治疗用药。四时气候的变化,是生物进行生命活动的重要条件之一,但是太过就会成为致病因素。人类适应自然环境的能力是有限度的,如果气候剧变,超过了人体调节功能的一定限度,或者机体的调节功能失常,不能对气候变化作出适应性调节时,就会发生疾病。因此,临床上应当根据季节气候甚至日时的不同变化而决定心血管疾病的用药处方。

一般在气候由温渐热的春夏季节,由于阳气升发,人体腠理多疏松开泄,即使某些心系疾病因感受风寒而发,亦不宜过用辛温发散药物,以免开泄太过,耗伤气阴,变生他证;而在气候由凉变寒的秋冬季节,由于阴盛阳衰人体腠理多致密,阳气内敛,此时若非大热之证,慎勿滥用寒凉药物,以防劫伤心肾阳气。《素问·六元正纪大论》说:"用寒远寒,用凉远凉,用温远温,用热远热。"即是缘此而言。又有某些心系疾病,其发作或加重与特定的季节气候变化密切相关,例如,急性风湿热、慢性风湿性心脏病、急性心肌梗死、雷诺病、血栓闭塞性脉管炎及动脉粥样硬化等疾病,常在寒冷的冬天或早春(包括其间的气候剧变和季节转换之时)发病,多系寒邪所伤,故宜重用通阳散寒之品予以治疗。

另外,昼夜的变化,对某些心血管疾病亦有一定的影响,如慢性心功能不全和慢性肺心病患者,一日之内的病情变化多表现为上午比下午轻,晚上比下午重,呈"旦慧昼安,夕加夜甚"的变化,治疗按早、中、晚给药,疗效反而不佳,改为午后、傍晚、夜半服药后,则疗效卓著。究其原因,乃是"朝则人气始生,病气衰,故旦慧;日中人气长,长则胜邪,故安;夕则人气始衰,邪气始生,故加;夜半人气入脏,邪气独居于身,故甚也"(《灵枢·顺气一日分为四时》)。午后、傍晚、夜半给药正是针对其时人体正气渐衰、邪气渐长以至独甚的变化特点而用药物助正克邪,使正气得以伸展,故病情得以控制。

又有非其时而有其气之特殊情况,即《金匮要略》所谓"未至而至""至而不至"

"至而不去""至而太过"者,当区别上述原则。依据具体病情灵活选方用药,不可墨守成规。

（二）因地制宜

因地制宜,指根据不同的地理环境来考虑治疗用药。我国地域辽阔,东南西北之地质不同,山丘平原地貌各异,温度、湿度亦互不相同,人的生活习惯也随之而异。不同地区,由于地之高下、气之温凉的影响,人的生理活动和病变特点也不尽一致。因此治疗就应根据当地环境及生活习惯而有所变化,"小者小异""大者大异"。地域特点不同,治法各有所宜。如西北地区气候干燥寒冷,其民常处风寒冰冷之中,故易发心肌梗死、高血压、肺心病及血栓闭塞性脉管炎等疾病,其病多为寒证、实证。东南地区,以其气候温热,相对而言,则这些疾病比较少见,即使出现亦多为热证、虚证。临床治疗应联系这些特点、分别采取相适应的方法治之。

我们知道,地理环境的变化是复杂的,对机体的影响也是多种多样的。如地质、地貌、气候、水文、土壤、植被等因素的变化都可作为外因影响机体。尤其随着人类对自然资源的大规模开发利用,许多人为的因素影响地理环境,也可引发一些心血管疾病,如在东北到西南一条过渡地带的荒僻山区、高原及草原上的乡村,由于土壤、水质和粮食中缺乏某些人体需要的微量元素,如硒、钼、镁等,或有关营养物质,从而干扰了心肌代谢,引起心肌损伤而发生克山病。因此,我们对地理环境与机体之间关系的认识,不能仅停留在古代中医学原有的朴素的宏观阶段,而应当借助现代科学知识与技术,向微观领域进发,使之更好地为临床治疗心血管疾病服务。

（三）因人制宜

因人制宜,即根据病人年龄、性别、体质、职业、性格、气质、生活习惯等不同特点,来考虑治疗用药。不同年龄的患者,其生理状况和气血盈亏各不相同,治疗用药亦有差异。如老年人易患冠心病、高血压和动脉粥样硬化等,且因生理功能减退,气血亏虚,其病多为虚证,或虚实夹杂,治疗虚证宜补,即便邪实要攻,亦应慎用,中病即止。否则,过用攻伐,必伤正气,加重其病。小儿生机旺盛,但脏腑娇嫩,易寒易热,易虚易实,常因感冒而继发病毒性心肌炎等疾病,既病之后,病情变幻莫测,故治疗忌投峻攻大补,用药宜轻灵简捷,治疗要迅速彻底。

男女性别不同,生理病理各有差异,尤其妇女有经、带、胎、产等情况,用药亦应加以考虑。如妇女月经期,无论患什么类型的心脏病,皆应慎用破血化瘀之品,以防出血不止;又如妇女在妊娠期有心脏病。一般应慎用辛香燥烈、峻破、滑利之品,以免伤胎;但当分娩前后出现了以心肌病损为主的心力衰竭综合征（即围产期心肌病）,且证以水饮、瘀血为主时,又当酌用活血利水之品,中病即止,所谓"有故无殒,亦无殒也"。流行病学调查表明,在我国,冠状动脉粥样硬化性心脏病多发生在40岁以上的中老年男性,大多数证候为本虚标实,故在治疗时当顾及这一特点,权衡标本缓急而治。

体质有强弱与寒热之偏,不同的体质应用不同的方法予以治疗。在心血管疾病中,凡阳盛或阴虚之体,宜慎用温热之剂;阳虚或阴盛之体,宜慎用寒凉伤阳之药。邪盛体壮者,当予祛邪,正虚体弱者,重用扶正,慎与攻伐。《素问·五常政大论》云:"能毒者以厚药,不胜毒者以薄药。"即是说明体质不同,用药自有差异。

此外,人的职业、性格、生活习惯等对心血管等疾病的产生和复发都有一定的影响。如脑力劳动者易发生心肌梗死,劳累、情绪激动易致心绞痛,性格急躁者易致肝阳上亢而发中风,过食肥甘厚腻可导致肥胖症和高脂血症,等等。掌握这些对治疗心血管疾病均有一定的意义。

总之,治则是对任何心血管病的治疗均有普遍指导意义的原则,是立法处方用药的依据。正确掌握上述治疗原则,对于制定合理的治疗方法,提高治疗效果,具有重要意义。

第二节　治　疗　方　法

治法是在治疗原则指导下制定的具体治疗疾病的方法,主要包括两层含义:一是指治疗原则指导下制定基本方法,例如汗、吐、下、和、温、清、补、消传统八法;二是指在治疗原则指导下制定的灵活多变的治法。中医常用治法较多,除了辨证论治、遣方用药之外,还有针灸、刮痧、贴敷、火罐、捏脊、水疗等外治法或其他非药物疗法,许多有效的方法至今仍广泛用于临床。本节着重讨论在传统八法基础上发展起来的在心血管内科常用治法。

1. 解表法　解表法是通过发汗,开泄腠理,达到逐邪外出的一种治法。

临床功效:解表、透疹、祛湿、消肿。

代表方剂:麻黄汤、桑菊饮、升麻葛根汤、五皮饮、麻黄附子甘草汤等。

2. 清热法　清热法是通过寒凉泄热的药物和措施,以达到消除热证的一种治法,又称清法。

临床功效:清热生津、清热凉血、清热养阴、清热解暑、清热解毒、清热除湿。

代表方剂:白虎汤、清营汤、青蒿鳖甲汤、清暑益气汤、黄连解毒汤、茵陈蒿汤等。

3. 攻下法　攻下法是通过通便、下积、泻实、逐水,以消除燥屎、积滞、实热及水饮等实邪的一种治法,亦称下法。

临床功效:寒下、温下、润下、逐水。

代表方剂:小承气汤、大黄附子汤、麻仁丸、十枣汤。

4. 消导法　消导法,即通过消导和散结,使积聚之实邪逐渐消散的治法,亦称消法。

临床功效:消食、化积、豁痰、利水。

代表方剂:保和丸、丹参饮、定喘汤、八正散。

5. 和解法　和解法,是和解少阳、扶正达邪、协调内脏功能的一种治法,亦称和法。

临床功效:和解少阳、调和肝脾、调和胃肠、调和营卫、调和胆胃。

代表方剂:小柴胡汤、痛泻要方、半夏泻心汤、桂枝汤、蒿芩清胆汤。

6. 理气法　理气法,是调理气机的一种治法,适用于气机失调的病证。

临床功效:行气、降气。

代表方剂:柴胡疏肝散、旋覆代赭汤。

7. 活血法　活血化瘀法,是通过改善血液运行的作用,治疗血瘀证的一种治法。

临床功效:活血祛瘀。

代表方剂:血府逐瘀汤、桃仁红花煎。

8. 涌吐法　涌吐法,是通过引起呕吐的方药或以物探吐引导,引起病人呕吐,使有害病邪排出体外的一种治法,亦称吐法。

临床功效:峻吐、缓吐、探吐。

代表方剂:瓜蒂散、参芦饮。

9. 温里法　温法,是通过扶助人体阳气,以温里祛寒、回阳,从而消除里寒证的治法。

临床功效:温里散寒、温经散寒、回阳救逆。

代表方剂:真武汤、当归四逆汤、参附汤。

10. 补益法　补益法通过补益人体的阴阳气血,以消除各种不足证候,或扶正以祛邪,促使病证向愈的一种治法,亦称补法。

临床功效:补气、补血、补阴、补阳。

代表方剂:补中益气汤、当归补血汤、六味地黄丸、金匮肾气丸。

11. 镇痉法　镇痉法,是用平肝、潜降、重镇药物,以解除震颤、痉挛及角弓反张等内风病证的一种治法,又称息风法。

临床功效:祛风解痉、清热息风、镇肝息风、滋阴息风、养血息风。

代表方剂:大秦艽汤、风引汤、镇肝熄风汤、阿胶鸡子黄汤。

12. 开窍法　开窍法,是运用辛香走窜,通关开窍药物,以开窍通闭,苏醒神志,并清除因秽浊而致的胸腹胀闷的一种治法。

临床功效:凉开、温开。

代表方剂:安宫牛黄丸、至宝丹、紫雪丹。

13. 安神法　安神法,是运用具有镇静安眠作用的药物,以宁心安神,治疗神志失常病证的一种治法。

临床功效:清心安神、养心安神、重镇安神。

代表方剂:栀子豉汤、归脾汤、朱砂安神丸。

14. 固涩法　固涩法,是用具有收敛固涩作用的方药,以制止气血津液滑脱之病证的一种治法,又称涩法。

临床功效:固表止汗、敛肺止汗、涩肠止泻、涩精止遗。

代表方剂:牡蛎散、九仙散、真人养脏汤、桑螵蛸散。

第三节　特殊治法

除了以上几种常用的治法之外,历代医家在辨证论治过程中总结出一些独具中医理论思维与特色的治法,现将几种常用治法介绍如下。

1. 提壶揭盖法　朱丹溪采用催吐法治疗癃闭证而首创的治疗方法。《丹溪心法》:"肺为上焦,而膀胱为下焦,上焦闭则下焦塞,譬如滴水之器,必上窍通而后下窍之水出焉。"指因上焦气机郁滞壅塞而致下焦气机不畅,临证时采用开宣上焦肺气来治疗下焦水道气机闭塞的方法。

2. 泻南补北法　源自《难经·七十五难》中的"东方实,西方虚,泻南方,补北方"，文中指出肝实肺虚之证治宜泻南方心火、补北方肾水，是根据五行生克关系治疗疾病的一种特殊补泻针法，后世医家在临床实践中将其核心思想用于指导针灸取穴，中药处方配伍之中。代表的方剂有《伤寒论》的黄连阿胶汤、朱丹溪的虎潜丸等。临床上各科病证以肾阴不足、心火独亢为病机者皆可用泻南补北法进行指导治疗，如不寐证、郁证等。

3. 上病下取，下病上取 "上病下取，下病上取"是在整体观念的指导下依据人体经络、脏腑及气机升降的调节功能而确立的治疗法则，最早见于《素问·五常政大论》，其曰："气反者，病在上，取之下，病在下，取之上。"早期临床中根据"合治内府"理论通过远道取穴针灸治疗相隔较远的疾病，例如治疗失眠可取用神门穴、落枕可针刺悬钟穴等。该治则不仅为针灸配穴治疗的经典方法，也可用来指导临证治疗多种疾病。例如国医大师邓铁涛教授采用沐足方治疗肝阳上亢型原发性高血压病。"上病下取、下病上取"体现中医辨证论治、治病求本、整体观念的精神，人体通过经络而联系成为一个统一的有机整体，任何脏腑、经络的生理病理活动都会与其相关的组织器官相互影响，临床辨证应从疾病的局部症状发现本质问题，临证时采用合理的上取下取进行配穴或遣方配伍来治疗多种疾病。

4. 塞因塞用，通因通用 源自《素问·至真要大论》："塞因塞用，通因通用，必伏其所主，而先其所因，其始则同，其终则异。"该治则是反治法则的具体运用，用于病势严重、虚实混杂出现假象的时候，找出其主要致病因素以及甄别假象，因势利导治疗疾病的本质。临证时塞因塞用主要用在于采用补益药治疗假实真虚证的闭塞病证。反治法是医者在丰富临床经验积累基础上进行辨证施治的重要治疗手段，临床辨证中应"谨守病机，各施其要"，对虚实之象应认真甄别以及积累经验，切不可一概施治。

（吴 伟）

第四章

心系病证预防与康复

　　中医"治未病"始见于《黄帝内经》提出的上工治未病,历经长期的实践,逐步构成了"未病先防、已病防变、瘥后防复"的预防医学基本理论,并形成了独具特色的丰富多样的预防技术方法。进入现代,中医药发展融入国家经济社会发展、融入健康服务产业、融入健康中国建设。中医药防治策略是全方位的,包括医疗、预防、康复、养生全过程,包括慢性非传染性疾病、急危重疑难病的防治与康复。我们要发挥中医心血管病学在治未病中的主导作用、在重大疾病治疗中的中西医协同作用、在心血管病康复中的核心作用。心血管病在人类死因分析占比排在首位,因而在心血管病预防与康复方面,要充分发挥中医的优势和特色,这既是建设健康中国的明确要求,也是满足人民群众健康需求的根本要求。

第一节　预防与养生

　　治未病是中医学预防理念的核心内容,具有特色和重大意义。从春秋战国时期的《黄帝内经》开始,历代医家不断阐发和应用,使之逐步形成了一套比较成熟的中医学预防理论体系。现代医学正逐步实现从单一的生物医学模式向"生物-心理-社会"的医学模式转变,并且把医疗工作的重点也开始由治疗前移到预防。2007 年,国家中医药管理局启动中医学"治未病"健康工程,探索构建中医学特色预防保健服务体系。现代中医学者从"养生-预防-治疗-康复"4 个方面探究中医学治未病理论,认为中医学治未病理论应包括治其未生、治其未发、治其未传、治其未变和治其未复五个方面的含义。

一、未病先养,至高策略——治其未生

　　《素问·上古天真论》即有提出养生原则的精髓:"上古之人,其知道者,法于阴阳,和于术数,食饮有节,起居有常,不妄作劳,故能形与神俱,而尽终其天年,度百岁乃去。"又说:"虚邪贼风,避之有时,恬淡虚无,真气从之,精神内守,病安从来。"其具体的养生原则可包括调摄精神固正气、加强锻炼健体质、四时合序定起居、合理饮食安五脏等方面,从而达到"正气存内,邪不可干"的摄生预防目标。西医学在 1978 年最初

引入了零级预防的概念。《美国心血管病规划》里也再次强调并呼吁整个学界响应零级预防的号召。由此可以看出,无论中医学、西医学,都从未病先防的角度,更新预防医学的理念,即通过摄生预防疾病的危险因素。心血管病治其未生的目标是,没有危险因素的人要预防危险因素,如高血压、糖尿病、血脂异常、吸烟、肥胖等,这一预防措施最重要,成本-效益比最低,但需要人群干预、社会协作、科普宣传,难度也最大。中医养生学就包含丰富的生活方式调养的内容。

二、潜在危机,及早干预——治其未发

《灵枢·逆顺》指出,在疾病相关先兆症状出前,就刺其未生,刺其未盛,即针灸"治未病"。《素问·刺热》更明确指出:"肝热病者左颊先赤,心热病者颜先赤,脾热病者鼻先赤,肺热病者右颊先赤,肾热病者颐先赤。病虽未发,见赤色者刺之,名曰治未病。"对此,西医学也提出"一级预防"的概念。因而要对有心血管危险因素的人群或者有病而无症状体征表现的人群进行干预。此类"健康人"或患者虽尚未出现典型症状或体征,但已存在疾病先兆或危险因素,或者体检已经发现心血管理化检查的异常,此时应及早干预。

三、防微杜渐,慎其加重——治其未传

《难经·七十七难》云:"所谓治未病者,见肝之病,则知肝当传之与脾,故先实其脾气,无令得受肝之邪,故曰治未病焉。"《素问·阴阳应象大论》曰:"故邪风之至,疾如风雨,故善治者治皮毛,其次治肌肤,其次治筋脉,其次治六腑,其次治五脏,治五脏者,半死半生也。"其后《伤寒论》的六经辨证及其传变理论,及至清代叶天士《温热论》"先安未受邪之地"的防治原则均是对《黄帝内经》治未病理论的进一步充实和发展。疾病的一般发展规律遵循由表入里、由浅入深、由低危转向高危的原则,心血管病治其未传的目的正在于防止疾病的进展与加重,减少并发症,缩短疾病的病程,减少死亡率。西医学提出的二级预防,与中医学这一阶段的预防思想吻合。对有明确心血管疾病的患者,进行及早的药物和非药物干预,来延缓甚至阻止疾病的进展,如防治眩晕病(高血压)的从1级向3级进展,由低危向高危、极高危的进展;防治各种病因导致的心衰病(心力衰竭)的心脏重构与心功能级别的递进与恶化;心瘅(病毒性心肌炎)不按照温病学一般卫气营血传变辨治"到气才可清气",而是直须清营凉血解毒之截断疗法,皆属于治其未传的内涵。

四、既病防变,以绝他证——治其未变

《灵枢·逆顺》:"上工,刺其未生者也。其次,刺其未盛者也。其次,刺其已衰者也。下工,刺其方袭者也,与其形之盛者也,与其病之与脉相逆者也。故曰:方其盛也,勿敢毁伤;刺其已衰,事必大昌。"虽然刺其未生比刺其未盛、刺其已衰更具积极意义,但当疾病已然发生,根据疾病的不同阶段施加不同的治疗措施,积极防止其进一步恶化,防治疾病及其变证或并发症,这亦属于治未病范畴。明代虞抟编著《医学正传》曰:"眩晕者,中风之渐也。"说明当时已经意识到以眩晕为主症的一类病证,容易演变成中风病。在那个时期西方医学未发明血压计,因而也不存在高血压防治概念。运用

这种超前的中医理念指导临床诊治心血管病时,要求必须掌握当今疾病发展传变的规律,准确预测正邪关系及虚实的严重程度,阻止其恶化,发生变证。例如,胸痹心痛之轻证(稳定型冠心病)预防目标一是防止发展为真心痛(急性心肌梗死),二是预防猝死;如果患者演变为真心痛,临床上又当积极预防其三大并发症,包括心悸(心律失常)、心衰(泵衰竭)及厥脱(心源性休克),因为这三大并发症与死亡率增高直接相关。

五、瘥后调摄,防其复发——治其未复

《素问·热论》云:"病热少愈,食肉则复,多食则遗,此其禁也。"强调热病初愈应注意调摄饮食,以防复发。《伤寒论》中有"辨阴阳易差后劳复病脉证并治",阐述当伤寒新愈,若调摄失衡,就会发生劳复、食复之变。所以,瘥后调摄,防其复发,亦属于治未病的范畴。西医学相应地提出三级预防的概念。例如,现代临床上真心痛(急性心肌梗死)支架植入术后,针对支架内血栓形成及支架内再狭窄等问题,国医大师邓铁涛指出,支架只能暂时解决局部血管病变,解决不了整条血管问题,更解决不了全身血管问题,这需要运用中医学"整体观"和"治未病"理念进行中医药干预。这一阶段,还要注重减轻心血管病对患者的机体功能状态和生活质量的不良影响。

第二节 康复与调摄

心血管疾病康复是涵盖心血管病学、康复医学、营养学、运动医学、心理学等多学科的治疗体系,也具有二级预防的意义。它包括疾病评估、个体化运动方案、心脏危险因素控制、患者的教育和咨询,为心血管疾病患者在急性期、恢复期、维持期以及整个生命过程中提供生理、心理和社会的全面和全程的管理服务和关爱,使其各方面恢复到最佳状态并在社会中维持正常的角色地位和过积极的生活。所以在医疗、预防、康复、养生的各方面是不可分割的。以下就介绍比较具有中医特色的康复理念与调摄方法。

中医的康复与调摄方法很多,主要包括情志调摄、运动调摄、起居调摄、饮食调摄和护理调摄等方面。

一、情志调摄

情志活动的原则应遵循怒、喜、思、悲、恐有度,即《素问·上古天真论》所云:"恬淡虚无、精神内守。"七情太过,损伤脏腑功能,如《素问·阴阳应象大论》曰:"人有五脏化五气,以生喜怒思忧恐,怒伤肝、喜伤心、思伤脾、忧伤肺、恐伤肾。"《素问·举痛论》曰:"怒则气上、喜则气缓、悲则气消、恐则气下、惊则气乱、劳则气耗、思则气结。"情志所伤,导致心血管病。如《素问·六元正纪大论》篇谓:"木郁之发……民病胃脘当心而痛。"

可见中医学所言情志因素是疾病发生的重要原因。西医学研究性格与疾病发生的相关性,提出 A 型性格与心血管病密切相关。所谓 A 型性格,Friedman 等心理学家用了 4 个词形容,即"进取心强""急躁易怒""敌意""时间紧迫感"。临床研究发现,在患有冠心病的人群当中,80.5%与 A 型性格有关,在中医胸痹心痛病因病机方面也

阐述情志不调与该病的关系。因而,在现代心血管疾病防治、养生方面,都十分注重精神心理的调摄,进而提出了双心医学的理念。

二、运动调摄

生命在于运动。春秋战国时期的医家已应用"导引术"和"吐纳术"等运动方式来防治疾病。东汉名医华佗模仿虎、鹿、熊、猿、鸟5类动物的神态和动作,造出了"五禽戏"。日后的太极拳、八段锦、易筋经等多种健身方法,也都有异曲同工之妙。现代人如能建立动静结合的生命观,坚持适宜的个性化科学运动,循序渐进,持之以恒,定能使身心获益。例如,流行病学资料显示:长期、适当的有氧运动可使心血管疾病的发病率和死亡率下降40%~50%。

三、起居调摄

《素问·四气调神大论》出:"春三月……夜卧早起,广步于庭,被发缓形……夏三月……夜卧早起,无厌于日……秋三月……早卧早起,与鸡俱兴……冬三月……水冰地坼,无扰乎阳,早卧晚起,必待日光。"至今仍对人类的起居习惯具有指导性意义。四时起居应符合季节、气候昼夜的变化,做到天人相应。昼夜起居规律,有利于调节心血管的交感与副交感神经,心血管内分泌等,越来越受到西医学的重视。心血管疾病的时间生物学与时间治疗学研究的兴起,就是一个很好的例证。

四、饮食调摄

《素问·六节脏象论》曰:"天食人以五气,地食人以五味。"饮食适宜、规律与否,直接影响人体健康。做到饮食有节应循:节制、节律、节忌的原则。如《素问·痹论》言:"饮食自倍,肠胃乃伤。"《素问·生气通天论》曰:"阴之所生,本在五味;阴之五宫,伤在五味。"例如,心血管疾病的饮食调养原则:总量控制,富有营养,均衡,清淡,勿过多摄入饱和脂肪酸,勿过咸,戒烟限酒。日常膳食多摄入新鲜的蔬菜、水果。

五、护理调摄

早在《黄帝内经》中已记载有中医护理等相关内容,如《黄帝内经》中记载着"闭户塞牖系之病者,数问其性,以从其意",强调了解、关心病人疾苦,进行针对性疏导的观点。中医护理,内容丰富,合理的护理调摄,可以帮助患者尽早康复,其内容包括精神护理、起居护理、卫生护理、饮食护理、煎药和服药护理等。此外,除了辨病施护外,辨证施护也是中医护理调摄的重要内容,是中医辨证论治的重要组成部分。其内容是将四诊(望、闻、问、切)所收集的资料,通过分析形成对疾病的原因、部位、性质及邪正盛衰、功能状态的认识,即形成证候,概括判断为何病、何证,再根据辨证的结果确定相应的护理原则和方法。

（吴　伟）

中 篇

各 论

第一章

眩　晕

 培训目标

1. 熟悉眩晕基本概念。
2. 掌握眩晕的病因病机及其转化。
3. 掌握眩晕诊断要点及鉴别诊断。
4. 掌握眩晕辨证论治思路与方法。
5. 掌握眩晕西医学常见病因，原发性与继发性临床鉴别诊断思维。
6. 了解眩晕的源流及名老中医学术思想荟萃，中国高血压防治指南。

眩晕是以目眩、头晕为主要临床表现的一类病证。目眩是指眼花或眼前发黑，头晕是指感觉自身或外界景物旋转。二者常同时并见，故统称为"眩晕"。轻者闭目即止；重者如坐车船，旋转不定，不能站立，或伴有恶心、呕吐、汗出，甚则仆倒等症状。西医学中的高血压、低血压、良性位置性眩晕、后循环缺血、梅尼埃病、颈椎病（椎动脉型）、贫血、脑外伤后遗症等，临床以眩晕为主证者，均可参考本节辨证。

理论知识

【典型案例】

李某，女，54岁，因"头晕间作3月，加重2天"就诊。3月前无明显诱因下患者出现头晕明显，发无定时，伴有头胀痛，休息后可缓解，自测血压146/84mmHg，未予诊治。2日前患者因熬夜加班，头晕症状加重，伴眼前发黑，自测血压最高152/90mmHg，休息后头晕改善不明显，至门诊就诊。刻下症见：头晕阵作，伴有头部胀痛，心烦急躁，面红目赤，耳鸣盗汗，夜寐欠佳，无行走不稳，无恶心呕吐，纳食可，二便调。舌红，苔薄黄，脉弦。既往体健，无吸烟饮酒史。父亲有"高血压"病史。已绝经。体格检查：血压148/82mmHg，心率74次/min。辅助检查：动态血压：整体平均血压139/92mmHg，日间平均血压145/95mmHg，夜间平均血压130/85mmHg，头颅及颈椎CT未见明显异常。

 笔记

问题一　通过病史采集,目前可以获得的重要临床信息有哪些?

思路　通过病史采集,获取有价值的临床信息,是疾病诊治的前提。根据该患者此次就诊过程,总结病例特点:

1. 主证特点　头晕阵作。
2. 兼证特点　头部胀痛,心烦急躁,面红目赤,耳鸣盗汗,夜寐欠佳。
3. 舌脉特点　舌红,苔薄黄,脉弦。
4. 病史特点　父亲有"高血压"病史。
5. 体格检查　非同日 3 次以上测血压≥140/90mmHg。
6. 辅助检查　动态血压报告:整体平均血压 139/92mmHg,日间平均血压 145/95mmHg,夜间平均血压 130/85mmHg。

> **知识点 1**
>
> 　　因头晕(伴或不伴有目眩)就诊的患者,首先,应询问眩晕发作的持续时间、诱发因素及缓解方式;其次,需关注伴随症状,如有无恶心呕吐、耳鸣耳聋或肢体麻木等,帮助病情判断;第三,既往史应询问有无导致眩晕的基础疾病、服药史及其他危险因素;第四,体格检查除常规查体外,需注重检查两侧血压是否对称、颈动脉听诊、心脏体征、腹部血管杂音、周围血管及神经系统有无异常等。

问题二　对于该患者而言,中医四诊需注意哪些方面?

思路　该患者中医四诊需注意以下几个方面:

1. 问诊　诊病第一要务,只要病人神志清楚,必须把问诊放在第一位。询问患者的主诉(或者代诉),眩晕起病发生、发展、演变的经过,眩晕的程度、伴随症状、诱因、诊治经过,既往有关病史及个人生活史等,以审证求因,明辨病机。

2. 望诊

(1) 望形:包含望形体和望姿态,通过观察形体强赢胖瘦、动静姿态及异常动作,以了解人体气血阴阳偏盛偏衰及病邪性质,如肥人多痰、气虚,瘦人多火、阴虚。望形态时需观察患者就诊时步态是否平稳、是否需人搀扶、是否有肢体颤动或肢体偏瘫等,以此评估病情轻重。

(2) 望面:通过望面色之赤、白、黄、青、黑五色来判断患者气血盛衰及病邪性质,如面红目赤主热盛,面唇色白无华主气血亏虚,因眩晕就诊的患者,望面除察色之异,需观其有无口舌歪斜、目睛斜视等变,谨防"中风先兆"。

(3) 望舌:通过望舌态有无僵硬、偏斜,辨病之传变,望舌质、苔之色及其润燥、厚薄,明虚实寒热。如眩晕者,见舌红、少苔或无苔,多提示肝肾阴虚、阴虚阳亢。

3. 闻诊　包含听声音和嗅气味两方面。询问病情时需听其声是否高亢洪亮或懒言无力,闻呼吸时气粗或声微以断邪盛正衰,嗅口气、排出物气味是否臭秽等分辨虚实寒热。声音高亢,多为肝阳上亢;口气秽臭,多为痰火内扰。

4. 切诊 重点判断虚、实脉象,如弦、滑、细、数、涩、洪、结、代等病脉,据所切之脉,感应患者阴阳之变。临床上,脉象多成复合脉象,如弦滑主实证,弦细主虚证,细数多阴虚火旺,结代、涩多瘀血;弦滑而数,多为肝火上炎。

📑 知识点2

通过对中医四诊所得信息进行分析,可以帮助医生对疾病的病因病机、证候分型作出初步判断。故临证之时,当四诊合参。概而言之,对于眩晕者,应问其所以然,望其面色,视其形态,观其舌象,切其脉象,以了解病之所生及传变预后。

问题三 该患者诊断如何确立?

思路 根据目前采集得到的临床信息,参考眩晕诊断整理要点如下:

1. 主证 头晕目眩,视物旋转,轻者闭目即止,重者如坐车船,甚则仆倒。

2. 兼证 严重者可伴有头痛、项强、恶心呕吐、眼球震颤、耳鸣耳聋、汗出、面色苍白等。

3. 好发人群及诱发因素 多见于中老年人,常因劳累过度、饮食不节或抑郁恼怒而诱发。

4. 起病方式 多慢性起病,反复发作,逐渐加重,也可见急性起病者。

5. 辅助检查 血常规、肝功能、血脂、血糖、心电图、TCD、动态血压,必要时可行头颅 CT、MRI 等检查。

该患者中年起病,以头晕为主要症状,前来就诊,既往体健,发病以来非同日多次测血压≥140/90mmHg,结合动态血压结果,初步诊断:中医:眩晕;西医:高血压。

📑 知识点3

"识病"是中医疾病诊疗的中心环节,而中医病名的确立是"识病"综合过程的体现。清代医家徐灵胎说:"欲治病者,必先识病之名;能识病名,而后求其病之所由生;知其所由生,又当辨其生之因各不同而症状所由异;然后考其治之之法。"中医病名的确立可简分为以下三种类型:

症状命名:以特征性症状为着眼点,强化对疾病的分析过程;病机命名:以病机为核心,体现疾病的发生发展过程;证候命名:以阶段性症候群,反映疾病中间演化的过程。由此可见,眩晕属于症状命名,通过症状,引导、认识疾病。临床上,中医病名和西医病名采用双轨制,两者可重叠运用。换而言之,眩晕常见于高血压患者,高血压患者可兼见眩晕,两者互相独立又相互联系。

问题四 若该患者发病过程中出现跌仆,中医诊断该如何考虑?

思路 眩晕甚者,可出现跌仆,但需与以下疾病相鉴别:

1. **中风** 以猝然昏仆,不省人事,伴有口舌歪斜,半身不遂,失语;或不经昏仆,仅以口舌歪斜、半身不遂为特征。中风昏仆与眩晕之仆相似,且眩晕可为中风先兆,但眩晕患者神志清楚,无半身不遂、口舌歪斜及舌强语謇等表现。

2. **厥证** 以突然昏仆,不省人事,或伴有面色苍白、四肢厥冷为特点,发作后可在短时间内逐渐苏醒,醒后无偏瘫、失语、口舌歪斜等后遗症,严重者也可一厥不复而死亡。眩晕发作严重者也可有眩晕欲仆的表现,但一般无昏迷、不省人事及四肢厥冷之症。

3. **痫证** 以突然仆倒,昏不知人,口吐涎沫,两目上视,四肢抽搐,或口中如作怪叫,移时苏醒,醒后一如常人为特点。眩晕重者之仆倒,无神志异常、抽搐叫吼及口吐涎沫等症。

知识点4

眩晕与中风、厥证、痫证的鉴别,见表2-1-1。

表2-1-1 眩晕、中风、厥证与痫证鉴别表

病名	眩晕	中风	厥证	痫证
病机	清空不宁,清窍失养	阴阳失调,气血逆乱	气机逆乱,阴阳不相顺接	气机逆乱,元神失控
主证	头晕目眩,视物旋转	猝然昏仆,不省人事,半身不遂,口舌歪斜等	突然昏倒,不省人事,四肢厥冷	突然仆倒,昏不知人,口吐涎沫,肢体抽搐等
兼证	严重者可晕倒,但无后遗症	有眩晕、头痛为等先兆症状,常有后遗症	醒后常有头晕、疲乏等症,多移时苏醒	有眩晕、叹息等先兆症状,醒后一如常人

问题五 若需进一步明确该患者西医诊断,你会选何种辅助检查?

思路 为确诊原发性高血压,应先排除继发性高血压。继发性高血压是指由某些确定的疾病或病因引起的血压升高,常见病因如下:

1. **肾脏疾病** 慢性肾小球肾炎、慢性肾盂肾炎、先天性肾脏疾病(多囊肾)、继发性肾脏病变(结缔组织病,糖尿病肾病,肾淀粉样变等)、肾动脉狭窄、肾肿瘤。

2. **内分泌疾病** 皮质醇增多症(库欣综合征)、嗜铬细胞瘤、原发性醛固酮增多症、肾上腺性变态综合征、甲状腺功能亢进、甲状腺功能减退、甲状旁腺功能亢进、腺垂体功能亢进、绝经期综合征。

3. **心血管病** 主动脉瓣关闭不全、主动脉缩窄、多发性大动脉炎。

4. **颅脑病变** 脑肿瘤、脑外伤、脑干感染。

5. **睡眠呼吸暂停综合征。**

6. **其他** 妊娠高血压综合征、红细胞增多症、药物(糖皮质激素,拟交感神经药,

口服避孕药及某些中药如甘草、麻黄、附子等)。

诊断除常规筛查之外,应根据上述继发性高血压的病因进行有目的地病史询问、体格检查,从而做出有针对性的疑诊,依据疑诊进行相应的理化检查。

经过评估,患者排除继发性高血压,确诊原发性高血压,同时需进一步评估并存的心血管危险因素、亚临床靶器官损害(心、脑、肾)及合并的临床疾病,对患者进行危险分层。

知识点 5

首次就诊的高血压患者,特别是对于一些年轻患者,或血压显著增高、短期内明显靶器官损害者,需排除继发性高血压,一旦确诊原发性高血压,需及时评估高血压级别及相关的心血管危险因素、合并的临床情况,进行危险分层,有助于指导治疗和判断预后。参照学习中国高血压防治指南。

问题六　眩晕的常见病因病机有哪些?

思路　眩晕的发生主要与情志不遂、饮食不节、年老体弱、劳逸失度、久病体虚、跌仆损伤及感受外邪等相关。病位在头窍,病变脏腑与肝、脾、肾密切相关,基本病理变化不外虚实两端:虚者为气、血、精不足,清窍失养;实者为风、火、痰、瘀扰乱清空。临证之时,当知病因病机非一成不变,乃复杂多变、彼此影响、相互转化,每每形成虚实夹杂之候。如嗜食肥甘厚腻,则脾失健运、痰湿中阻,日久郁而化火,痰火扇动肝阳为患,甚则火盛伤阴,形成阴亏于下、痰火上扰的证候转化(图2-1-1)。

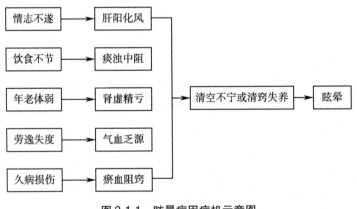

图 2-1-1　眩晕病因病机示意图

知识点 6

病因分类通常以外感、内伤两方面为主,病机分析当从脏腑阴阳、气血津液着眼。眩晕病因以内伤多见,病机统归清空不宁、清窍失养。

问题七 眩晕患者该如何辨证？该患者的中医证型如何确立？

思路 眩晕当根据起病情况、病程长短、伴随症状辨病变脏腑、标本虚实及轻重缓急。

1. **辨相关脏腑** 眩晕的发生与肝、脾、肾功能失调密切相关。因肝所致者，可分为肝阳上亢、肝风内动及肝火上炎三种，肝阳上亢者，可兼见头目胀痛、烦躁失眠、腰膝酸软；肝风内动者，可兼见肢体震颤、四肢麻木，甚则昏仆；肝火上炎者，可兼见胁肋灼痛、目赤口苦、急躁易怒。因于脾者，若脾胃虚弱、气血亏虚者，兼见面色唇甲不华、纳差乏力、脉细弱；若脾失健运、痰湿中阻者，兼见胸闷少食、呕恶痰涎、脉濡滑。因于肾者，多为肾精不足，可兼见健忘耳鸣、腰酸腿软、五心烦热或面色㿠白、形寒肢冷、小便清长。临床眩晕因肝而病者多见，尤以肝阳上亢为著。

2. **辨标本虚实** 眩晕之本虚，由气血亏虚或肾精不足所致，表现为眩晕反复发作，症状较轻，遇劳即发，伴面色少华、神疲乏力或精神萎靡、齿摇耳鸣、形羸体弱，脉沉、细、弱。标实当分痰湿、瘀血及肝阳风火之不同。因痰湿所致者，眩晕多突然发作、病情较重，视物旋转，伴呕吐痰涎、肢体困重、舌苔白腻、脉滑；因瘀血所致者，眩晕日久，伴头痛固定不移、口唇紫黯、舌有瘀斑、脉涩；因肝阳风火所致者，眩晕阵作，伴头目胀痛、面赤口苦、急躁易怒，甚则跌仆，舌红、脉偏弦而有力。

3. **辨轻重缓急** 眩晕之为病，当分轻重缓急，以指导遣药组方、判断转归预后。因于虚者，病势悠悠、症状较轻，多见于久病体虚、年老体弱之人；因于实者，病势急骤，症状较重，多见于新病体实之人。若眩晕久发、持续不解，可因实致虚或虚中夹实而成本虚标实、虚实夹杂之复杂证候，症状时轻时重，缠绵难愈，可生中风、厥证之变。

根据该患者主证、兼证特点，可考虑患者眩晕乃肝阳上亢而成。患者中年女性，肝肾不足，水不涵木，阴不敛阳，阳亢于上，上扰清空，则发为眩晕；阴亏于下，阳蒸阴分，津液越出，加之肾开窍于耳，故耳鸣盗汗；肝阳亢盛，内扰心神，心神不宁，故见面红目赤，心烦急躁，入睡困难；舌红、苔薄黄、脉弦皆主肝阳上亢之象。

> ### 知识点 7
>
> 临证之时，当依主证辨病、以兼证分型，分为肝阳上亢、痰湿中阻、瘀血阻窍、气血亏虚及肾精不足五型，以肝阳上亢证多见。辨证分型首辨相关脏腑：眩晕之病，与肝、脾、肾最是相关；次分标本虚实：眩晕者，虚实夹杂者多见，需分清标本虚实；后判轻重缓急：病来速者，病情较重，应防其变。

问题八 该患者的中医治疗方案如何？

思路 眩晕诊断及辨证论治按流程进行，见图 2-1-2。

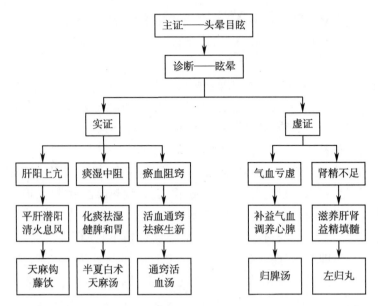

图 2-1-2 眩晕诊断与辨证论治流程图

参考上述眩晕诊断及辨证论治流程图,该患者处方如下:

中医诊断:眩晕。

证型:肝阳上亢证。

治法:平肝潜阳、清火息风。

方药:天麻钩藤饮加减。

天麻 10g	钩藤 15g^{后下}	黄芩 9g	石决明 30g^{先煎}
牛膝 12g	杜仲 9g	桑寄生 20g	益母草 30g
当归 9g	茯神 12g	栀子 6g	

天麻 10g 钩藤 15g^后下 黄芩 9g 石决明 30g^先煎

牛膝 12g 杜仲 9g 桑寄生 20g 益母草 30g

当归 9g 茯神 12g 栀子 6g

7 剂,水煎服,每日 1 剂,分两次温服。

饮食:宜食甘凉,忌食辛辣、油腻、温燥、动火之食物。宜平肝潜阳、滋养肝肾之品,如百合、黑豆、桑椹等。

另可建议患者针灸治疗:

取风池、肝俞、肾俞、行间、侠溪等穴,用针刺或艾灸刺激穴位,以平补平泻手法为主,留针或艾灸 20~30min,每日 1 次,连续治疗 10~14 天。

📝 **知识点 8**

眩晕治疗原则:补虚泻实,调整阴阳。

虚者——补益气血,滋养肝肾,填精益髓。

实者——平肝潜阳,清火息风,化痰行瘀。

眩晕者,可概分为五种证型,但临证之时,证候兼夹转化纷繁复杂,处方用药需随证治之。肝阳上亢,偏阴分大亏,风阳翕张者,选大定风珠加减;偏肝阳化风,风阳恣肆,选镇肝熄风汤加减;偏肝阳化火,风火相扇者,选羚角钩藤汤加

笔记

减；痰湿中阻，偏湿邪泛滥者，选苓桂术甘汤加减；痰湿内蕴，郁久化火，痰火搏结者，选黄连温胆汤加减；肾精不足，偏肾阴亏虚者，选六味地黄丸加减；偏肾阳不足者，选右归丸、金匮肾气丸等化裁。

临床治疗眩晕，除内服中药之外，针灸、刮痧、推拿及耳穴埋籽等皆可施之。根据患者体质及证候虚实不同，膳食亦需做出相应调整。

问题九　该患者是否需要启动降压药物治疗？

思路　降压药物治疗的时机：降压药物治疗的时机取决于心血管风险评估情况，在改善生活方式的基础上，血压仍超过 140/90mmHg 和（或）目标水平的患者应给予药物治疗。高危和很高危的患者应及时启动降压药物治疗，并对并存的危险因素和合并的临床疾病进行综合治疗；中危患者，可观察数周，评估靶器官损害情况，改善生活方式，如血压仍不达标，则应开始药物治疗；低危患者，则可对患者进行 1~3 个月的观察，密切随诊，尽可能进行诊室外血压监测，评估靶器官损害情况，改善生活方式，并施加中医药干预措施，如血压仍不达标可考虑降压药物治疗。

因此，该患者可以暂不予降压西药治疗，先以中医辨证论治，或松龄血脉康胶囊治疗，改变生活方式，行家庭自测血压，观察 1~3 月。

知识点 9

1. 原发性高血压患者，治疗性生活方式的干预原则包括　①减轻体重：将体质量指数（BMI）尽可能控制在<24kg/m²；②减少钠盐摄入：膳食中约80%的钠盐来自烹调用盐和各种腌制品，所以应减少烹调用盐，每人每天食盐量以不超过6g为宜；③补充钾盐：每天吃新鲜蔬菜和水果，如橙子、香蕉、菠菜、苋菜、香菜、甘蓝、芹菜、大葱、青蒜、莴笋、土豆、山药、鲜豌豆、毛豆等含钾离子比较多的食物；④减少脂肪摄入：减少食用油摄入，少吃或不吃肥肉和动物内脏；⑤戒烟限酒；⑥增加运动：运动有利于减轻体重和改善胰岛素抵抗，提高心血管调节适应能力，稳定血压水平；⑦减轻精神压力，保持心态平衡；⑧对于高同型半胱氨酸的患者，必要时补充叶酸制剂。

2. 治疗性生活方式的干预是原发性高血压治疗的基础，若改善生活方式后，血压控制仍不达标，可以启动药物治疗，降压药物选择及治疗方案制定详见西医学相关指南。

问题十　患者经治疗后眩晕未作，日常生活需注意哪些方面？

思路　为防眩晕再作，应保持身心愉悦，避免七情内伤；平素坚持适当体育锻炼，保证充分休息及充足睡眠，注意劳逸结合，避免过度劳累；饮食清淡适宜，避免暴饮暴食，少食肥甘厚味、辛辣刺激及海鲜腥物，戒烟限酒，规律作息；避免突然、剧烈的体位改变及头颈部转动。

知识点 10

眩晕因内伤而起者，需避免接触诱因，根据各病因调整生活习惯。当谨记饮食五味，尤应忌盐。《素问·宝命全形论》曰："夫盐之味咸者，其气令器津泄。"《素问·至真要大论》亦曰："咸先入肾。久而增气，物化之常也。气增而久，天之由也。"肾藏精，为封藏之本，过食味咸之盐会损害肾的封藏之性，以致肾精受损，清窍失养，眩晕即作。

【临床辨治思路】

1. 根据兼证，辅助辨证　眩晕之病机可简而概之为风、火、痰、瘀、虚。眩晕目涩、耳鸣盗汗、手足心热者，多为肝阳上亢；眩晕伴头痛、其势较剧、胸胁胀痛、烦躁易怒者，多为肝火上炎；眩晕伴肢体麻木或刺痛、唇甲紫绀、肌肤甲错者，多为瘀血阻窍；头晕目眩、动则加剧、遇劳则发、爪甲不荣、神疲乏力者，多为气血亏虚；眩晕久发不愈、听力减退、少寐健忘者，多为肾精不足。眩晕偶尔发作，病情轻浅；眩晕经久不愈，发作频繁，持续时间较长，病情重，甚至进展为中风等危候，警惕"眩晕乃中风之渐"之转归。

2. 临证之时，应机而动　动态观察疾病变化，分析病情病机，是中医临床诊疗中最为重要的步骤。根据患者症状、面容、体态、舌苔及脉象等，综合评估，判断证型；临床上各型表现并非如此典型，证型之间可相互兼夹转化，如痰浊郁久化热，痰热相搏，上扰清窍，发为眩晕，而热亦可伤阴，使肝肾阴亏，虚实夹杂，缠绵难愈，故辨证之时需抓住典型症状或关键舌脉，以辨证型。

3. 脏腑论治，调和为旨　"诸风掉眩，皆属于肝"，提示眩晕可从肝论治。肝木旺，风气甚，则眩晕作。由于致病因素及病机演变的不同，可表现肝阴不足、肝阳上亢、肝风内动及肝火上炎等不同证候。因此，临证之时，当根据病机的异同选用养肝、平肝、镇肝、清肝诸法。治法虽异，但均旨在恢复脏腑功能、调和气血阴阳，切勿拘泥于一脏。若肝风、血与火并走于上窍，则发为中风；若心气受损，血脉不利而成瘀，则为胸痹心痛；瘀血内阻、清窍失养，眩晕久作；若累及肾脏，则命门火衰，开阖不利，气化失司，并发水肿、癃闭、虚劳。论治之时当思虑周详，兼顾五脏相关，以平为期。

拓展阅读内容

【古医籍文献精选】

《灵枢·口问》："上气不足，脑为之不满，耳为之苦鸣，头为之苦倾，目为之眩。"

《诸病源候论·风头眩候》："风头眩者，由血气虚，风邪入脑，而引目系故也。五脏六腑之精气，皆上注于目，血气与脉并于上系，上属于脑，后出于项中。逢身之虚，则为风邪所伤，入脑则脑转而目系急，目系急，故成眩也。"

《素问·至真要大论》："诸风掉眩，皆属于肝。"

《素问玄机原病式·五运主病》："……掉，摇也。眩，昏乱旋运也。风主动故也。所谓风气甚，而头目眩运者，由风木旺，必是金衰不能制木，而木复生火，风火皆属阳，多为兼化，阳主乎动，两动相搏，则为之旋转。"

《医学正传·眩运》："外有因呕血而眩冒者，胸中有死血迷闭心窍而然，是宜行血清心自安。"

【名中医经验采撷】

1. 董建华 我国著名中医内科学家、中医教育家、中国工程院原院士。他认为，高血压患者，属于肝风内动而致病为多。肝为风木之脏。阳亢于上，阴亏于下，必然会让肝风内起。肝气不再调达，血随肝气而上逆摇摆，直冲巅顶，就形成高血压以及高血压头晕头痛症状。创制降压验方：黄精20g，夏枯草15g，益母草15g，车前草15g，豨莶草15g。该方具有良好的临床疗效，对中医治疗高血压有较高的借鉴价值。

2. 周仲瑛 强调因高血压引起的眩晕证日久，勿废温阳，高血压基本病机虽不离阴虚和阳亢两个方面，但需注意，部分患者病至后期，肝肾阴虚进一步发展，可阴伤及阳，表现为阳虚的变证。阳虚可分为脾虚及肾虚，前者可出现"气虚饮盛"之象，治当甘温补脾，方选六君子汤，若饮盛明显，可予苓桂术甘汤温阳化饮；后者常见于高血压后期，阴损及阳，火不归宅所致，可参叶桂之温阳肝肾法，以金匮肾气丸为基础方，强调阴阳并补，切勿拘泥于苦寒清火、滋阴潜阳，使病情加重。

3. 唐蜀华 认为高血压基本病机是肝肾阴虚、肝阳上亢，早期肝阳上亢或肝火亢盛明显，中期阴虚阳亢或肝肾两虚多见，后期则可阴虚及阳，表现为阴阳两虚。贯穿其病机全过程的根本仍是阴虚阳亢。认为中医药治疗高血压在改善症状、保护靶器官、防治并发症及纠正高血压前期方面有较好的应用前景，特别是善用潜阳育阴法防治高血压早期肾损害。

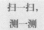

（蒋卫民 方祝元）

复习思考题

1. 临床诊治眩晕患者该采集哪些主要信息？
2. 简要说明眩晕患者的辨证思路。
3. 以血压显著升高为特点的年轻的眩晕患者诊断时应注意哪些问题？

第二章

胸痹心痛

1. 熟悉胸痹心痛、真心痛定义。
2. 掌握胸痹心痛病因、基本病机及其病机虚实转化。
3. 掌握胸痹心痛诊断要点、厥心痛与真心痛的鉴别。
4. 掌握胸痹心痛辨证分型、论治思路与方法。
5. 掌握真心痛临床常见的并发症及危候判断,中西医结合临床处理思路与方法。
6. 了解胸痹心痛与真心痛病机学说与证治的历史源流,现代防治研究进展。

胸痹心痛是以胸部憋闷、疼痛,甚至胸痛彻背,短气,喘息不得卧为主症的疾病。轻者仅感胸闷如窒,呼吸欠畅,心前区、胸膺、背部、肩胛间区隐痛或绞痛,可伴随面色苍白、出冷汗,历时数分钟至十余分钟,经休息或舌下含药后迅速缓解,呈反复发作性;严重者胸痛彻背,背痛彻胸,持续不能缓解,可发生猝死。西医学中的冠心病包括稳定性冠心病和急性冠脉综合征均可参照本节辨证论治。若为主动脉夹层、肺栓塞、心包炎、心脏神经官能症等,主要表现为胸痛症状者,亦可参考本节辨治。

理论知识

【典型案例一】

张某,男,60 岁。反复发作性左胸部憋闷痛 1 年。1 年来反复出现劳累后胸闷痛,多于家务劳动时发作,每次持续约 10min,一般经休息可以缓解,偶然需舌下含服麝香保心丸 2 粒,一两分钟才能缓解。症见:发作性左侧心前区疼痛,痛引左肩背,休息可缓解,伴疲乏、气短,肢体困重,口干口苦,二便正常,舌质紫黯,有瘀斑,苔黄腻,脉弦滑。否认有高血压、糖尿病病史;有吸烟史、饮酒史,嗜好肥甘厚味之饮食。体格检查:血压 128/70mmHg,心率 65 次/min,余未见异常。心电图检查:Ⅱ、Ⅲ、avF 导联 ST 段水平型压低 0.2mV,提示心肌缺血。血脂检查:总胆固醇为 6.8mmol/L,低密度脂蛋白胆固醇为 4.52mmol/L。

【典型案例二】

邢某,男,49岁。身高175cm,体重90kg。反复胸骨后憋闷疼痛2年,突发胸骨后剧痛4小时。患者2年来时有胸闷,未予重视,饱食及运动后易诱发,嗳气或休息后可缓解,近1个月偶有胸痛,夜间多发,心前区疼痛为主,每次持续5min左右。4小时前突发胸骨后剧痛,胸痛彻背,背痛彻胸,伴有冷汗出,休息及含服硝酸甘油后疼痛持续不能缓解。平素喜食油炸及肥腻食物,性情急躁易怒。就诊时症见:持续性胸骨后剧痛,冷汗微出,呻吟,口气秽臭,大便3~4日未行,平素大便干结难解,小便正常,眠可。舌黯红,苔黄厚干兼焦黑,脉弦滑数。既往有高血压病史10年,血压最高150/100mmHg,未系统诊治服药;其母有冠心病病史。有吸烟、饮酒史。体格检查:血压100/60mmHg,心率95次/min,右肺底可闻及少量细湿啰音。心电图检查:V1~V5导联ST段弓背向上抬高0.3~0.5mV。肌红蛋白:337.3μg/l,肌钙蛋白I:2.67μg/l。

问题一 针对案例一,通过病史采集,我们目前可以获得中医四诊的重要信息有哪些?

思路 通过病史采集及望、闻、切、查,获取有价值的临床信息,乃疾病诊治的前提。根据该患者此次就诊过程,总结病例一发病特点:

1. 主证特点 左胸部憋闷痛,反复发作。
2. 兼证特点 疲乏、气短,肢体困重,口干口苦。
3. 痰瘀内阻的舌脉象特点 舌质紫黯,有瘀斑,苔黄腻,脉弦滑。
4. 个人及家族史特点 吸烟、饮酒史,其母有冠心病病史。
5. 辅助检查 心电图检查:ST$_{II、III、avF}$水平型压低0.2mV,提示心肌缺血。

知识点 1

对于发作性胸痛的患者,首先,主证定病名。我们要注意询问胸痛的五个要点:疼痛的部位、性质、持续时间、诱发因素及缓解方式,通常还要询问是否放射至左肩或背部;其次,兼证定证型。注意患者伴随的临床表现,有助于临床辨证分型;第三,舌、脉象的诊察,辅助证型判定;第四,胸痛的相关辅助检查,如心肌标志物肌红蛋白、肌钙蛋白,心肌酶学,心电图,动态心电图,心脏彩超,心电图正常者必要时可行运动平板心电图,冠脉CT、肺动脉CT、主动脉CT、冠脉造影等检查。胸痛患者,运动平板心电图阴性,倾向做冠脉CT,运动平板心电图阳性,主张做冠脉造影。冠脉造影是冠心病诊断的金标准。

问题二 对于以胸痛为主诉就诊的患者,我们该如何围绕胸痛症状进行问诊?

思路 对于主诉为胸痛的患者,在问诊时要有意识地围绕胸痛相关疾病的临床表现和特征进行针对性询问,通过胸痛问诊可以帮助我们对疾病做出初步判断,再借助体格检查和辅助检查就可明确疾病诊断。

知识点 2

围绕胸痛主证,问诊要点如下

1. **疼痛部位** 心前区、左侧胸膺部、膻中、剑突下等。

2. **疼痛性质** 常见憋闷、疼痛。其他如堵闷感、绞榨样、压榨样、隐痛、剧烈濒死感。

3. **疼痛持续时间** 反复发作性或持续性,每次发作持续时间。

4. **放射部位** 左肩、背、前臂、咽喉、牙关、胃脘、中小指等。

5. **伴随症状** 心悸,气短,面色苍白,汗出肢冷,喘促,重者可发生厥脱、心衰、猝死等危候。

6. **诱发因素** 情绪激动,饱餐,劳累,天气骤变,寒冷、阴雨潮湿季节,休息状态下。

7. **缓解方式** 轻者,经休息或舌下含服药物(如硝酸甘油、芳香温通类中成药)可缓解。重者,经休息或含服药物不能缓解。

8. 中医辨证尚需注意询问疼痛性质特点,以区别不同证候。

问题三　案例一和案例二胸痛患者的中医病因病机如何?

思路 四诊合参,结合患者症状特点,案例一患者属于痰瘀内阻型胸痹心痛病,案例二属于热毒血瘀兼夹痰阻型胸痹真心痛。临床上往往比较复杂,证型之间会有兼夹错杂情况,因此临床辨证之时要仔细分辨,不要拘泥于教材的典型证型。真心痛乃胸痹心痛的危重证候,常出现心阳欲脱、阴绝阳脱的病机转化,并发心衰、悸喘、厥脱,甚至阴阳离决之证候。

知识点 3

胸痹心痛中医病因病机

胸痹心痛病位在心,涉及肺、肝、脾、肾。主要病机为心脉瘀阻,多表现为本虚标实,虚实夹杂,标实有血瘀、痰浊、气滞、热壅、寒凝;本虚有气虚、气阴两虚及阳气虚衰,亦可相兼为病,如气滞血瘀、寒凝血瘀、热壅血瘀、痰瘀交阻等。血受寒则凝结成块,血受热则煎熬成块。急性起病者,多为标实突出,常表现为血瘀、痰阻、痰热交结,热壅血瘀,病机转化可因实致虚,亦可因虚致实。大实有羸状,至虚有盛候。论其病机演变,多由标及本,由轻转重,同时亦有缓作与急发之异,病者可死于顷刻之间。本病多在中年以后发生,如治疗及时得当,可获较长时间稳定缓解,如反复发作,则病情较为顽固。若失治或调理失宜,病情进一步发展,可见心胸猝然大痛,出现真心痛,则死亡风险较高(图2-2-1)。

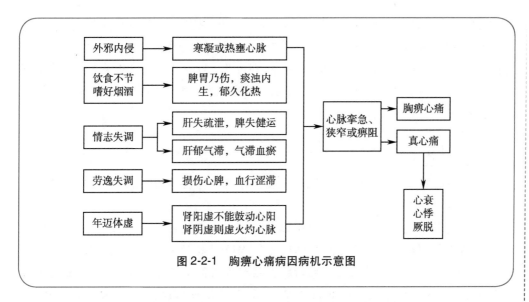

图 2-2-1 胸痹心痛病因病机示意图

问题四 结合上述两例典型患者,请谈谈胸痹心痛的中医诊断要点有哪些?

思路 中医疾病的诊断要从主证、兼证、辅助检查三方面着手。

1. 主证 膻中或胸膺部憋闷疼痛,甚则放射至左肩背、左上臂内侧等部位,呈反复发作性或持续不解,常伴有心悸、气短、自汗,甚则喘息不得卧。

2. 兼证 一般胸闷胸痛数分钟至十几分钟可缓解,多属厥心痛。严重者可见疼痛剧烈,持续不解,汗出肢冷,面色苍白,唇甲青紫,心悸,或脉律失常、心衰、厥脱等危候,多属真心痛,可发生猝死。好发人群及诱发因素:多见于中老年人,常因操劳过度、抑郁恼怒、饮食不节、吸烟酗酒、气候突变、感受寒冷而诱发。

3. 辅助检查 心电图、动态心电图、心电图运动试验、超声心动图、心肌坏死标志物、冠脉 CT、冠状动脉造影术等检查有助于明确诊断。

知识点 4

胸痹心痛的诊断。

对照诊断要点,两例患者均为中老年发病,案例一患者应考虑为胸痹心痛-厥心痛,且经心电图检查提示心肌缺血,临床上行冠脉造影可帮助做出准确判断。案例二患者胸痛剧烈伴有冷汗出,休息及服药均不能缓解,心电图有典型心肌梗死表现,定位在广泛前壁,肌红蛋白及肌钙蛋白均明显升高,中医诊断应为胸痹心痛-真心痛,有条件必须按照胸痛中关于急性心肌梗死诊断流程,及时进行冠脉造影检查,评估冠脉血流状态,必要时进行支架植入治疗。

问题五 现代中医临床必须坚持"病证结合"诊断理念,这两例胸痛患者除考虑冠心病,临床上还应排除哪些疾病? 何谓"高危胸痛患者"?

思路 案例一胸痛患者考虑冠心病稳定型心绞痛,案例二胸痛患者考虑冠心病急性广泛前壁心肌梗死。临床上,除外冠心病,可能出现胸痛症状的疾病还有:①胸内结构疾病:主动脉夹层、肺栓塞、气胸、胸膜炎、心肌炎、心包炎、反流性食管炎、肺动脉高压、纵隔肿瘤;②胸壁组织疾病:肋间神经炎、肋软骨炎、胸肋关节炎、带状疱疹;③膈下脏器疾病:胃、十二指肠、胰脏、胆囊疾病;④功能性疼痛:心脏神经官能症。

知识点 5

胸痛的鉴别诊断,除症状外,还需要注意哪些体格检查、借助哪些理化检查加以明确?

1. 体格检查　急性冠脉综合征,心尖部可能闻及第三心音,或者二尖瓣听诊区的收缩期杂音;前壁急性心肌梗死(AMI)引起的心包摩擦音多出现于发病后 2~5 天,持续时间很短。主动脉夹层可能两侧上下肢血压不相称,正常人的左、右上肢血压差别 10mmHg 或 20mmHg,下肢血压比上肢血压高 10mmHg 左右。而主动脉夹层患者由于主脉夹层累及双侧锁骨下动脉(右头臂干,左锁骨动脉)或下肢股动脉,造成两肢血压相差 40~50mmHg 或 30~50mmHg,或上、下肢血压有明显差别,即四肢血压不协调;此外,主动脉夹层通常合并有高血压。肺栓塞可能存在三尖瓣听诊区的收缩期杂音,单个肢体水肿。气胸患者的患侧胸廓膨隆,患侧肺部听诊呼吸音明显减弱或消失;张力性气胸患侧胸廓膨隆,患侧肺部听诊呼吸音消失。肋间神经炎、肋软骨炎、胸肋关节炎局部压痛明显。胃、十二指肠溃疡多有剑突下或偏右压痛。胆囊炎多存在墨菲征阳性。

2. 理化检查　胸痛需要进行的常见辅助检查有心电图、心肌坏死标志物、D-二聚体、床旁心脏彩超、胸片、胸部增强 CT、主动脉 CTA、肺动脉 CTA 等,必要时根据患者病情选择更有针对性的冠脉造影检查。

3. 对于急性胸痛,需要特别注意并迅速鉴别高危胸痛患者,包括急性冠脉综合征、主动脉夹层、肺栓塞和张力性气胸等。这四大胸痛患者属于高危患者群,患者死亡率高,临床误诊、漏诊率也高,必须加倍警惕!

问题六　假如两位患者平素常有胃脘部近心窝处憋闷疼痛,该如何鉴别此次患者发作的疼痛是胃脘痛还是胸痹心痛?

思路　胸痹心痛和胃脘痛或其他痛证有时会出现心、胃部邻近部位的疼痛,临床医生需要进行鉴别,鉴别点可以包括:疼痛的部位、症状特征、伴随症状、与饥饱的关系,辅助检查以及诊断性治疗等。

知识点6

厥心痛、真心痛与胃痛的鉴别,见表2-2-1。

表2-2-1　厥心痛、真心痛与胃痛鉴别表

病名	厥心痛	真心痛	胃痛
病机	心脉挛急或狭窄	心脉闭塞	胃失和降,不通则痛
病位	膻中或左胸膺部	膻中或左胸膺部	胃脘部
疼痛特征	憋闷感或轻度疼痛,病较轻,疼痛时间短,一般小于15min	持续性压榨样剧痛,胸痛彻背,背痛彻胸,一般大于30min	隐痛或胀痛,多为反复发作,多呈节律性饥饿时或饱胀时疼痛
兼症	偶伴心悸,呼吸欠畅,微汗出	心悸气短,汗出肢冷,面色苍白,唇甲青紫,常见心衰、厥脱、心悸,甚至猝死	嗳气,反酸,呃逆,呕吐,脘腹胀满
辅助检查	肌红蛋白、肌钙蛋白阴性;心肌酶学正常	心肌坏死标志物、心肌酶持续升高,心电图常有超急期T波高耸、ST段弓背抬高,病理性Q波等	心电图、心肌标志物和心肌酶无异常,胃镜检查提示胃部和十二指肠的炎症、溃疡
诊断性治疗	含服硝酸甘油片或芳香温通类中成药可以缓解	含服硝酸甘油片或芳香温通中成药后持续不解,需要尽快呼叫120送医院抢救	服用和胃制酸之中成药或者质子泵抑制药缓解;含服硝酸甘油无效

问题七　如何确立案例一和案例二患者的中医证型?

　　思路　胸痹心痛辨证,当根据疼痛性质、伴随症状,辨气血阴阳之亏虚以及气滞、血瘀、痰阻、寒凝、热毒等邪实之不同。

　　1. 辨气、血、阴、阳亏虚,见表2-2-2。

表2-2-2　心痛气血阴阳虚辨别表

病机	症状
气虚	疲乏、气短、心慌心悸、舌质淡、胖嫩或有齿印、脉细弱
血虚	怔忡、失眠、多梦、面色无华、脉细或涩
阴虚	心烦、口干、盗汗、舌红苔少、脉细数
阳虚	精神倦怠、畏寒肢冷、面色㿠白、阳痿、脉沉细或沉迟

　　2. 辨气滞、血瘀、痰阻、寒凝、热毒,见表2-2-3。

表 2-2-3 心痛气滞、血瘀、痰阻、寒凝辨别表

病机	症状
气滞	胸部闷痛、憋闷、胁肋胀痛、舌淡、脉弦
血瘀	心前区压榨样痛,或刺痛、面色晦黯、唇甲青紫、舌紫黯或见瘀斑、脉涩、或结代
痰阻	心前区闷痛、肢体沉重、头晕面浮、舌大有齿印、苔厚腻、脉滑
寒凝	心前区绞痛、肢冷面青、舌淡、脉伏或沉细
热毒	心前区剧痛、面红身热、口臭、大便干结、舌红有芒刺、苔黄腻、苔焦黑、脉弦滑或数

📄 **知识点 7**

胸痹心痛的辨证

　　胸痹心痛运用八纲辨证结合脏腑辨证的临床思维进行辨证,结合患者兼证及舌脉,分析患者的病邪与虚实兼夹。八纲辨证,首辨阴阳,其次辨表里、寒热、虚实。舌象侧重判断邪气之盛衰;脉象侧重判断正气之虚损程度。

　　问题八　该患者的中医治疗方案如何?

　　思路　按照胸痹心痛诊断与辨证论治流程进行(图 2-2-2)。

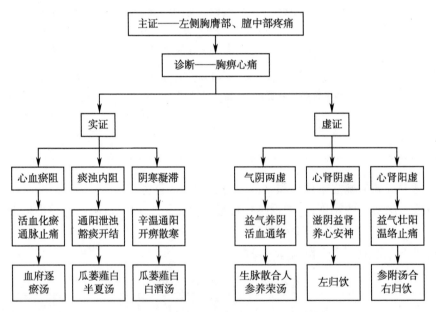

图 2-2-2　胸痹心痛诊断与辨证论治流程图

　　问题九　案例一的中医治疗方案如何? 案例二该如何中西医结合治疗?

　　思路　总的治疗原则:急则治其标,缓则治其本,根据病情之标本缓急,或"通"或"补",或通补兼施。

　　发作期——着重泻其有余,活血通络;

　　缓解期——注重补其不足,补益心气;

　　鉴于胸痹心痛本虚标实,虚实夹杂的基本病机,宜长期攻补兼施。

知识点 8

【案例一】

1. 中医诊断　胸痹心痛。

证型　痰瘀互结。

西医诊断　(1) 冠心病、稳定型心绞痛;(2) 血脂异常。

2. 辨证分析　患者以发作性左胸部憋闷、疼痛为主证,故胸痹心痛诊断成立。缘患者素有抽烟、酗酒生活史,饮食不节,湿热之邪致肺脾两伤,脾失健运,则痰浊内生,加上烟毒之熏蒸,使痰热内蕴,痹阻心脉,不通则痛,故见胸部憋闷疼痛,固定不移;邪盛而郁闭心之阳气,则见疲乏气短,面色苍白;口干口苦,有痰瘀化热之症;舌质紫黯,有瘀斑,瘀血阻络之征象;苔黄腻,主痰热内阻;脉弦主痛,脉滑主痰浊。根据以上分析,患者病位在心,与肺、脾相关,病性为虚实夹杂,以实证为主,急则先治其标。

3. 中医治疗方案

(1) 治法:涤痰泄热,化瘀通络。

(2) 方药:血府逐瘀汤合小陷胸汤加减。

桃仁 10g	川红花 10g	枳实 10g	赤芍 15g
川芎 15g	柴胡 10g	牛膝 15g	桔梗 6g
延胡索 10g	法夏 10g	黄连 10g	瓜蒌皮 15g
竹茹 15g	丹参 30g		

7 剂,水煎服,每日 1 剂,分 2 次服。

(3) 中成药:丹参注射液 20ml,稀释后,静滴,每日 1 次;丹蒌片 3 片,口服,每日 3 次;复方丹参滴丸 10 粒,口服,每日 3 次。

(4) 调护:调畅情志,饮食清淡,忌肥甘厚味之品,适当运动,劳逸结合。

4. 西医诊疗方案　建议择期行冠脉造影术,按照冠心病二级预防基础用药,管控心血管危险因素。

【案例二】

1. 中医诊断　胸痹真心痛。

证型　热壅血瘀痰阻。

西医诊断　(1)冠心病、急性广泛前壁心肌梗死,泵功能Ⅱ级;(2)高血压2级、极高危。

2. 辨证分析　患者以反复胸骨后憋闷疼痛 2 年,突发胸骨后剧痛 4 小时为主证,患者以持续性剧烈胸痛,胸痛彻背,背痛彻胸为临床特点,因此诊为真心痛。患者素有抽烟、酗酒生活史,饮食肥甘,加上情志易怒,肝失疏泄,影响脾之健运,湿邪内生,体内聚湿成痰,痰浊加上烟毒之熏蒸,痰火内扰,蕴成热毒,痹阻心脉,不通则痛,故见胸部剧痛,如《黄帝内经》曰"诸痛痒疮,皆属于心"是也。此病乃胸痹心痛之危候,若不积极救治,死亡率甚高,《黄帝内经》曰:"真心痛,手足清至节,心痛甚,旦发夕死,夕发旦死。"金元四大家之鼻祖刘完素《素问玄机原病式》有道:"暴病暴死,皆属于火。"清代王清任《医林改错》也提出"血受热则煎热成块"之说。该病痰瘀之邪气猖獗,郁闭心之阳气,则见疲乏气短、面色苍白、冷汗淋漓,有心阳欲脱之势。舌质紫黯,有瘀斑,为热壅血瘀之象。口气秽臭,大便秘结不通,苔黄厚干兼焦黑,为痰热内阻,火毒内攻伤津之征。脉弦滑数,说明痰瘀互结,郁久化热生火。根据以上分析,患者病位在心,与肝、脾、肺相关,病性以实证为主,急则先治其标。

3. 中医治疗方案

(1) 治法:清热解毒活血,涤痰通络。

方药:四妙勇安汤合丹参饮加减。

银花15g	玄参15g	黄芩15g	毛冬青30g
当归10g	赤芍15g	川芎10g	丹参30g
砂仁6g	枳实10g	竹茹15g	瓜蒌皮10g

7剂,水煎服,每日1剂,分2次服。

(2) 中成药:丹参注射液20ml,稀释后,静滴,每日1次;参麦注射液50ml,稀释后,静滴,每日1次;麝香保心丸2粒,口服,每日3次;复方血栓通胶囊3粒,口服,每日3次。

(3) 调护:吸氧;心电、血压、心率、指脉氧监护;绝对卧床休息,3~5天之后可练习床上八段锦,适当肢体运动,预防肢体静脉血栓形成;调畅情志;低盐低脂饮食,忌肥甘厚味之品;心脏病重症监护病房住院7~10天,一般没有严重并发症患者,可出院按照康复锻炼处方在家康复调养。

4. 西医诊疗方案 按照急性ST抬高型心肌梗死流程治疗:包括紧急再灌注的主要措施,联合冠心病支架术后的二级预防用药方案,管控心血管危险因素。

【临床辨治思路】

1. 观察疼痛部位、性质及程度以助辨证 疼痛限于胸膺部位者,多为气滞血瘀;放射至肩背、脘腹、或臂臑,多为正虚邪阻;胸痛彻背、背痛彻心,多为寒凝心肺或阳气暴脱。闷痛或为气滞,或属痰浊;隐痛而闷,因劳累而发,多属心气不足。灼痛主热,绞痛属寒,刺痛为瘀阻心脉。隐痛时作,常为气阴两虚。胸痹疼痛初次或偶尔发作、痛处不定者,病情多轻、多浅;疼痛迁延日久或频繁发作、痛处固定者,病情多深、多重;疼痛瞬息即逝者多轻,持续不止者多重,若持续半小时以上,兼见脉律失常、厥脱者常为重症或危候。

2. 灵活运用活血化瘀法 本病主要病机为心脉痹阻,故活血化瘀法常贯穿始终,但需结合辨证,有所侧重。瘀血的形成,可由正气亏损,气虚阳虚或气阴两虚,亦可因寒凝、痰浊、痰热、气滞、热壅(毒)而致,加之本病具有反复发作,病程久长特点,临床纯血瘀者实属少见,多表现为气虚血瘀或气滞血瘀,或痰瘀互结、热壅血瘀等夹杂证候,故应在活血化瘀中配伍以益气、养阴、化痰、理气、清热之品。常用丹参、鸡血藤、当归、赤芍、郁金、川芎、泽兰、牛膝、三七、益母草等活血养血之品,慎用、少用破血攻伐之品,以免伤及正气,痛止须扶正养营,方可巩固疗效。同时须注意有无出血倾向或征象,一旦发现,停用活血化瘀之品,并予相应处理。若热壅血瘀,兼见出血之症,多用田七、生地黄、牡丹皮、赤芍等凉血活血止血之品。

3. 久病入络,善用通络治法 中医络病起源于《黄帝内经》,发展于汉代张仲景,形成于清代名医叶天士,总结于现代吴以岭院士。吴以岭院士提出了络病学理论,对络病理论进行了系统整理,提出了中医络病的"三维立体网络系统",提出络病包括络脉瘀阻与络脉绌急两大病机,络脉瘀阻表达了血液的黏稠凝聚、动脉硬化阻塞,络脉绌急表达了血管的痉挛状态,实验室检查可见血液中缩血管活性物质升高,舒血管物质降低。胸痹心痛病位在心之络脉,病机为心络郁滞,心络瘀阻,心络绌急,络虚不荣等,多为久病入络或久瘀入络的络脉之病。由于病在络,故通络为其治疗原则。在具体施治时又需根据正虚和络实的孰多孰少,或扶正为主兼以通络;或通络为主兼以扶正。视络实的病因不同。心络郁滞者宜舒畅络气,解除郁滞;心络瘀阻日久病重者,可用虫类祛瘀,搜风剔络;心络绌急,内风拘引,治以搜风解痉通络;络虚不荣者,治以通补兼施,寓通于补。通络药物有辛药通络、虫药通络、藤药通络和络虚通补等几类。在治疗各型冠心病中加入通络药物可提高临床治疗效果。常用的虫类通络药物有:水蛭、土鳖虫、全蝎、蜈蚣等。

拓展阅读内容

【古医籍文献精选】

《灵枢·五邪》:"邪在心,则病心痛。"

《素问·脏气法时论》:"心病者,胸中痛……肩胛间痛,两臂内痛。"

《素问·厥论》:"心痛引喉。"

《灵枢·厥病》:"厥心痛,与背相控……""痛如以锥针刺其心""心痛。间动作,痛益甚。"

《灵枢·厥病》:"真心痛,手足清至节,心痛甚,旦发夕死,夕发旦死。"

《素问·至真要大论》:"寒淫所胜……血变于中……民病厥心痛。"

《素问·举痛论》:"寒气入经而稽迟,泣而不行,客于脉外则血少,客于脉中则气不通,故卒然而痛。"

《素问·刺热》:"心热病者,先不乐,数日乃热,热争则卒心痛……"

《金匮要略·胸痹心痛短气病脉证治》:"胸痹之病,喘息咳唾,胸背痛,短气,寸口脉沉而迟,关上小紧数。"

《金匮要略·胸痹心痛短气病脉证治》:"夫脉当取太过、不及,阳微阴弦,即胸痹而痛,所以然者,责其极虚也。"

《傅青主男科》:"心痛之症有二,一则寒气侵心而痛,一则火气焚心而痛。寒气侵心者,手足反温;火气焚心者,手足反冷,以此辨之最得。"

《医学入门》:"稍久寒郁为热,或因七情者,始终是火,此古方多以苦寒泻火为主,辛热行气为向导也。""实痛,素有瘀热顽痰,或因恼怒而发者。"

《古今医鉴》:"心脾痛者……素有顽痰死血,或因恼怒气滞。"

《症因脉治·胸痛论》:"则痰凝气结……则血积于内,而闷闭胸痛矣。"

【名中医经验采撷】

1. 邓铁涛 认为气虚乃冠心病的病机共性之一,有些患者亦因心阴不足而致病,加之气滞、血瘀、痰浊内阻等病理因素,共同形成了一个正虚邪实的病机。临床治疗邓氏喜用东垣从脾胃论治的思路,在治疗大法上痰瘀痹阻应着重于"通",正气内虚应该着眼于"补",邓氏临床上常选用温胆汤加党参、五爪龙、丹参、鸡血藤等进行治疗;对急性心肌梗死的治疗主张以治标为主,以攻瘀为重点,同时治本,一般可用冠心苏合丸 1~2 丸立即嚼服。自制五灵止痛散对缓解心绞痛有良效。对于冠脉支架术后病人,运用调脾护心法能够提高冠心病经皮冠状动脉介入治疗术后患者的心绞痛疗效、中医证候疗效、生存质量。

2. 董建华 董建华认为冠心病即胸中气血闭阻塞滞而导致心脏功能失调的病证,气滞血瘀为冠心病的共同病机;董氏对冠心病的基本治法,疏调气机,化瘀通脉。行气药常以旋覆花、广郁金;活血药多以三七、丹参。冠心病心绞痛虽以疼痛为主症,但本病以年老体弱者多,心气不足是本源,临证董氏注重补养心气,通补兼施,常用人参、黄芪、党参等。

3. 颜德馨 在心血管疾病的临床中特别重阳气,强调有一分阳气,便有一分生机;同时认为瘀血乃一身之大敌。他认为冠心病主要表现为心胸疼痛,这是瘀血辨证的主要依据。治疗方面,在活血化瘀大法下,注重辨证,气虚加补气药,气滞加行气药,气滞血瘀以血府逐瘀汤治疗,常喜加入生蒲黄;心阳虚者习用附子汤。

4. 任继学 认为真心痛之发生,心脉瘀阻狭窄、少阴经脉绌急为发病的病理基础。任继学教授将真心痛分为初期证、中期证(病程已逾 15 日)和恢复期(病程逾 35 日)。初期治以活血行瘀,清心解毒,方药以四妙勇安汤为主;中期治以益气养阴,活络和营,方药以滋阴生脉散加减;恢复期治以益气和中,养心和营,方药用生脉建中汤。

(李荣 彭锐 吴伟)

扫一扫,
测一测

❓ 复习思考题

1. 临床上在采集胸痛病史时要注意哪五个基本点?
2. 胸痹心痛的基本病机以及转化是怎样的?
3. 胸痹心痛的诊断要点是什么? 如何区别厥心痛与真心痛?
4. 如何识别"高危胸痛"?
5. 胸痹心痛急性发作时,如何急救处理? 真心痛急救处理措施?

第三章

心 悸

1. 熟悉心悸的基本概念。
2. 掌握心悸的病因病机及转化。
3. 掌握心悸的诊断要点及鉴别诊断。
4. 掌握心悸的辨证思路与论治方法。
5. 掌握心律失常病证结合临床思维方法和技能。中西医结合如何优势互补治疗心律失常。
6. 了解心悸的源流、心电生理学诊治心律失常的进展。

心悸是病人自觉心中悸动,惊惕不安,甚则不能自主的一种病证。临床一般多呈发作性,每因情志波动或劳累过度而发作,且常伴胸闷、气短、失眠、健忘、眩晕、耳鸣等症。因惊而发,病情较轻者为惊悸;内伤为因,或惊悸日久,病情较重者为怔忡,可呈持续性;最严重者,可发生猝死。西医学中各种原因引起的心律失常、心力衰竭、心肌炎、心肌病以及心脏神经官能症等,以心悸为主证者,均可参照本病辨证论治。

理论知识

【典型案例】

欧某,女性,40 岁,反复心悸、胸闷 20 天。患者诉 20 天前因遇事惊恐,突发心悸、胸闷,伴气短,呈阵发性,可自行缓解,每次持续数分钟。心电图示:频发室性早搏。心脏彩超:心内结构及血流未见明显异常。24 小时动态心电图示:平均心率 79 次/min,最慢 56 次/min,最快 117 次/min,室性期前收缩(室早)19 476 次/24h,房性期前收缩(房早)2 次/24h。曾在外院心内科住院治疗,予稳心颗粒、酒石酸美托洛尔片(倍他乐克)等治疗,症状未见改善,来我院门诊就诊,症见:阵发心悸、胸闷、气短,纳可,进食后有饱胀感,失眠,以入睡困难为主,疲乏,大便结,进

77

食寒凉之物后易腹泻,手脚怕冷。查体:血压110/78mmHg,双肺无异常,心率100次/min,律不齐,闻及早搏6次/min,无杂音,舌质淡红,苔薄白,脉细数。患者无感冒发热病史,无急性胃肠炎病史。平素身体消瘦。月经尚有规律,量偏多。

问题一　通过病史采集,目前可以获得的重要临床信息有哪些? 对于心悸患者,在进行病史收集时应该注重哪些方面的内容?

思路　通过病史采集,获取有价值的临床信息,是疾病诊治的基础。根据该患者此次就诊过程,总结病例特点如下:

1. 主证特点　心悸、胸闷、气短。

2. 兼证特点　进食后有饱胀感,失眠,以入睡困难为主,遇事易惊,疲乏,大便结,进食寒凉之物后易腹泻,手脚怕冷。

3. 舌脉特点　舌质淡红,苔薄白,脉细数。

4. 辅助检查　心电图示:频发室性早搏;心脏彩超示:心内结构及血流未见明显异常;24小时动态心电图示:平均心率79次/min,最慢56次/min,最快117次/min,室早19 476次/24h,房早2次/24h。

📋 知识点1

对于心悸的患者,在进行病史收集时应注意以下几点:第一,注意询问心悸症状特点、发作时间、持续时间、诱发因素、缓解方式,既往是否有基础心脏病及其他病史;第二,注意患者伴随症状,有助于临床辨证;第三,舌象、脉象的诊察;第四,按照病证结合的诊断要求,进行相关辅助检查。重要的辅助检查如心电图、动态心电图、心脏彩超、电解质、心肌标志物及酶学、甲状腺功能、冠状动脉CT血管成像或冠脉造影等。心电图是检测心律失常有效、可靠、方便的手段,必要时行动态心电图、食管电生理检查、心腔电生理检查等更有助于明确诊断。

问题二　该患者诊断如何确立?

思路　根据目前采集得到的临床信息,参考心悸诊断要点如下:

1. 主证　自觉心中悸动不安,心搏异常,或快速,或缓慢,或跳动过重,或忽跳忽止,呈阵发性或持续不解,是诊断心悸的主要依据。

2. 兼证　伴有胸闷不舒,易激动,心烦寐差,头晕等症。中老年患者可伴有胸痛,甚则喘促,汗出肢冷,晕厥。

3. 发病常与情志刺激、紧张及劳倦、饮酒、饱食、服用特殊药物等有关。

4. 辅助检查　心电图、动态心电图、超声心动图、胸片、电解质、心肌酶学、甲状腺激素,必要时冠脉造影等检查有助于明确诊断。

对照诊断要点,本例患者以心悸为主证,心电图、24h动态心电图均提示频发室性期前收缩。初步诊断:中医:心悸;西医:心律失常频发室性期前收缩。

知识点2

准确而全面的病史收集是正确诊断的前提和基础,抓主证是确立中医诊断的关键,兼证和舌脉象有助于辨证分型。辅助检查对明确西医诊断非常重要,对于本病例而言,结合心电图和动态心电图即可明确西医诊断,排除了心肌炎、冠心病、心肌病、心脏瓣膜病、电解质紊乱等所致。

问题三　心悸的病因病机是什么?

思路　心悸的发生多因体质虚弱、饮食劳倦、七情所伤、感受外邪及药食不当等,以致气血阴阳亏虚,心神失养,心主不安,或痰、饮、火、瘀阻滞心脉,扰乱心神。病位在心,而与肝、脾、肾、肺四脏密切相关,病理性质主要有虚实两方面。虚者为气、血、阴、阳亏虚,使心失滋养,而致心悸;实者多由痰火扰心,水饮上凌或心血瘀阻,气血运行不畅所致。虚实之间可以相互夹杂或转化,实证日久,病邪伤正,可分别兼见气、血、阴、阳之亏损,而虚证也可因虚致实,兼见实证表现。病机不外乎气血阴阳亏虚,心失所养,或邪扰心神,心神不宁(图2-3-1)。

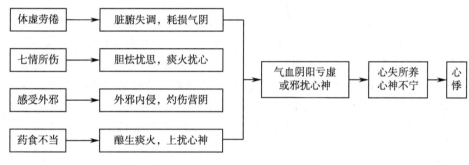

图 2-3-1　心悸病因病机演变图

知识点3

心悸初起以心气虚为常见,可表现为心气不足、心血不足、心脾两虚、心虚胆怯、气阴两虚等证。病久阳虚者则表现为心阳不振、脾肾阳虚、甚或水饮凌心之证;阴虚血亏者多表现为肝肾阴虚、心肾不交等证。若阴损及阳,或阳损及阴,可出现阴阳俱损之候。若病情恶化,心阳暴脱,可出现厥脱、猝死等危候。

问题四　心悸可分为惊悸与怔忡,二者如何鉴别?

思路　惊悸多与情绪因素有关,可由骤遇惊恐,忧思恼怒,悲哀过极或过度紧张而诱发,呈阵发性,病来虽速,病情较轻,实证居多,可自行缓解,不发时如常人。怔忡多由久病体虚,心脏受损所致,无精神等因素亦可发作,持续心悸,心中惕惕,不能自控,活动后加重,多属虚证,或虚中夹实,病来虽渐,病情较重,不发时亦可兼见脏腑虚损症状。惊悸日久不愈,亦可形成怔忡。

知识点 4

惊悸与怔忡鉴别要点,见表 2-3-1。

表 2-3-1   惊悸与怔忡鉴别表

病名	诱发因素	发作特点	病情虚实	病情轻重
惊悸	骤遇惊恐,忧思恼怒,悲哀过极,过度紧张	阵发性,发病较速,可自行缓解	实证居多	较轻,不发时如常人
怔忡	久病体虚,心脏受损	持续心悸,心中惕惕,不能自控,活动后加重,发病较缓	虚证居多虚中夹实	较重,不发时亦可兼见脏腑虚损症状

本例患者 40 岁女性,反复心悸、胸闷 20 天,心悸呈阵发性,因惊恐而发,每次持续数分钟,可自行缓解,发作程度较轻,属于惊悸范畴。

问题五   常见心律失常如何分类和鉴别?

思路   西医心律失常多属中医心悸范畴,指心脏起搏和传导功能紊乱而发生的心脏节律、频率或激动顺序的任一项异常或复合异常。主要表现为心动过速、心动过缓、心律不齐。根据病史、体格检查和心电生理检查(包括心电图、动态心电图、食管电生理检查、心腔电生理检查)可明确诊断。临床上心悸患者应注意各类心律失常的鉴别诊断,尤其注意各类恶性心律失常[如心室颤动(室颤)、室性心动过速(室速)、多源性室性期前收缩(室早)等]的及时识别(表 2-3-2),以便提高临床急救能力。

 知识点 5

心律失常的分类见表 2-3-2。

表 2-3-2   心律失常的分类表

分类	过速	过缓	逸搏
窦性心律失常	窦性心动过速	窦性心动过缓 窦性停搏 窦房阻滞	/
房性心律失常	房性期前收缩 房性心动过速 心房扑动 心房颤动	/	房性逸搏及逸搏心律
室性心律失常	室性期前收缩 室性心动过速 心室扑动与心室颤动	房室阻滞 室内阻滞	室性逸搏及逸搏心律

续表

分类	过速	过缓	逸搏
房室交界区心律失常	房室交界区性期前收缩 非阵发性房室交界区性心动过速 房室交界区相关的折返性心动过速	房室传导阻滞	房室交界区性逸搏及逸搏心律
综合征	预激综合征 Brugada 综合征 长 QT 综合征(LQTS)	病态窦房结综合征	

问题六 若需进一步明确该患者心悸(心律失常)原发病因,还可以考虑做哪些检查进一步明确诊断?

思路 明确心悸诊断后,应进一步明确心悸患者发病的原因、基础心脏病变及其严重程度和有无可纠正的诱发因素。常见病因如下:

1. 心脏疾病 器质性心脏病引起的心脏结构和功能异常是产生心律失常的重要原因或病理基础。如冠心病、心肌病、心肌炎、瓣膜性心脏病、高血压、肺源性心脏病等。

2. 心脏外疾病

(1)甲状腺功能亢进或减退、慢性阻塞性肺病、严重贫血、严重感染、急性脑血管疾病等;

(2)电解质紊乱和酸碱平衡失调;

(3)其他:理化因素、中毒、药物因素等。

3. 生理因素 紧张焦虑、饮酒、饮用浓茶咖啡等。

4. 遗传因素 离子通道疾病 LQTS、Brugada 综合征等。

知识点 6

首次就诊的心悸患者,应常规完善血常规、尿常规、便常规、血液生化、甲状腺激素、动态心电图、心脏彩超、胸片或胸部 CT 等检查,必要时完善心电图运动平板试验、冠脉造影、经食管心脏调搏术、心内电生理检查等,寻找患者基础病因和可能诱发因素,有助于指导治疗和判断预后。例如,病毒性心肌炎、甲状腺功能亢进、低钾血症等在病因纠正后,心律失常就可恢复正常。

问题七 该患者如何辨证?中医证型如何确立?

思路:患者中医四诊资料指出,心悸、胸闷、气短为主证,伴有进食后有饱胀感,失眠,以入睡困难为主,遇事易惊,疲乏,大便结,进食寒凉之物后易腹泻,手脚怕冷等兼证,舌质淡红,苔薄白,脉细数。根据主证、兼证特点,可以明确心悸诊断。患者为中年女性,平素脾胃虚弱,加之月经量偏多等因素,导致气血生化乏源,心血不足,故见心悸、胸闷,失眠,身体消瘦。脾不健运故进食后有饱胀感,疲乏,进食寒凉之物易腹泻;清阳之气不能充实四肢,故手脚怕冷。脾胃运化功能减弱,不能推动糟粕的排出,故见便秘。舌质淡红,苔薄白,脉细数,均为心血不足之象。

知识点 7

心悸当根据心悸主证、舌脉、伴随症状等辨气血阴阳之亏虚,以及水饮、血瘀、痰火等邪实之不同。

1. 辨气、血、阴、阳虚,见表2-3-3。

表2-3-3 心悸气血阴阳虚辨别表

病机	症状
气虚	心悸不宁,劳则加重,少寐多梦,自汗,胸闷气短,苔薄白,脉细略数或细弦
血虚	心悸气短,头晕目眩,失眠健忘,面色无华,倦怠乏力,脉细数
阴虚	心悸易惊,心烦失眠,五心烦热,盗汗,眩晕耳鸣,腰酸,急躁,舌红苔少,脉细数
阳虚	心悸不安,动则尤甚,形寒肢冷,面色㿠白,畏寒喜温,舌淡苔白,脉虚弱或沉细无力

2. 辨水饮、血瘀、痰火,见表2-3-4。

表2-3-4 心悸水饮、血瘀、痰火辨别表

病机	症状
水饮	心悸眩晕,肢面浮肿,渴不欲饮,胸闷痞满,尿少,舌淡胖,苔白滑,脉弦滑或沉细而滑
血瘀	心悸不安,胸闷不舒,心区时有刺痛,唇甲青紫,舌紫黯或见瘀斑,脉涩或结或代
痰火	心悸时发时止,受惊易作,胸闷烦躁,失眠多梦,口干苦,舌红,苔黄腻,脉弦滑

问题八 该患者的中医治疗方案如何?
思路 按如下流程诊断与辨证论治(图2-3-2)。

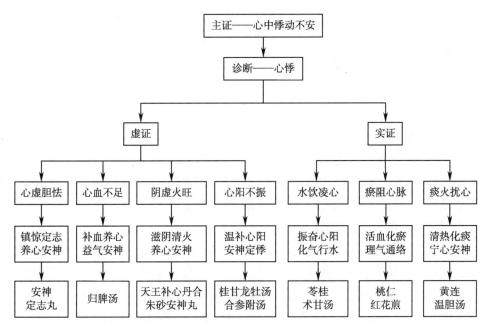

图 2-3-2 心悸中医诊断与辨证论治流程图

参考上述心悸诊断及辨证论治流程图,该患者处方如下:

中医诊断:心悸。

证型:心血不足。

西医诊断:心律失常频发室性期前收缩。

治法:益气补血、养心安神。

方药:归脾汤加减。

党参20g	白术10g	黄芪30g	当归10g
茯神20g	炙远志10g	酸枣仁20g	首乌藤15g
丹参20g	甘松10g	柏子仁10g	合欢花10g
柴胡10g	炙甘草5g		

7剂,水煎服,日1剂,分两次服。

知识点 8

心悸应分虚实论治。

虚证——补气、养血、滋阴、温阳。

实证——祛痰、化饮、清火、行瘀。

虚实错杂——扶正祛邪兼顾。

因心中悸动不安为本病的主要临床特点,故可配合安神之品。因虚者,常配以养血安神之品;因实者,则多配用重镇安神药物。心悸每因情志内伤,恐惧而诱发,故患者应保持心情愉快,情绪稳定,尤其是心虚胆怯、心火内动及痰火扰心等引起的心悸,应避免惊恐及忧思恼怒等不良刺激。平素饮食忌过饱、过饥,戒烟酒、浓茶,宜低脂低盐。心气阳虚者忌过食生冷,心气阴虚者忌辛辣炙煿,痰浊、瘀血者忌过食肥甘,水饮凌心者宜少食盐。注意寒暑变化,避免外邪侵袭而诱发或加重心悸。

【临床辨治思路】

1. 审证求因、分清虚实 心悸证候特点多为虚实相兼,故当首先审证求因、明辨虚实,虚当审脏腑气、血、阴、阳何者偏虚,实当辨痰、饮、瘀、火何邪为主。其次,当分清虚实之程度,正虚程度与脏腑虚损情况有关,即一脏虚损者轻,多脏虚损者重。在邪实方面,一般来说,单一证候者轻,多种证候夹杂者重。

2. 辨病与辨证结合 对心悸的临床辨证应结合引起心悸原发疾病的诊断,以提高辨证准确性。如功能性心律失常多由自主神经功能失常所致,临床以快速型多见,辨证多为气阴两虚,心神不安,以益气养阴,重镇安神为法。冠心病伴心律失常者,以气虚血瘀为主,常用益气活血之法,兼有痰瘀者,配以豁痰化瘀之剂;风心病伴心律失常者,以"通"为主要治则,常以桂枝配赤芍加活血化瘀通络之品;病毒性心肌炎伴心律失常者,治疗不可忽视"病毒"因素,在益气养阴、活血通阳基础上加用清热解毒之剂,如大青叶、苦参、黄连等。缓慢型心律失常病机主要为心气虚弱,推动气血运行无力;肾阳不足,不能助心阳搏动,治疗以补心气、温肾阳为法,方以麻黄附子细辛汤、保元汤合生脉散加减为主。

3. 区分良恶 良性心律失常可以"先中后西""能中不西",或者中西医结合治疗,目的在于改善症状。危及生命的恶性心律失常,必须积极中西医结合治疗,当今治疗手段包括中医治疗、西药治疗、起搏治疗、射频消融等,目的不仅在于改善症状,还要降低死亡风险。

拓展阅读内容

【古医籍文献精选】

《伤寒论·辨发汗后病脉证并治》:"发汗过多,其人叉手自冒心,心下悸,欲得按者,属桂枝甘草汤。"

《伤寒论·辨发汗后病脉证并治》:"发汗后,其人脐下悸者,欲作奔豚,茯苓桂枝甘草大枣汤。"

《伤寒论·辨太阳病脉证并治中》:"伤寒二三日,心中悸而烦者,小建中汤主之。"

《伤寒论·辨太阳病脉证并治下》:"伤寒脉结代,心动悸,炙甘草汤主之。"

《金匮要略·惊悸吐衄下血胸满瘀血病脉证治》:"寸口脉动而弱,动则为惊,弱则为悸。""心下悸者,半夏麻黄丸主之。"

【名中医经验采撷】

1. 邓铁涛　认为心悸是一个本虚标实之证,正虚(心气虚和心阴虚)是本病的内因,痰与瘀是本病的继发因素,气虚、阴虚、痰浊、血瘀构成了心悸病机的四个主要环节。故在心悸的治疗上,强调治病求本,以"心脾相关,痰瘀相关"理论为指导,临床上运用调脾护心、补气除痰法治疗心悸,取得较好疗效。

2. 颜德馨　认为瘀血是导致心悸的基本病机,并倡导"气血失衡"致心悸的理论。心功能正常,则血液通畅无阻,血脉充盈,环周不休;若外感六淫,寒热之邪伤及血液,或情志不和,波及血行,或生活失节,血阻脉中,均会致瘀血内潜,心血不畅,血流不通,脉道不利,血脉受阻,扰动心神,神不清明,则发惊悸、怔忡。早期,心血不通,瘀阻气道,心气不行,全身气机受阻,气滞血凝而致悸;中期,瘀阻血道,气滞津停,津液不化,停痰伏饮,积于胸中,干扰阳位,心悸发展为痰瘀交阻型;后期,心中气血痰饮瘀滞心脉日久,血无以生气必致心气虚弱。然心为阳脏,"为阳中之太阳",心气虚则心阳无以温煦,心阳不振,血脉不得鼓动,心悸进一步呈现虚中夹瘀,虚实并见。

3. 路志正　认为导致心悸的原因很多,病机各异,但从整体角度看,与中焦失调关系最为密切,强调治疗心悸要从中焦着手,提出"治疗心悸者必调中焦"的学术观点。调理脾胃治疗心悸常用健脾益气、和胃温胆宁心、化痰降浊清心、疏肝化瘀通心、清泻阳明安心五法,临床疗效甚佳。

(谢海波　曾英)

❓ 复习思考题

1. 临床诊治心悸患者该注意采集哪些主要信息?
2. 简要说明心悸患者的辨证思路。
3. 心悸患者诊断时应注意哪些问题?

第四章

心 衰

 培训目标

1. 熟悉心衰病的基本概念。

2. 掌握心衰病常见病因与诱因、基本病机与转化、心衰危候。

3. 熟悉心衰病的诊断要点及鉴别诊断。

4. 掌握心衰病的辨证分型、论治及代表方。

5. 掌握心力衰竭病证结合的思路、辨病与辨证方法。西医分期急性发作期、慢性稳定期的特点。

6. 了解中医心衰病的病名出处，古代心悸、喘病、水肿、心水等属于心衰范畴的病证证治沿革。

7. 了解中国心力衰竭诊断和治疗指南。

心衰病是以心动悸、气喘、肢体水肿为主证的一种病证。多继发于胸痹心痛、心悸、心痹等病证之后，是各种心脏疾病的最终转归，亦可见于其他脏腑疾病的危重阶段。早期表现为乏力，气短，心悸，动则尤甚；继而喘憋，呼吸困难，不能平卧，尿少肢肿，腹胀纳呆。病情每因外感、劳倦、饮食或情志因素诱发加重，可发生猝死。西医学中的各种病因所致的急慢性心力衰竭，均可参考本节辨证论治。

理论知识一

【典型案例】

李某，男性，73 岁。反复心悸、喘憋 3 年，加重伴双下肢浮肿 10 天。3 年前患者劳累后出现心悸、胸闷，呈发作性，至当地医院查心电图示前间壁 ST-T 改变。行冠脉造影术，术中示左前降支弥漫性狭窄，中段最重，狭窄 70%；诊断为冠心病，间断服用丹参口服制剂，阿司匹林肠溶片、阿托伐他汀钙片、硝酸异山梨酯片等药物。症状未完全控制，时有心悸、喘憋不适，含服硝酸甘油或速效救心丸可缓解。

近10天,天气变凉后,诱发心悸、喘憋、汗出,多夜间发作,平卧位症状加重,活动受限,伴双下肢浮肿。腹胀、纳差,乏力,二便正常。患者高枕卧位,口唇微绀,面色正常,巩膜无黄染,扁桃体不肿大,颈静脉怒张,颈静脉搏动明显,两肺底可闻及散在细湿啰音,心界向左下扩大,心尖搏动弥散,心率72次/min,心律齐,可闻第3心音,心尖部可闻收缩期吹风样杂音,无心包摩擦感。腹软,无压痛、反跳痛,在右锁骨中线上右肋缘下6cm可触及肝下缘,质韧,压痛(±),肝颈回流征(+),腹水征(−),下肢指陷性水肿。舌质淡黯,苔薄白偏润,脉沉弦无力。有吸烟史30年,平均每日20支,已戒烟3年。有高血压病史10余年,现使用厄贝沙坦片0.15g po qd,血压控制较差。心电图示:窦性心律,HR 72次/min,前间壁ST段压低0.5mV,T波低平。

问题一 通过病史采集,可以获得哪些重要临床信息?

思路 该患者病史特点及需关注的中西医临床信息:

1. **主证特点** 以"反复心悸、喘气胸闷、伴双下肢浮肿"为主证;诱发因素:夜间发作,或平卧位或活动。

2. **兼证特点** 腹胀、纳差、乏力、汗出。

3. **舌脉特点** 舌质淡黯,苔薄白偏润,脉沉弦无力。

4. **病史特点** 老年男性,有冠心病史、有高血压病史、有吸烟史。

5. **相关检查** 心电图示:窦性心律,HR 72次/min,前间壁ST段压低0.5mV,T波低平。冠脉造影示左前降支弥漫性狭窄,中段最重,70%狭窄。

知识点1

对于心衰病的病史采集,首先,要注重发作诱因、持续时间、缓解方式;其次,要重视中医四诊信息采集,主证有助于疾病诊断,兼证特点及舌象脉象诊察是中医辨证的重要参考指标;最后,应详细询问基础疾病史,进行西医学必要的辅助检查,做出病因诊断。临床上,须要鉴别冠心病、风湿性心脏病、扩张型心肌病、老年瓣膜退行性心脏病、肺源性心脏病、甲亢性心脏病等不同病因,有助于选择治疗措施和判断预后。

问题二 下一步查体应关注哪些重点?

思路 心衰病的望闻问切四诊,既要有机结合,又要各有侧重。在现代中医诊疗过程中,问诊重点在于病史采集,其他望、闻、切诊侧重于体格检查。心衰病的查体,既有中医的查体内容,也包括西医学的查体内容。

中医学的查体要点:①望诊:观察患者面色、神态、动作、呼吸、咳喘、心脏搏动(虚里搏动)、颈脉搏动等动态,还有痰色、舌质、舌苔等;②闻诊:咳嗽、太息、喷嚏的声音、各种异常气味;③切诊:主要包括切脉,还有心脏搏动、肺呼吸动度、腹部按压是否有积聚等均可通过切诊来了解。

西医学的查体要点：①肺循环淤血相关体征：肺部湿啰音、哮鸣音等；②体循环淤血相关体征：下肢下垂部位水肿（男性阴囊水肿）、颈静脉征、肝大以及胸水征、腹水征、心包积液等浆膜腔积液；③心脏及外周血管相关体征：心律是否整齐，心率是否增快，心脏是否扩大，各瓣膜听诊区有无杂音及奔马律，水冲脉，枪击音，毛细血管搏动征等。

知识点 2

通过对四诊信息进行归纳、分析，可以帮助医生对本病的病因、病机、证候做出初步判断。概而言之，于心衰患者，应尤其重视西医学的查体，对疾病的诊断、分期有很大帮助；而中医则通过望闻问切四诊来判断辨证分型、整体邪正盛衰状况、病势轻重和预后。

问题三　如何进行心力衰竭的诊断？

思路　本例患者为老年男性，起病缓慢，有高血压病史、吸烟史，发病多有天气变化、劳累等诱因；初起以心悸、胸闷为主，继而加重，伴双下肢浮肿，反复发作，平卧位加重，诊断考虑为"心衰病"。经心电图检查提示前间壁心肌缺血，既往冠脉造影提示前降支中重度狭窄；可进一步查 BNP、心脏彩超等明确诊断分型。本例患者入院后查血 BNP 860pg/ml，心脏彩超示：左心房 37mm，左心室 57mm，EF 38%，前壁节段性运动减弱。证实是左室射血分数减退的心力衰竭（HFrEF）。

参照 2008 年欧洲心脏病学会（ESC）《急、慢性心力衰竭诊断和治疗指南》：①血浆 BNP 值<100pg/ml 时，慢性心力衰可能性不大；②血浆 BNP 值在 100~400pg/ml 时，慢性心力衰竭的诊断不能确定；③血浆 BNP 值>400pg/ml 时，慢性心力衰竭的可能性大。

知识点 3

1. "心衰病"在西晋时期王叔和《脉经》中首次提出，有症状、病机与治法的记载。《脉经·卷第三》论述心衰的脉象特征："心衰则伏，肝微则沉，故令脉伏而沉。"关于治法，提出益气温阳利水为要："工医来占，固转孔穴，利其溲便，遂通水道，甘液下流，亭其阴阳，喘息则微，汗出正流。肝着其根，心气因起，阳行四肢，肺气亭亭，喘息则安。"现代中医恢复应用此病名，是为了对应西医学心力衰竭。它无论在病名上，还是病机上，都与西医学急、慢性心力衰竭高度相关。1997 年由国家技术监督局颁布了《中医临床诊疗术语·心系病类》规范了心衰的定义"因心病日久，阳气虚衰，运行无力，或气滞血瘀，心脉不畅，血瘀水停，以喘息心悸，不能平卧，咳吐痰涎，水肿少尿为主要表现的脱病类疾病"。

2. 心衰病的诊断要点

（1）症状：心悸、气喘、水肿。早期可仅见活动后心悸、气短，或夜间突发惊悸喘咳，坐起休息后缓解，或者仅有下垂部位水肿，或夜间咳嗽、咳白痰；随着病情发展，心悸频发，动则喘憋，或持续端坐呼吸，不能平卧，咯吐白色或粉红色泡沫痰；水肿多以下垂部位为主，如脚踝部、双下肢、外阴部，严重时可合并胸水、腹水，甚至全身水肿。多伴乏力、神疲、纳呆、便溏等症。

（2）诱因：常因外邪侵袭、劳倦过度、五志过极、饮水过多、进食过咸、吸烟酗酒等而诱发。

（3）病因：多有胸痹心痛、眩晕、消渴、心悸、心痹、肺胀、虚劳、瘿病等基础病史，也可见于一些危重疾病的终末期，多见于中老年人。

（4）相关检查：脑钠肽或者脑钠前肽、心电图、X线胸片或胸部CT、心脏彩超、动态心电图、心脏核素心肌灌注显像（ECT）冠状动脉CT血管成像或者冠状动脉造影术等检查有助于明确诊断。

问题四　如何解析该患者的体格检查？

思路1　从问题二的分析中，可以看出，该查体要点侧重于西医学的查体内容，这与心衰病病种特点有关。中医抓证素特点，有利于辨证施治，病证结合；西医学侧重病因鉴别、心衰程度判断，明确疾病发病、预后。

该例患者从查体可以看出：

1. 肺循环淤血指征　两肺底可闻及散在细湿啰音。

2. 体循环淤血指征　颈静脉怒张、肝颈回流征（+）；在右锁骨中线上右肋缘下6cm可触及肝下缘，提示肝肿大，质韧，压痛（±）；腹水征（-），下肢指陷性浮肿。

3. 心脏相关体征　心界向左下扩大，心尖搏动弥散，心率72次/min，心律齐，可闻第3心音，心尖部可闻收缩期吹风样杂音，无心包摩擦感。

思路2　该患者查体结论怎么分析？其基础心衰病因是什么？

从上述体检中，心衰体循环、肺循环淤血体征，提示该例患者存在液体潴留；各瓣膜听诊区无杂音，可排除瓣膜性心脏病等；结合既往高血压、冠心病史，考虑病因是冠心病的可能性大。

思路3　该患者需进一步检查什么？

因该患者合并有高血压、冠心病，需要关注用药史、相关危险因素，靶器官损伤程度等，并进一步进行血糖、血脂、肝肾功能、甲功五项、凝血六项、心肌酶谱、脑钠肽、超敏C反应蛋白及双颈动脉彩超、心脏彩超等检查。

问题五　假如该患者有过敏性哮喘病史，如何去鉴别哮喘发作的性质？

思路　患者老年男性，既往有高血压病史、冠心病史、吸烟史；心脏稍向左下扩大；肺循环、体循环淤血指征明显；心电图有心肌缺血表现。中医则符合心悸、气喘、肢体水肿这一组症候群，结合上述情况，考虑为心衰病。

知识点 4

1. 中医鉴别诊断

哮病：为发作性痰鸣气喘疾病，既往有宿痰久伏，因外感、食物、气候变化、花粉或情志等因素诱发。发时喉中哮鸣有声，间歇期或缓解期则如常人。其特征：多间歇发作，突然起病，迅速缓解。

2. 西医鉴别诊断　心源性哮喘和支气管哮喘鉴别诊断要点，见表2-4-1。

表2-4-1　心源性哮喘和支气管哮喘鉴别诊断要点

	心源性哮喘	支气管哮喘
病史	高血压、冠心病、风湿性心脏病、扩张型心肌病等	哮喘发作史或个人、家族过敏史
年龄	多见于中老年人，但扩张型心肌病、先天性心脏病可见于青少年	多见于青少年
发病季节	发病季节不明显	多发于春秋季节
肺部体征	轻者，双下肺湿啰音；重者，两肺可闻及干湿啰音、水泡音，甚或咯吐粉红色泡沫痰	满肺可闻及哮鸣音或痰鸣音，听诊呼气时相明显延长
心脏体征	心脏扩大，听诊奔马律或各瓣膜听诊区的病理性杂音	呼吸困难时可出现心率加快
胸部X线检查	心影增大，肺淤血或胸腔、心包积液	肺野清晰或透亮度增高
其他指标	BNP 或 NT-proBNP 明显增高	BNP 或 NT-proBNP 多正常

问题六　该患者中医诊断及证型如何确立？

思路　心衰病机总属本虚标实，在气、血、阴、阳亏虚基础上，往往气虚、阳虚更常见；标实有痰浊、血瘀、气滞、水停，往往血瘀、水停更常见。对于本病辨证，应重点突出标本虚实、明辨脏腑病位、区分急性慢性。该例患者结合主证、舌脉，诊断为心衰病，证属阳虚水泛，兼有血瘀。患者年逾古稀，加上久患眩晕病，肾之精气已衰，心肾阳虚，失于温煦，胸阳不振、肺失肃降，故症见心悸、喘闷，夜间加重。因元阳火衰，心阳不振，血脉推动无力，瘀血内阻，可见舌唇发绀，舌下脉络迂曲；脾肾阳虚水泛，而现腹胀、下肢浮肿；舌质淡黯，舌苔薄白偏润，脉沉弦无力主心肾阳虚，根据以上分析，患者病位在心，与肺、脾、肾相关，病性为虚实夹杂，虚为阳气虚，实为血瘀水停。

知识点 5

中医的辨证要点，在辨病基础上，必须详细采集临床症状，辨别气、血、阴、阳之亏虚（表 2-4-2），以及痰浊、血瘀、气滞、水停等邪实之不同（表 2-4-3）。

1. 辨气、血、阴、阳虚

表 2-4-2　心衰病气、血、阴、阳虚辨别表

病机	症状
气虚	心悸，气短，神疲乏力，动则加重，自汗，舌质淡胖或边有齿印，脉沉细
血虚	心悸怔忡，失眠多梦，盗汗，面色苍白无华，脉细弱或涩，或结代
阴虚	心烦心悸，体瘦乏力，咽燥口干，潮热盗汗，舌红苔少，脉细数
阳虚	心悸，喘促，动则尤甚，面色苍白或晦黯，形寒肢冷，尿少浮肿，甚则大汗淋漓，四肢厥冷，口唇或淡或青紫，舌淡、脉沉弱或沉迟

2. 辨痰浊、血瘀、气滞、水停

表 2-4-3　心衰病痰浊、血瘀、气滞、水停辨别表

病机	症状
痰浊	咯吐痰涎，色白如泡，胸闷脘痞，形体肥胖，舌体胖大，舌苔厚腻，或白或黄，或燥或润，脉弦滑或弦紧
血瘀	面色黧黑，口唇青紫，颈部青筋暴露；冠脉斑块或狭窄，瓣膜赘生物，胁下积块，心脏扩大，或伴胸闷心痛，舌紫黯或见瘀斑或舌下脉络迂曲，脉弦细或涩
气滞	心胸闷痛，憋闷，胁肋胀痛，苔薄白，脉弦
水停	尿少，肢肿，下肢尤甚；重者胸腔、心包、腹腔积液；舌质淡白而润，或滑，脉沉细或濡

问题七　该患者应如何进行辨证施治？

思路　权衡标本缓急，补虚泻实。缓解期，以补虚为主，首先补益心气，温补心阳；同时，视阴虚、血虚兼证情况适当选择益气养阴、益气补血等治法；养心为本，兼顾五脏。发作期，以救急为主，或大补元气以回阳固脱，或泻肺利水以平喘促、利痰涎。

问题八　该患者的中医诊疗方案如何？

思路　按心衰病的诊断与辨证论治流程制订中医诊疗方案，见图 2-4-1。

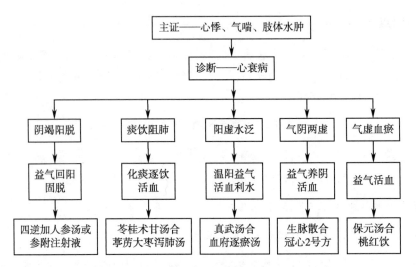

图 2-4-1　心衰病的诊断与辨证论治流程图

参考上述心衰诊断及辨证论治流程图,该患者诊疗如下:

中医诊断:心衰。

证型:阳虚水泛,兼有血瘀。

治法:温阳益气,活血利水。

方药:真武汤合葶苈大枣泻肺汤加减。

制附子 10g^{先煎}	黄芪 30g	白芍 15g	茯苓 20g
泽泻 15g	葶苈子 15g	生白术 15g	生姜 12g
当归 12g	泽兰 15g	益母草 15g	车前草 15g
白茅根 30g	大枣 10g		

10 剂,每日 1 剂,浓煎至 200ml,分 2 或 3 次温服。

中成药:芪苈强心胶囊 3 粒,口服,每日 3 次。

调护:避风寒,畅情志,勿劳累,高枕卧位,低盐限水,监测体重及出入水量,忌油腻生冷。

问题九　该患者方药加减法有何特点?

思路　心衰不论缓急,活血化瘀治法贯穿心衰病治疗全过程,常配合益气、温阳、理气、化痰、利水等治法;临床需注重中药的药理研究成果,如葶苈子、毛冬青等药物有类强心苷样作用,可辨证基础上适当选用。从该案例用药可知,主方选取真武汤和葶苈大枣泻肺汤,同时加用当归温经活血,泽兰、益母草活血利水,车前草、白茅根利水消肿,可以看出,方中活血利水力度较大。

知识点 6

　　心衰的病机,本虚侧重于气虚、阳虚,标实偏重于血瘀、水停。不论虚实,总属阴病范畴。选药宜选阳药、动药,如附子、党参、黄芪补气温阳;当归、桃仁、红花、川芎、泽兰、苏木之类活血通脉;慎用、少用阴柔之品,如生地、牡丹皮、赤芍等偏阴凉之品,以免有碍阳气,伤及正气。

理论知识二

【典型案例】

王某,女性,82岁。突发喘憋、呼吸困难2小时。2小时前夜间平卧位突发喘闷憋醒,伴呼吸困难、汗出,坐起后含服硝酸甘油0.5mg,症状仍不缓解。急呼120救护车转运来我院就诊。刻下症见:精神倦怠,面色苍白,大汗淋漓,端坐呼吸,呼吸困难,喉中有哮鸣音,咯吐稀白泡沫痰。既往有冠心病史18年,心力衰竭病史2年;高血压病史20余年,否认糖尿病史,否认烟酒史。心电图示:窦性心动过速,HR 120次/min,频发室性早搏。查体:体温(T)36.3℃;脉搏(P)120次/min;呼吸(R)28次/min;血压(BP)100/55mmHg。神志清,唇色紫黯,颈静脉怒张,双肺呼吸音粗,满肺可闻及干、湿啰音,心浊音界向左下扩大,心律不齐,心率120次/min,可闻及早搏,二尖瓣听诊区可闻及舒张期奔马律。肝颈静脉回流征阳性,双下肢轻度浮肿。腹软,右肋下未触及肝脏。舌质淡黯,苔薄白,脉细促无根。

问题十 通过病史采集,接诊者应首先考虑哪些问题?

思路 首先,第一印象是患者处于急性喘促状态,考虑急性左心衰,有肺水肿征象,为心血管急危重症,随时有心脏性猝死风险。其次,呼叫护士配合急救,转入急诊重症监护室或急救室,尽可能减少搬动病人,立即给予高流量氧气吸入;建立静脉通路;连接多参数监护,监测生命体征。让患者保持坐位,以减少回心血量。第三,口头告知患者病危,取得家属理解,并及时完善知情同意书。

知识点 7

急性心力衰竭是高致死率的心血管急重症,要早期识别,准确评估,及时救治;依据基础心脏病史合并喘憋状态,伴稀白色或粉红色泡沫痰、大汗淋漓及血压下降等可以判断。救治需及早按急性左心衰救治流程进行,动态监测生命体征、心电、尿量、末梢氧饱和度和血气分析。

问题十一 中医如何评估此时患者的情况?

思路 喘憋不得卧、气促不能接续、心悸、烦躁、大汗,为喘脱的表现。心气虚而阳脱,宗气无力,肺气不敛,故气促不能接续;气虚不固,大汗淋漓,阳微阴竭,气随汗脱,四肢逆冷,为心脏危候,预后极差。

知识点 8

心衰病分慢性稳定期、急性发作期,急性发作期还包括阴竭阳脱的危候,两者辨治方案有明显区分,需尽早识别、判断。

问题十二　中医能够参与急性心衰危候的抢救吗?

思路　抢救时,中药汤剂往往缓不济急,须采用中西医结合方法救治,可选用中成药注射剂,如应用大剂量参附注射液或参麦注射液等回阳救逆、益气固脱;病势稍缓,再以独参汤和辨证组方之汤剂救治。西医急救措施参照有关心力衰竭指南"急性心衰"部分。

知识点 9

心衰危候时,虽有喘促之象,但本为气虚阳脱,应当大补元气,温阳固脱,一旦救治不及时,则顷刻命丧。参考上述心衰诊断及辨证论治流程图,该患者诊疗如下:

中医诊断:心衰。

证型:气随阳脱证。

治法:益气回阳固脱。

方药:急救时,参附注射液 60ml 或者参麦注射液 50ml,原液滴注或者稀释后静脉滴注(严格控制静脉输入的液体量)。

呼吸困难缓解后:四逆汤加红参、山萸肉。

红参30g	制附子15g^{先煎}	干姜15g	山萸肉30g
葶苈子15g	泽兰15g	白茅根30g	炙甘草10g

3 剂,每日 1 剂,浓煎至200ml,分 3 或 4 次少量频服。

调护:高枕卧位,低盐限水,监测体重及出入水量,防止饱餐、防止静脉液体过多、过快,避风寒、勿劳累、畅情志。

问题十三　急性心衰缓解后,需要如何防止复发?

思路　急性心衰往往有心血管基础疾病,发作时常有一定的诱因,如外邪(如上呼吸道感染或肺部感染等)、劳累、平卧体位、情志过极、饱餐、饮水过多、食物过咸、输液速度过快或液体量多、妊娠等。要想防止复发,就需要避免这些常见的诱因,同时积极针对病因治疗。

知识点 10

急性心衰缓解之后,要按照中西医结合的治疗方案进行巩固治疗,预防心衰急性发作;缓解期的慢性心衰患者,要长期坚持中西医结合调养。中医防治措施与现代西医学基础用药应相互配合:心衰的西医学基础治疗,包括如减轻液体潴留的利尿剂;改善长期预后的 β 受体阻滞剂;血管紧张素转化酶抑制剂(ACEI)或者血管紧张素受体拮抗剂 ARB 或者血管紧张素受体脑啡肽酶抑制剂 ARNI(三者不能并用);醛固酮拮抗剂螺内酯等。规范的基础治疗是改善长期预后,防范心衰急性发作的基石。

【临床辨治思路】

1. **察标本虚实**　心衰病总的病机是本虚标实,在气、血、阴、阳亏虚基础上,往往气虚、阳虚更常见;标实有痰浊、血瘀、气滞、水停,但重点在于血瘀、水停。

2. **辨脏腑病位**　心衰以心为本,五脏相关。病在心则心悸,怔忡,失眠,多汗,气短,乏力;累及肺则咳嗽,咯痰,气喘上逆,自汗;累及脾则脘腹胀满,纳呆,食少,便溏;累及肝则胁痛、黄疸,郁怒不节;累及肾则形寒肢冷,尿少,水肿。

3. **分急性与慢性**　急性心衰往往有心血管基础疾病,在诱因(劳累、情志过极、感冒、饮水过多、纳盐过多、输液速度过快或液体量过多、妊娠等)作用下,突发喘憋,呼吸困难,不能平卧,或咯吐大量粉红色泡沫痰,面色苍白或青黯,大汗淋漓,烦躁肢冷,或神昏欲脱,必须紧急抢救。在合适体位,充分利尿,强心,扩血管,镇静基础上,给予益气回阳固脱等急救措施,以冀挽重病于一时。

慢性心衰多由各种心肺疾患发展而来,起病缓慢,反复发作,进行性加重,见心悸,气喘,肢体水肿等,可单独出现,亦可数症并见,终末期心衰多预后不良。

拓展阅读内容

【古医籍文献精选】

《素问·逆调论》:"夫不得卧,卧则喘者,是水气之客也。"

《金匮要略》:"心水者,其身重而少气,不得卧,烦而躁,其人阴肿。""水在心,心下坚筑,短气,恶水不欲饮。""水停心下,甚者则悸,微者短气。""咳逆倚息,短气不得卧,其形如肿,谓之支饮。""支饮不得息,葶苈大枣泻肺汤主之。"

《中藏经·心脏虚实寒热生死逆顺脉证之法》:"心有水气则痹,气滞身肿,不得卧,烦而躁,其阴肿也。"

【名中医经验采撷】

1. **赵锡武**　赵锡武认为心力衰竭在临床上所表现的脉和证,多见心肾两虚,宜选用强心扶阳,宣痹利水之真武汤为主方,主要取其壮火制水之意。由于心衰时出现肺淤血、肝肿大、水肿等症状,皆提示心阳虚衰,肺气壅滞,升降失调,血瘀不畅,水不化气。为扭转这些病机,必须以真武汤为主方,再适当配合治水三法随证施治。肺热郁闭者,加越婢汤或麻杏石甘汤,此为"开鬼门"法;若右心衰竭,腹水,严重小便不利者,合五苓散方加车前子、沉香、肉桂,或消水圣愈汤,此为"洁净府"法;若瘀血征象明显,肝肿大者,加桃红四物汤去生地加藕节、苏木,此为"去菀陈莝"法。

2. **秦伯未**　秦伯未认为心衰水肿系心阳衰弱,不能温运中焦水湿所致。若见颧红如妆,为水气充斥、虚阳浮越,不仅胃气衰败,且有心肾阳衰,随时可能发生虚脱,故治疗采用真武汤加味,扶阳温化为主,佐以养阴健脾。

3. **孙建芝**　孙建芝认为心衰病变主要涉及心、脾、肾三脏,主要病因为阳虚不能化气,气虚运血无力,导致血瘀水阻所致。可根据心脾肾阳虚程度不同将其分为心阳不振、脾阳不运、肾阳虚衰三型。在心衰的早期,出现心悸、短气、乏力,动则加剧,畏寒喜暖,脉沉迟无力等,乃心阳气虚,鼓动血脉无力所致,此时患者的心功能多属于Ⅱ级。心五行属火,脾属土,心脾乃母子之脏。今心阳不振,气血运行不周,脾胃中焦失于温煦则脾阳亦虚,运化失司,即所谓"火不生土",形成心脾阳虚而见心悸惊惕不安,身重乏力,少气懒言,手足不温,纳差腹胀,便溏,下肢浮肿,舌体淡胖有齿痕,脉沉细无力或结代,胁下痞块等症,此期患者心功能多为Ⅲ级。若病情进一步加重,元阳不足,命门火衰,生化无权,火不生土,寒水上犯,水饮凌心射肺,则见心悸怔忡、气逆喘促,不得平卧,四肢逆冷,脘腹胀满,或有冷汗淋漓,高度水肿,甚见胸水腹水,胁下积块坚硬,小便短少,脉结代或疾数散乱或沉涩细微欲绝等心脾肾阳俱虚,水饮泛滥之征,甚则阳气暴脱,厥绝而亡。

扫一扫,
测一测

（王振涛　吴鸿　索红亮）

复习思考题

1. 阐述心衰病的定义和病名特点。

2. 心衰病的诊断要点:望、闻、问、切、"查"诊有何侧重点? 体格检查和辅助检查的"查"在现代中医病证结合的诊断意义如何?

3. 急性心衰发作的常见诱因有哪些?

4. 心源性哮喘和支气管性哮喘如何鉴别?

血　浊

培训目标

1. 熟悉血浊的定义。
2. 掌握血浊的病因病机及转化、转归。
3. 掌握血浊的诊断要点。
4. 掌握血浊的辨证分型及治疗。
5. 掌握血脂异常的临床分类、心血管事件危险评估、危险分层、诊疗流程。
6. 了解血浊的病证结合、辨证论治思路与方法。

　　血浊是指由于脏腑功能失调、气机涩而不畅而血液的物质构成和运行发生异常变化所致血液浑浊不清的病证。"血浊"两字首见于《灵枢·逆顺肥瘦》曰:"刺壮士真骨,坚肉缓节监监然,此人重则气涩血浊。刺此者,深而留之。多益其数。劲则气滑血清,刺此者,浅而疾之。"《灵枢·根结》:"逆顺五体者,言人骨节之小大,肉之坚脆,皮之厚薄,血之清浊,气之滑涩,脉之长短,血之多少,经络之数,余已知之矣,此皆布衣匹夫之士也。"

　　西医学中血脂异常、动脉粥样硬化疾病等可参照本病辨证论治。

理论知识

【典型案例】

　　张某,男,60岁。因"头晕伴肢体困重、乏力1年"就诊。1年前,因治疗冠心病入院常规检查时发现血脂异常,经相关治疗病情好转后出院,出院后未规律服药。3天前,于心血管科门诊查血脂常规示:总胆固醇4.5mmol/L,甘油三酯7.02mmol/L,高密度脂蛋白0.81mmol/L,低密度脂蛋白2.8mmol/L,载脂蛋白A1 1.04g/L,载脂蛋白B 1.08g/L,脂蛋白376mg/L。

　　现症:偶有胸闷痛,头晕,伴肢体困重,乏力,无腹痛,睡眠正常,饮食嗜油腻,小便正常,大便干燥,2~3天1次。

　　舌质淡,舌体胖大,苔黄腻,脉滑数。BMI:29.2kg/cm^2。

既往史:高血压病史 10 年,血压最高达 180/110mmHg,平素使用苯磺酸氨氯地平片、雷米普利片治疗,血压控制尚可。冠心病病史 1 年;否认脑梗死;否认糖尿病;否认肝病病史;否认肾病病史。无特殊药物使用史。个人史:吸烟史 20 年,平均每日吸烟 10 支。饮酒史 10 年,每日饮白酒 200ml,未戒酒。家族史:父亲患冠心病,母亲患高血压。

问题一　通过病史采集,我们目前可以获得的重要临床信息有哪些? 对于血浊(血脂异常)患者的病史询问应该注重哪些方面的内容?

思路　通过病史采集,得到对疾病诊断、治疗有帮助意义的临床信息。根据患者此次就诊,归纳病例特点:

1. 主证特点　胸闷痛,头晕。

2. 兼证特点　肢体困重,乏力,无腹痛,睡眠正常,饮食嗜油腻,小便正常,大便干燥,2~3 天 1 次。

3. 舌脉特点　舌质淡,舌体胖大,苔黄腻,脉滑数。

4. 相关病史特点　高血压病史 10 年,血压最高达 180/110mmHg,冠心病病史 1 年;吸烟史 20 年,平均每日吸烟 10 支,未戒烟。饮酒史 10 年,每日饮白酒 200ml,未戒酒。父亲患冠心病,母亲患高血压。

5. 体格检查提示肥胖　BMI:29.2kg/cm^2。

6. 实验室检查　血脂常规示:总胆固醇 4.5mmol/L,甘油三酯 7.02mmol/L,高密度脂蛋白 0.81mmol/L,低密度脂蛋白 2.8mmol/L,载脂蛋白 A1 1.04g/L,载脂蛋白 B 1.08g/L,脂蛋白 376mg/L。

📋 知识点 1

既往有血脂异常病史的患者,应询问患者的"四诊摘要"(如不适症状),注意观察其形体、舌象、脉象的异常,询问病史的时长、是否有规律地使用药物治疗、是否定期复查血脂常规,患者的生活史、家族史等。

综合上述采集的患者信息,根据《中国成人血脂异常防治指南》(2019 年修订版),可明确患者血脂异常,诊断为高甘油三酯血症。患者明确冠心病病史,高血压病史 10 年,血压最高达 180/110mmHg,诊断为高血压 3 级。因患者男性,吸烟,年龄大于 55 岁,BMI:29.2kg/cm^2,故高血压危险分层为极高危。综上,患者动脉硬化性心血管疾病(ASCVD)10 年发病危险为极高危。

📋 知识点 2

血浊的重点筛查人群

体态肥胖、睡眠易打鼾的人;平素饮食肥甘厚味、吸烟、饮酒的人;家族以及直系亲属患血浊、胸痹心痛、眩晕、消渴、中风病史的人;眼睑皮肤有黄色瘤的病人;既往体检有血浊病史的人;患有胸痹心痛、眩晕、消渴、中风的人。

知识点 3

血脂异常总体心血管危险评估

依据 ASCVD 发病危险采取不同强度干预措施是血脂异常防治的核心策略。总体心血管危险评估是血脂异常治疗决策的基础。在进行危险评估时,已诊断 ASCVD 者直接列为极高危人群;符合如下条件之一者直接列为高危人群:①LDL-C≥4.9mmol/L(190mg/dl)。②1.8mmol/L(70mg/dl)≤LDL-C<4.9mmol/L(190mg/dl)且年龄在 40 岁及以上的糖尿病患者。符合上述条件的极高危和高危人群不需要按危险因素个数进行 ASCVD 危险分层。按照 ASCVD 10 年发病平均危险进行危险分层,将<5%,5%~9%及>10%分别定义为低危、中危及高危(表2-5-1~表2-5-3)。

表 2-5-1　ASCVD 发病危险分层(高危、极高危)

符合下列任意条件者,可直接列为高危或极高危人群
极高危:ASCVD 患者
高危:(1) LDL-C≥4.9mmol/L 或 TC≥7.2mmol/L
(2) 糖尿病患者 1.8mmol/L≤LDL-C<4.9mmol/L(或)3.1mmol/L≤TC<7.2mmol/L 且年龄≥40 岁

↓　　不符合者,评估 10 年 ASCVD 发病危险

表 2-5-2　ASCVD 发病危险分层(低危)

危险因素个数	血清胆固醇水平分层(mmol/L)		
	3.1≤TC<4.1(或) 1.8≤LDL-C<2.6	4.1≤TC<52(或) 2.6≤LDL-C<3.4	5.2≤TC<7.2(或) 3.4≤LDL-C<4.9
无高血压　0~1个	低危(<5%)	低危(<5%)	低危(<5%)
2个	低危(<5%)	低危(<5%)	中危(5%~9%)
3个	低危(<5%)	中危(5%~9%)	中危(5%~9%)
有高血压　0个	低危(<5%)	低危(<5%)	低危(<5%)
1个	低危(<5%)	中危(5%~9%)	中危(5%~9%)
2个	中危(5%~9%)	高危(≥10%)	高危(≥10%)
3个	高危(≥10%)	高危(≥10%)	高危(≥10%)

↓　　ASCVD 10 年发病危险为中危且年龄小于 55 岁者,评估余生危险

表 2-5-3　ASCVD 余生危险分层

具有以下任意 2 项及以上危险因素者,定义为高危:
(1) 收缩压≥160mmHg 或舒张压≥100mmHg
(2) BMI≥28kg/m²
(3) 非-HDL-C≥5.2mmol/L(200mg/dl)
(4) 吸烟
(5) HDL-C<1.0mmol/L(40mg/dl)

笔记

问题二 对血浊患者的中医四诊需注意哪些方面?

思路

1. 望诊

(1)望形:望形体,观察形体胖瘦。患者形体肥胖,"肉盛于骨",膏脂偏多,多集中于腹部、臀部、背部、肩颈部等。多因嗜食肥甘厚味,活动较少,脾失健运,痰湿脂膏积聚所致。

(2)望舌:舌淡胖或齿印,舌苔厚腻或滑等是辨证主要证据,又是分析病情发生发展的依据。

2. 闻诊 通过了解患者睡眠呼吸的鼾声,言语语音的低微与亢进,口气是否有秽臭,闻患者的体气等来判断脏腑功能、寒热虚实。

3. 问诊 询问患者的不适症状、诱因、病史、诊治经过、生活史及家族史等。

4. 切诊 脉诊包括寸口、人迎、趺阳的切诊,腹部的按诊等,可明确患者气血阴阳、脏腑盛衰,辨别疾病的病位和病性,判断疾病的进退和预后。

知识点 4

中医认为"四诊合参"方能全面地了解患者的病情,对于分析疾病证型有着十分重要的意义。进入现代,临床尚需把"望、闻、问、切",结合"查":体格检查、理化检查有机结合起来,做到病证结合,全面而客观地分析血浊证对心、脑、肾、肢体脉络的不良影响和程度。

问题三 血脂异常的具体分类有哪些? 临床上需要与哪些疾病相鉴别?

知识点 5

见血脂异常的诊断,见表 2-5-4。

表 2-5-4 中国 ASCVD 一级预防人群血脂合适水平和异常分层标准 [mmol/L(mg/dl)]

分层	TC	LDL-C	HDL-C	非 HDL-C	TG
理想水平		<2.6(100)		<3.4(130)	
合适水平	<5.2(200)	<3.4(130)		<4.1(160)	<1.7(150)
边缘升高	≥5.2(200)且 <6.2(240)	≥3.4(130)且 <4.1(160)		≥4.1(160)且 <4.9(190)	≥1.7(150)且 <2.3(200)
升高	≥6.2(240)	≥4.1(160)		≥4.9(190)	≥2.3(200)
降低			<1.0(40)		

注:ASCVD:动脉粥样硬化性心血管疾病;TC:总胆固醇;LDL-C:低密度脂蛋白胆固醇;HDL-C:高密度脂蛋白胆固醇;非-HDL-C:非高密度脂蛋白胆固醇;TG:甘油三酯

知识点 6

血脂异常的临床和病因分类

1. 血脂异常的病因分类

（1）继发性血脂异常：继发性血脂异常是指由于其他疾病所引起的血脂异常。可引起血脂异常的疾病主要有：肥胖、糖尿病、肾病综合征、甲状腺功能减退症、肾功能衰竭、肝脏疾病、系统性红斑狼疮、糖原累积症、骨髓瘤、脂肪萎缩症、急性卟啉病、多囊卵巢综合征等。此外，某些药物如利尿剂、非心脏选择性β受体阻滞剂、糖皮质激素等也可能引起继发性血脂异常。

（2）原发性血脂异常：除了不良生活方式（如高能量、高脂和高糖饮食、过度饮酒等）与血脂异常有关，大部分原发性血脂异常是由于单一基因或多个基因突变所致。由于基因突变所致的高脂血症多具有家族聚集性，有明显的遗传倾向，特别是单一基因突变者，故临床上通常称为家族性血脂异常。

2. 血脂异常的临床分类（表 2-5-5）

表 2-5-5 血脂异常的临床分类

分型	TC	TG	HDL-C	相当于 WHO 分型
高胆固醇血症	增高			Ⅱa
高甘油三酯血症		增高		Ⅳ、Ⅰ
混合型高脂血症	增高	增高		Ⅱb、Ⅲ、Ⅳ、Ⅴ
低高密度脂蛋白血症			降低	

知识点 7

血脂异常的鉴别诊断

首先需鉴别原发性血脂异常和继发性血脂异常。继发性血脂异常多存在原发病的临床表现和病理特征,对家族性脂蛋白异常血症可进行基因诊断。除此之外,尤其要对下列疾病引起的继发性血脂异常进行鉴别,如甲状腺功能减退症（甲减）、库欣综合征、肾病综合征、系统性红斑狼疮（SLE）等。

血浊常与肥胖有关。血浊之人,不一定肥胖;肥胖之人,却多伴有膏脂堆积过多、体重异常增加而伴有血浊。肥胖与先天体质、后天环境生活相关。现代人过食肥甘厚味,久坐、久卧、缺乏体力活动,工作生活压力大以致情志失常,以上原因导致人体内部气血阴阳的失调,患病日久则易生痰湿、瘀毒,使血液浑浊运行不畅,进而转化为血浊。由此可见,对于肥胖的人群我们要进行早期的干预治疗,避免其进一步发展为血浊的可能。

问题四　该患者的中医诊断、中医证型如何确立？治疗方案如何？

思路　辨证论治思路如下：

中医诊断：血浊。

证型：痰浊内阻证。

辨证分析：患者禀赋异常，又加平素嗜食肥甘厚味，其饮食不节，湿热之邪困脾，脾失健运，痰浊内生，心脉不通，故见胸闷痛时作。加之吸烟、饮酒，则烟毒熏蒸、酒毒伤脾，痰湿内蕴，清阳不升则头晕、肢体困重、乏力。舌体胖大见于痰湿之体，苔黄腻、脉滑数均为痰浊郁而化热之象。

血脂异常的基本病理机制是本虚标实，辨证以虚实为纲，虚则气虚、阴虚、阳虚，实则血瘀、痰浊、气滞、寒凝、热毒；治疗需标本兼顾，补虚泻实。

治法：化痰祛湿。

方药：黄连温胆汤合瓜蒌薤白半夏汤加减。

黄连 15g	法半夏 10g	竹茹 10g	生姜 10g
橘皮 15g	枳实 10g	瓜蒌 20g	薤白 20g
甘草 5g			

7剂，水煎服，每日1剂，分2次服。

中成药：血脂康胶囊2粒，口服，每日2次，早晚餐后服用。

西药：非诺贝特片0.2g，口服，每日1次，睡前服。

针刺：取风池、曲池、内关、血海、丰隆、三阴交、太冲。采用平补平泻手法。

调护：生活规律，调畅情志，饮食清淡，多食新鲜蔬菜水果，忌肥甘厚味之品，戒烟限酒，劳逸结合，坚持体育运动，保证充足睡眠。

知识点 8

血浊病因

血是循行于脉中而富有营养的红色液态物质，是构成人体和维持人体生命活动的基本物质之一。血液运行于脉道之中，循环不已，流布全身，才能保证其营养全身生理功能的发挥。当血的正常生理状态遭到破坏，血液的生理功能受损，其性质由清澈澄净变得浑浊黏稠，影响血液自身的运行，致使血行不畅而瘀滞。而使血浊产生的因素可分为内因和外因两方面。

1. 饮食失节　煎炸炙煿、烟酒过度、饮食生冷，凡此种种，皆可损伤脾胃，导致脾失健运，痰浊内生。

2. 缺乏运动　过于安逸、活动减少，久卧伤气，久坐伤肉，皆可导致脾胃呆滞，运化失常，水谷精微失于输布，化为痰浊膏脂，内聚脏腑，外堆积于肌肤，瘀阻于络脉。

3. 年老体虚　脾肾两虚，一则脾失健运，痰湿壅结；肾虚不能化气行水，酿生痰浊。

4. 七情内伤　肝郁气滞，横逆脾土，运化失司，水湿内阻，聚湿成痰。

5. 禀赋异常　肾为先天之本，禀赋异常多为肾气亏虚，元阴元阳不足，脏腑功能失调，而导致血浊，引发青中年胸痹心痛、中风等亦多。

血浊之证,基本病机为脾失健运,清阳不升,浊阴不降,痰湿内阻。病位在脾胃,与肝、肾相关。一般地,痰邪多蒙蔽或上扰清空之窍,侵犯上焦,心、脑、肺;湿邪多下注,或蕴结中焦、下焦为患。痰邪作祟,无处不到,痰浊流注,痹阻经脉,或为心、脑、肾顽疾之宿根(图2-5-1)。

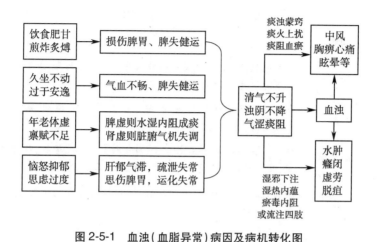

图 2-5-1 血浊(血脂异常)病因及病机转化图

知识点 9

血浊的辨证分析

血浊可以从虚实、病变部位、病情进展时期等方面进行辨证分析。

1. 辨虚实 血浊的基本病理机制是本虚标实,辨证以虚实为纲,虚则气虚、阴虚、阳虚,实则血瘀、痰浊、气滞、寒凝、热毒,治疗需标本兼顾,补虚泻实。

2. 辨脏腑 血浊病位在血液,与肝、胆、脾、肾等密切相关。肝主疏泄,调畅气机,肝气瘀滞,则气失调达,气血津液凝滞产生痰湿。胆为肝之腑,胆气不畅,胆汁郁结,清洁无能,脂浊不化。脾为气血生化之源,后天之本,脾失健运,水谷精微无法化生血液。若肝郁脾虚,气机升降失调,运化无力,浊气产生化为浊毒。肾为先天之本,肾阴不足,灼伤阴津,脂浊之气瘀滞形成血浊。

3. 辨时期 血浊初期是由于气虚造成的,主要体现在脾胃气虚,先天不足和后天失养导致脾胃运化能力不足,正气损伤。中期由于痰湿、瘀血阻碍气机,使气血生化不足进一步加重,瘀浊更加难以清除。后期瘀毒痰湿阻滞,导致肝脾肾三脏亏虚,脏腑功能失调,影响全身的气血阴阳调和,进而使胸痹心痛、心悸、眩晕、中风、水肿、癃闭、虚劳等病的发生。

知识点 10

辨 证 要 点

对血浊患者可根据证候特点，采用单证型及复合证型进行辨证。

1. 单证型（表2-5-6）

表2-5-6　血浊单证型辨别表

证型		症状
实证	血瘀证	胸痛剧烈，痛有定处，甚则心痛彻背，胸闷，舌质黯，或有瘀斑、瘀点，舌下脉络迂曲青紫，脉涩或结、代。
	痰浊证	胸闷或胸闷痛如窒，伴头晕，身体困重，咳吐痰涎，脘痞，舌淡，苔厚腻或白滑，脉滑或滑数。
	痰火证	胸闷或胸痛如灼，伴口苦口干，口气秽臭，便秘，舌红，苔黄厚干或焦黑，脉弦滑数。多见于吸烟、酗酒、肥甘厚味饮食者。
	气滞证	胸胁脘腹胀闷、疼痛，随情绪波动而增减，得嗳气或矢气则舒，舌淡红，苔薄，脉弦。
	寒凝证	胸闷胸痛，感寒痛甚，面色苍白，四肢不温，苔薄白，脉沉紧。
虚证	气虚证	心胸隐痛，胸闷，心悸气短，动则尤甚，乏力，倦怠，懒言，自汗，舌质淡或淡红，脉沉细或弱。
	阴虚证	心胸隐痛或闷痛，心悸，口咽干燥，五心烦热，盗汗，颧红，小便短黄，大便干结，舌质红或红绛，舌体偏瘦，少苔或无苔或剥苔或有裂纹，脉细数。
	阳虚证	胸闷痛，畏寒，肢冷，面色淡㿠白，小便清长，大便稀薄，舌质淡，舌体胖或有齿痕，苔白或白滑，脉沉迟或结代。

2. 复合证型（表2-5-7）

表2-5-7　血浊复合证型辨别表

证型	症状
痰浊内阻证	形体肥胖，头重如裹，胸闷，呕恶痰涎，肢麻沉重，心悸，失眠，口淡，食少，舌胖，苔滑腻，脉弦滑。易化热化火，酿成热毒。
脾虚湿盛证	乏力，头晕，胸闷，纳呆，恶心，身困重，脘腹胀满，舌淡，体胖大有齿痕，苔白腻，脉细弱或濡缓。
气滞血瘀证	胸胁胀满疼痛，或头痛、腹痛，其痛如刺，痛处固定，疼痛持续，或腹部有痞块，刺痛拒按，舌黯红，有紫气或瘀斑，脉细涩。
肝肾阴虚证	眩晕，耳鸣，腰酸膝软，五心烦热，口干，健忘，失眠，舌质红，少苔，脉细数。

知识点 11

诊断与辨证论治流程 (图 2-5-2)

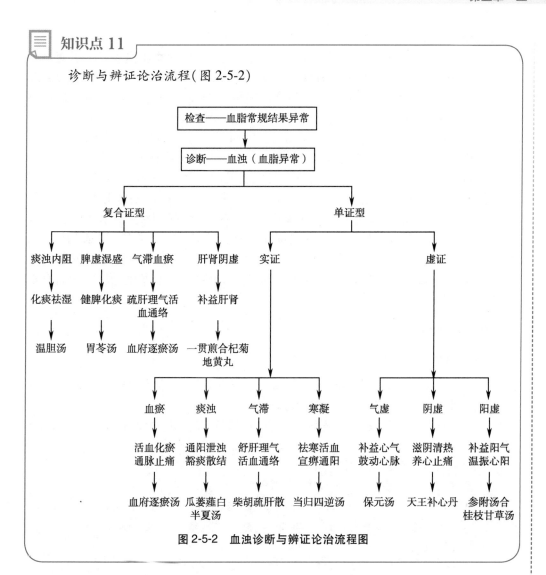

图 2-5-2 血浊诊断与辨证论治流程图

知识点 12

预 防 调 护

1. 控制体重。

2. 合理膳食 将饱和脂肪酸摄入量降至总热量的 7% 以下,或至少在 10% 以下;反式脂肪酸的摄入量降至总热量的 1% 以下或更低;膳食胆固醇摄入量降至 200mg/d 以下。

3. 适当锻炼 体育活动要循序渐进,不宜勉强做剧烈活动。

4. 生活规律,保持乐观、愉快的情绪,劳逸结合,保证充足睡眠,戒烟限酒。

5. 积极控制心血管危险因素 如血压、血糖等。

【临床辨治思路】

1. 理解定义,分析病因 血浊是血的浑浊或者混乱,血的物质构成发生了变化或者血的循行紊乱都可导致,这是一种病理现象。当血的正常生理状态遭到破坏,血液的生理功能受损,其性质由清澈澄净变得浑浊黏稠,影响血液自身的运行,致使血行不畅而瘀滞。而身体的正气不足、遭到内外各种致病因素侵袭的时候,都会阻碍血液的正常运行,导致血浊发生。病因有多种,但是气血阴阳失调,脏腑功能紊乱,便产生血浊,而浊邪进一步扰乱人体气机,导致心、脑、肾、肢体经络等其他疾病的发生。

2. 分时期,辨证型 血浊初期是由于气虚造成的,主要体现在脾胃气虚,先天不足和后天失养导致脾胃运化能力不足,正气损伤。中期由于痰湿、瘀血阻碍气机,使气血生化不足进一步加重,痰浊更加难以清除。后期瘀毒痰湿阻滞,导致肝脾肾三脏亏虚,脏腑功能失调,影响全身的气血阴阳调和,进而使胸痹心痛、心悸、眩晕、水肿、癃闭、虚劳等病的发生。可见在血浊的病情发展中,痰、浊、瘀、毒这四种病理产物常常相兼为病,抓住病理的特点对临床辨证分型十分重要,也对疾病的发生、发展、预后有重要影响。

拓展阅读内容

【古医籍文献精选】

《灵枢·逆顺肥瘦》:"刺壮士真骨,坚肉缓节监监然,此人重则气涩血浊。"

《素问·奇病论》:"数食甘美而多肥也。"

《丹溪心法·中湿》:"凡肥人沉困怠惰,是湿热。""凡肥白之人,沉困怠惰,是气虚。"

《景岳全书·杂证谟·非风》:"肥人多气虚。"

《黄帝内经灵枢集注》:"其人重浊,则气涩血浊。"

《女科切要》:"其肥白妇人,经闭而不通者,必是湿痰与脂膜壅塞之故也,宜以枳实为君,佐以苍术、法半夏、香附、乌药、厚朴、牛膝、桃仁之类,则湿痰去而脂膜开,其经自通矣。"

【名中医经验采撷】

1. 仝小林 认为膏为体脂,多余之脂肪;浊,表现为糖浊、脂浊、尿酸浊等。故血浊隶属于膏浊范围内。膏脂充溢,浊邪内生是膏浊病的病理基础,因此消膏降浊是治疗膏浊病的基本大法。其含义包括:消除膏脂、泄浊和化浊。泄浊,即通过通泻的方法排泄浊邪;化浊,即促进浊邪的转化和分解,加速代谢,以减少浊在体内的积聚。针对血脂紊乱,使用升清降浊法:主要表现为中焦清浊升降失调的情况,应用升清降浊法,如半夏泻心汤,泄浊邪,升清阳。

2. 王新陆 血浊不仅是各种现代疾病的重要病理基础,形成之后又能作为继发性致病因素,加重其病理变化,所以说血浊是介于健康与现代疾病之间的病理枢纽,阻断这个枢纽正是阻断健康向疾病发展的关键,即是中医"治未病"的落脚点。浊之在血脉,尤污物之在江河。欲去江河之污物者,必疏通河道;欲除血中之浊者,须采用清化通利之法,浊去则经脉通畅。血浊日久,可损伤人体正气,并能化生痰浊、瘀血、热毒等,故可加扶正、化痰、活血、解毒之品。血浊的基本治疗方剂可选化浊行血汤(路路通、虎杖、荷叶、焦山楂、决明子、赤芍、酒大黄、何首乌、制水蛭)加减。

扫一扫,
测一测

(邓 悦)

 复习思考题

1. 何谓血浊证?
2. 血浊的基本病因病机是什么?
3. 血脂异常(血浊)怎样辨证论治?
4. 试述血脂异常(血浊)的临床分类及危险分层,治疗目标。

第六章

厥 证

 培训目标

1. 熟悉厥证的定义。
2. 掌握厥证与眩晕、中风、痫证、昏迷的鉴别。
3. 掌握厥证的病因病机及病机转化。
4. 掌握厥证的辨证论治。
5. 掌握中西医结合救治厥证的临床思维方法与技能。
6. 了解厥证的古医籍记载、中西医研究进展。

　　厥证是以突然昏仆,不省人事,或伴四肢厥冷为主要临床表现的一种急性病证。临床特征是轻者短时间内即可苏醒,醒后感头晕、疲乏,但无失语、瘫痪等后遗症,缓解时如常人。重者则一厥不醒,预后不良,甚则死亡。部分患者发病之前,常有先兆症状,如头晕、视物模糊、面色苍白、出汗等。

　　本章节讨论的厥证主要是指因心系病证引发的晕厥。其他因素引发的厥证不在本章讨论范围。

理论知识

【典型案例】

　　患者赵某,男,47 岁,胸闷气短伴发作性晕厥 1 个月。缘于 1 月前因劳累后出现气短、胸闷,一过性黑矇,当时无胸痛、意识丧失,休息后症状缓解,未就医诊治,自行口服复方丹参滴丸治疗,此后症状反复发作,每因劳累后、活动后时有头晕,可伴有黑矇症状。1 周来因工作劳累出现上述症状加重,晕厥 3 次,仆倒在地,每次持续 30s ~ 1min 不等,伴有头晕,神疲乏力,畏寒怕冷;醒后无遗留肢体活动障碍。

　　就诊时查血常规、心肌酶、肝功能、肾功能等均无异常。心电图示:窦性心律,心率 42 次/min,二度 Ⅱ 型房室传导阻滞,完全性右束支传导阻滞,部分导联 T 波低平。舌脉象:舌质淡,苔薄白,脉迟。

问题一　通过病史采集,我们获得有价值的信息有哪些?

思路　通过病史采集,我们获得有价值的临床信息,总结病例特点:

1. 主要症状特点　中年男性,"胸闷气短伴发作性晕厥 1 个月"为主诉;发作时意识不清,苏醒后如常人;持续时间:每次约 30s~1min;诱发缓解因素:劳累诱发,可自行苏醒。

2. 兼证　气短、胸闷、头晕、黑矇、畏寒怕冷、神疲乏力。

3. 舌脉特点　舌质淡、苔薄白、脉迟。

4. 辅助检查　心电图检查示:窦性心律,心率 42 次/min,二度 Ⅱ 型房室传导阻滞,完全性右束支传导阻滞,部分导联 T 波低平。

知识点 1

对于发作性厥证的患者,第一,我们要注意询问晕厥有无既往病史、苏醒后有无神志异常或肢体活动障碍,询问诱发因素、缓解方式;第二,注意患者兼证表现,如有无恶心、呕吐,有无抽搐,有无口吐白沫,有无发出怪异叫声,有无半身麻木、肢体活动障碍,有无二便失禁等,有助于临床诊断;第三,既往史有无导致厥证的原发疾病;第四,按照病证结合的诊断要求,应该做专科相关实验室检查,重要的辅助检查如测量血压、心电图、24 小时动态心电图、心脏彩超、心肌标志物、心肌酶学、头颅 CT、脑电图等。

问题二　厥证的常见病因病机有哪些?

思路　厥证的发生主要与情志不遂、饮食不节、年老体弱、劳逸失度、久病体虚等相关。病位在脑窍,主要与心、肝、脾、肾密切相关,病机主要是气机突然逆乱、升降乖戾,气血阴阳不相顺接所致(图 2-6-1)。

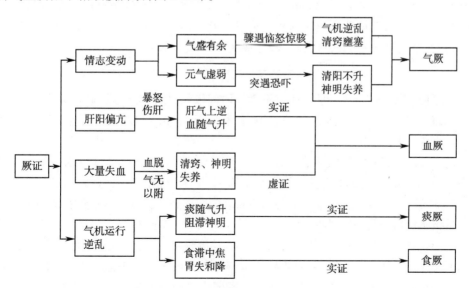

图 2-6-1　厥证病因病机示意图

知识点 2

厥证可分气、血、痰、食厥,首当辨虚实,其次分气血。病机主要是气机突然逆乱、升降乖戾,气血阴阳不相顺接。

问题三　该患者诊断如何确立?

思路　根据目前采集得到的临床信息,本例患者发作前有头晕、黑矇、晕厥持续时间 30s～1min 不等,醒后一如常人,可作出判断。参考厥证诊断要点如下:

1. 主证　突然昏倒,不省人事,或伴四肢厥冷。

2. 兼证　气短、胸闷、头晕、黑矇、畏寒怕冷、神疲乏力。

3. 诱因　发病前可有明显的过劳、情志变动、精神刺激的因素,或有大量失血病史,或者有暴饮暴食史,或有素体痰盛宿疾。注意询问既往有无类似病史、发作时的体位、持续时间以及发厥前后的表现。

4. 辅助检查　血压、血糖、心电图、动态心电图、超声心动图、血常规、心肌坏死标志物、血清酶学、头颅 CT 等检查有助于诊断。

中医诊断:厥证。

证型:心阳虚衰、气机逆乱。

西医诊断:(1) 阿-斯综合征;(2) 心律失常二度Ⅱ型房室传导阻滞。

知识点 3

中医病名为厥证。西医以症状、辅助检查诊断为阿-斯综合征。本例患者心电图检查提示心率42次/min,二度Ⅱ型房室传导阻滞,完全性右束支传导阻滞,部分导联T波低平。患者因心率过慢,导致脑部缺血,表现为头晕、黑矇、晕厥等症状。所谓阿-斯综合征(Adams-Stokes综合征)即心源性脑缺血综合征,指突然发作的严重的、致命性的缓慢性和快速性心律失常,引起心排出量在短时间内锐减,产生一过性严重脑缺血,出现神志丧失和晕厥等症状。

问题四　该患者晕厥,假如神志不清的时间较长,如何与中风、痫证等疾病鉴别?

思路　厥证呈一过性发作的神志不清,移时苏醒,醒后如常人,可伴有眩晕不适,应与以下疾病相鉴别:

1. 中风　以猝然昏仆,不省人事,伴有口舌歪斜,半身不遂,失语;或不经昏仆,仅以歪斜不遂为特征。厥证患者一般无半身不遂、口舌歪斜及舌强语謇等表现。

2. 眩晕　是以目眩、头晕为主要临床表现的一类病证。目眩是指眼花或眼前发黑,头晕是指感觉自身或外界景物旋转。二者常同时并见。轻者闭目即止;重者如坐车船,旋转不定,不能站立,或伴有恶心、呕吐、汗出,甚则仆倒等症状。眩晕无一过性神志不清。

3. 痫证　以突然仆倒,昏不知人,口吐涎沫,两目上视,四肢抽搐,或口中发出怪异叫声,移时苏醒,醒后一如常人为特点。厥证无口中怪异叫声、四肢抽搐及口吐涎沫等症状。

4. 昏迷 多为急危重症,发病可急可缓。急性病,起病可以突然昏迷,不省人事,呈持续状态;慢性病发作期、或危重症进行性加重,可有一个昏迷前的过程,先轻后重,由烦躁、嗜睡、谵语逐渐发展为昏迷,呈持续状态。厥证发作性,移时可苏醒。厥证重症患者如果神志不清,持续时间较长,此时病机与证候已发生转化,不可逆转,归属原发病的诊断。应注意与昏迷鉴别。

知识点 4

厥证与眩晕、中风、痫证、昏迷的鉴别要点,见表2-6-1。

表2-6-1 厥证与眩晕、中风、痫证、昏迷鉴别表

	厥证	眩晕	中风	痫证	昏迷
主证特点	突然昏仆,不省人事	头晕目眩,视物旋转不定,甚则不能站立	突然昏仆,不省人事,口舌歪斜,半身不遂	发作性神志异常,仆倒,常口中作怪异叫声,四肢频抽,口吐白沫	危重症,起病可急可缓;急性重症起病可突然昏迷;慢性起病,或重症,可有一个昏迷前的进行性加重过程
神识昏蒙	短暂	无	中脏腑者有	短暂,移动时可自行苏醒	有,且持续状态
可伴随的症状	面色苍白,四肢逆冷	耳鸣,恶心欲呕等	眩晕,头痛,恶心呕吐,二便失禁等	轻度头晕,乏力等	发热,眩晕,头痛,呼吸缓慢,瞳神异常等

问题五 如果患者需进一步明确西医诊断,需要与哪些疾病相鉴别?

思路 患者为一过性发作,本病属西医诊断为心源性因素引起的晕厥,临床需做心电图、24小时动态心电图等检查进一步确诊。临床晕厥原因较多,遇到晕厥患者多从以下几方面考虑:血管舒缩功能障碍、心脏疾病、脑部疾病等。

知识点 5

晕厥常与以下疾病相鉴别:

1. 神经介导性晕厥包括 ①血管迷走性晕厥,由情绪(如恐惧、疼痛等)和直立体位引起。②情境性晕厥,如咳嗽、打喷嚏,胃肠道刺激,排尿,运动后或餐后均可引起。③颈动脉窦性晕厥,如穿紧领衣物,突然转头等。

2. 体位性低血压性晕厥 发生于卧位或久蹲而突然站立时,一般无汗出、头晕等先兆症状。检查可见患者在体位变化后10min内,收缩压下降20~40mmHg或更多。

3. 高血压脑病晕厥 多见于高血压患者,暂时性晕厥,伴有头痛、头晕、恶心、呕吐、视觉障碍,血压升高,视乳头渗出、水肿等。

4. 短暂性脑缺血发作性晕厥　多见于老年患者,一般持续几分钟至几十分钟,没有后遗症或仅有轻微后遗症,可反复发作。进一步查头颅 CT 或 MRI 有助于诊断。

5. 低血糖性晕厥　可见于应用降糖药物治疗的糖尿病患者,或者胰腺疾病、肝脏疾病等,发作时可伴有心慌、出汗,短暂性晕厥,急查血糖可诊断。

6. 严重贫血性晕厥　有急性或慢性失血,或有其他血液系统疾病病史,有贫血临床表现,血常规、骨髓象有助于诊断。

问题六　厥证患者如何辨证、中医证型如何确立?

思路　厥证当根据起病情况、病程长短、伴随症状进行辨证,首当辨虚证与实证,如虚证,多素体虚弱,厥前有过度劳累,睡眠不足,饥饿受寒等诱因。实证,多形体壮实,而发作多与精神刺激密切相关,故了解病史,查明病因,有助于辨清证候。虚证为气血亏虚,多表现有自汗、疲乏、无力、肢冷等。实证为气滞、血瘀、痰阻等,多见呼吸急促,两手紧握,或面红身热,脉实有力等。还要分病因,如实证多与情志有关、痰厥多见于素有咳喘宿痰等。

知识点 6

1. 厥证虚证、实证辨别要点(表 2-6-2)

表 2-6-2　厥证虚证、实证辨别要点

	虚证	实证
病机	气虚不足,或出血亡津,气随血脱	气盛有余,或夹痰夹食,气血逆乱
主证	眩晕,昏厥,面色苍白,声低息微,口开手撒,或汗出肢冷	突然昏仆,面红气粗,声高息促,口噤握拳,或夹痰涎壅盛,或身热谵妄
舌象	舌胖或淡,苔薄白	舌红苔黄腻
脉象	脉细弱无力	脉洪大有力

2. 厥证实证,需辨气厥实证与血厥实证(表 2-6-3)

表 2-6-3　气厥实证与血厥实证辨别要点

	气厥实证	血厥实证
病机	肝气升发太过所致。体质壮实之人,肝气上逆,由惊恐、暴怒而发	肝阳上亢,阳气暴张,血随气升,气血并走于上
主证	突然昏仆,呼吸气粗,口噤握拳,头晕头痛	突然昏仆,牙关紧闭,四肢厥冷,面赤唇紫,或鼻衄
舌象	舌红苔黄	舌质黯红
脉象	脉沉而弦	脉弦有力

3. 辨证论治流程(图 2-6-2)

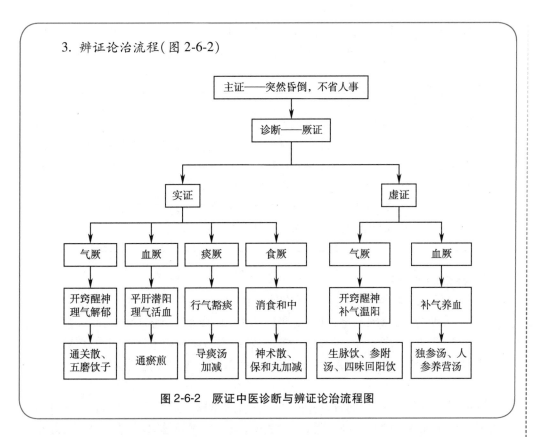

图 2-6-2　厥证中医诊断与辨证论治流程图

问题七　该患者的中医治疗方案如何?

思路　参照上述诊断与辨证论治流程图,结合患者病史、病症特点进行具体辨证论治。治法当以温补心阳,活血通脉。方选参附汤合人参养营汤化裁;临床还可配合中成药治疗。注意调护:调畅情志,饮食宜温性食物,忌生冷饮食,忌肥甘厚味之品,勿高空作业、勿游泳等。

中医诊断:厥证气厥。

证型:心阳虚衰、气机逆乱。

西医:(1) 阿-斯综合征;(2) 心律失常二度Ⅱ型房室传导阻滞。

辨证分析:患者以晕厥为主证,故厥证诊断成立。患者素体亏虚,脾气不足,"劳则气耗",劳累过度,中气下陷,清阳不升,气机不相顺接,因而晕厥昏仆,中气不足,则气息低微,周身无力,心气亏虚、心阳不振,故有胸闷、气短;素体亏虚、阳气不足,不能布散于外,则见畏寒怕冷。舌质淡,苔薄白,脉迟均为正气不足、阳气亏虚的表现。

治法:温补心阳,活血通脉。

方药:参附汤合人参养营汤化裁。

党参 30g	当归 10g	黄芪 30g	白术 10g
茯苓 15g	熟附子 6g先煎	桂枝 10g	熟地黄 15g
五味子 10g	远志 6g	陈皮 6g	白芍 10g
甘草 6g	川芎 10g	麻黄 10g	细辛 6g

水煎服,每日 1 剂。

红参 15g　大枣 15g　生姜 10g　另炖,每日 1 剂。

中成药:心宝丸 2 粒,口服,每日 3 次;或者参仙升脉口服液 1 支,口服,每日 3 次。

▤ 知识点 7

厥证病因可有素体虚弱、情志波动。依据病因及主证、次(兼)证表现,具体辨证虚实。治疗原则为调和阴阳,宣畅气机,补气和血。以气虚为主,注意补气;以阳虚为主,注意温阳;兼有痰浊瘀血阻滞气机,要活血化痰通瘀,故而达到气血运行畅达,阴阳平和。对于病态窦房结综合征,或者房室传导阻滞导致的厥证,可结合现代中药药理学研究,选用一些具有兴奋交感神经,改善房室结传导的中药或者中成药;若药物治疗效果欠佳的,建议植入永久性心脏起搏器。

【临床辨治思路】

1. 辨病因、虚实　厥证的发生,常有明显的病因可寻。如气厥虚证,多平素体质虚,厥前有过度劳累,睡眠不足,饥饿受寒等诱因;血厥虚证,则与失血有关,常继发于大出血之证;气厥、血厥实证,多形体壮实,而发作多与精神刺激密切相关;痰厥好发于恣食肥甘,体丰湿盛之人;食厥发于暴食之后;故了解病史,查明病因,有助于辨清证候。

厥证见症虽多,但概括而言,不外虚实二证,这是厥证辨证之关键所在。实证者表现为突然昏仆,面红气粗,声高息促,口噤握拳,或夹痰涎壅盛,或身热谵妄,舌红苔黄腻,脉洪大有力。开窍法是救治急症的独特疗法之一,适用于邪实窍闭之神昏证,以辛香走窜的药物为主,具有通关开窍的作用。主要是通过开泄痰浊闭阻,温通辟秽化浊,宣窍通利气机而达到苏醒神志的目的。在剂型上应选择丸、散、气雾、舌下给药以及注射之类药物,可根据病情给予吞服、鼻饲、注射。本法系急救治标之法,苏醒后应按病情辨证治疗。虚证者表现眩晕昏厥,面色苍白,声低息微,口开手撒,或汗出肢冷,舌胖或淡,脉细弱无力。主要是通过补益元气、回阳救逆而提高气的统摄能力。对于失血过急过多者,还应配合止血、输血,以挽其危。由于气血亏虚,故不可妄用辛香开窍之品。

2. 厥证治疗要点　临床上有气、血、痰等厥之分。急则治其标,发作时治疗以醒神回厥为总的治疗原则,但厥醒之后应注意调理善后,治疗原有病证。气厥、血厥尤宜详辨虚实,而二者之实证又有相似之处,如形体壮实,情志引发,发作时均见猝然昏厥,牙关紧闭,脉沉弦等症,但气厥实证是因肝气上逆所致,常见情绪改变,反复发作之特点,醒后也可出现哭笑无常等表现,治宜顺气开郁,宜用通关散嗜鼻;血厥实证是由肝气上逆,血随气升引起,平素多有阳亢表现,治宜清热醒神开窍,宜用安宫牛黄丸点舌下或鼻饲;气厥虚证则多见于元气素虚之人,加以惊恐、过劳、饥饿、睡眠不足等诱发,因一时气机不相顺接,清阳不升所致,治宜益气回阳,给予参附注射液、参麦注射液。血厥虚证,则多见于失血之人,血虚不能上荣所致,治宜补气养血,给予参麦注射液,或者输血等。至于痰厥乃痰气交阻,上蒙清窍所致,治宜行气豁痰,给予痰热清注射液。食厥,此型多见于小儿,乃食气相并,气机痞膈所成,治宜消导和中,可予淡盐汤探吐,保和丸。因厥证常复发,故预防调理尤为重要。

3. 针灸急救 对于厥证实证,治宜开郁利气,选穴人中(水沟)、中冲、涌泉;痰厥加丰隆,食厥加内庭,暑厥加劳宫。治法:均用泻法。常先针人中,继刺涌泉,留针,持续运针至厥苏神清。对于厥证虚证,治法宜补气回阳。选穴百会、膻中、隐白。治法:百会、膻中、隐白用艾卷行雀啄灸,直灸至患者清醒。百会亦可先针刺,行补法运针 1~2min 后,再施灸法。如在紧急状态下,又没有针具艾条等,可徒手按压人中、百会、涌泉穴位急救。

拓展阅读内容

【古医籍文献精选】

《素问·生气通天论》:"大怒则形气绝,而血菀于上,使人薄厥。"

《素问·厥论》:"寒厥之为寒也,必从五指而上于膝。"

《素问·解精微论》:"厥则目无所见。夫人厥则阳气并于上,阴气并于下。阳并于上,则火独光也;阴并于下,则足寒,足寒则胀也。"

《景岳全书》:"脉解篇曰:内夺而厥,则为喑俳,此肾虚也。少阴不至者,厥也。"

《景岳全书·厥逆》中指出"气厥之证有二,以气虚、气实皆能厥也。"

【名中医经验采撷】

1. 颜亦鲁 厥证属内科常见危急重证,由气血逆乱而致。临证辨治时需注意:重视各类厥证的个性与共性。厥证总因气机逆乱、升降乖戾而引起,情志不遂多为诱因,且各类厥证亦有内在联系,常相兼而发。如暑厥与热厥则因暑为阳邪,暑必夹热而常同时致病。启上与导下并重。启上药如石菖蒲等。石菖蒲为芳香开窍之品,其辛香流散,气薄芬芳,辟秽恶而利清阳,化湿浊而开心窍,且其清香馨远,入心透脑,为开窍之要药,尤以鲜品入药为良;导下多用消食导滞、通腑泻下之品,使邪有出路,从下窍而走,常用药有神曲、炒麦芽运脾和胃助消化,生大黄清热通腑以祛邪。注重善后,固本清源。厥证未发时,仍应根据其发病原因及个人体质的不同,服用健脾化痰、益气生津、理气和中等剂,以调养善后,达到固本清源的目的,防止复发。

2. 石志超 指出厥逆临床一般可以分为两类:①人体的阳气虚衰,寒邪内生,出现如四肢厥冷、恶寒、神疲蜷卧、少气懒言等生理功能衰退的症状;中医临床诊断为寒厥;治疗当用补法、温法;方用四逆辈,理中诸方加减治疗。②人体的阴阳逆乱,内脏之气与四肢之气不相顺接,日久气机郁滞化热,热邪郁闭于内,阳气不达四末,出现的一如四肢厥冷,或口干心烦,或泄利下重等生理功能紊乱的症状;中医临床诊断为热厥(或称阳厥);治疗当用和法;方药用四逆散或柴胡类方加减。主治热厥,当以和法为其治疗大法。其代表方有四逆散、柴胡疏肝散、逍遥丸等。戴天章说:"寒热并用谓之和,补泻合剂谓之和,表里双解谓之和,平其亢厉谓之和。"而热厥类疾病的病机正是因肝郁气滞,郁而化热,阳热郁闭于内,阳气不达四末所致。尤其是女性以血为本,情绪不遂,气机郁滞,阳气不能伸展;或嗜食辛辣,阴虚燥热内生,阴阳之气不相顺接,究其本质乃为阻滞不通而非阳虚不达。阳气阻滞中焦可见胸膈满闷,久而影响中焦肝胆脾胃运转升降,可见胃痞,胆胀,化火可见失眠,多怒,疏泄失职也可影响月经,甚至闭经。

3. 邓世发 指出凡遇突然倒仆,神识朦胧,不省人事的患者,须尽快使之苏醒,则是治疗的当务之急。必须用"留人治病"的方法进行抢救。厥证时,需根据"异病同治"和"急则治其标"的原则,自拟厥证针灸处方:手十二井穴、百会、水沟、涌泉、承浆、神阙、关元、四神聪等穴。手十二井穴能调和气血、接续经气;侧重用针刺手十二井穴,令其出血,通利壅滞,调和气血,针水沟、承浆通任督,调和阴阳。督脉总督诸阳,任脉总任诸阴,百会、水沟为督脉要穴,能通督壮阳;关元、承浆为任脉要穴,能滋水养阴;神阙、涌泉可滋阴固脱;四神聪醒脑清神。诸穴同用能通任、督而调和阴阳,续经气而调理气血、扶正固脱,共奏醒脑回苏之功。气虚而厥者,温针足三里并灸神阙、关元重补元气;气实致厥者,着重对手十二井穴针刺放血,用凉泻法针足三里、丰隆泻其闭阻;夹痰者,用泻法针天突、丰隆豁痰利窍;食厥者,针足三里、上巨虚、下巨虚以化食导滞;阳热明显者,重在对手十二井穴、百会、涌泉放血泻热;阴寒盛者,除水沟、承浆、手十二井穴用平补平泻手法外,其余穴位均用灸法或温针逐寒。

(李永新)

复习思考题

1. 对一名晕厥患者,如何根据病证结合的临床思路进行病史采集?
2. 阐述厥证患者的辨证思路与分型治疗。
3. 晕厥应与哪些疾病相鉴别?
4. 临床上,厥证与厥脱如何区别与处理?

第七章

不　寐

　　不寐是以各种原因引起睡眠时间和(或)睡眠质量的不足,并导致疲乏无力、全身不适为特征的病证。轻者入睡困难,或寐而不酣,时寐时醒,早醒,或醒后不能再寐;重者则彻夜不寐。不寐属西医学的睡眠障碍范畴。西医学的神经官能症、围绝经期综合征、神经性焦虑症、神经性抑郁症的部分轻症等以失眠为主要临床表现时,亦可参考本节内容辨证论治。由于其他疾病而影响睡眠者,不属本篇讨论范围。

理论知识

【典型案例】

　　患者,女,46岁。因自诉"反复失眠伴心烦5年余"就诊。5年来患者间断少寐、不寐,时轻时重,服过各类西药镇静剂,开始有效,之后再服无效,且近3年逐渐易情绪紧张、平素急躁易怒。曾服养血安神中药近半年而无效。现入睡难,1小时左右方能入睡,每晚睡眠2~3小时后易醒,醒后难以再入睡,严重时甚至彻夜不眠,自感口干口苦,心情烦躁,头晕头胀,目赤耳鸣,不思饮食,胸胁胀痛,善太息。自诉平素身体健康,长期从事办公室行政工作,工作压力较大,近些年经常因家庭琐事和家庭成员争吵。舌脉象:舌红,苔黄厚腻,脉弦数。

问题一 通过病史采集,我们目前可以获得的重要临床信息有哪些? 对于不寐患者我们的病史询问应该注重哪些方面的内容?

思路 通过病史采集,获取有价值的临床信息,是对疾病正确诊治的前提。根据该患者此次就诊过程,总结病例特点:

1. 主证特点 中年女性,以"反复失眠伴心烦 5 年余"为主诉;现入睡时间长 1 小时左右方能入睡,每晚休息 2～3 小时后,醒后再难入睡,严重时甚至彻夜不眠。

2. 兼证特点 口干口苦,心情烦躁,头晕头胀,目赤耳鸣,不思饮食,胸胁胀痛,善太息。

3. 舌脉特点 舌红,苔黄厚腻,脉弦数。

4. 病史特点 存在工作心理压力大,家庭内部关系不和的因素。无特殊病史。

5. 患者中年女性,否认其他病史,否认各种类型的躯体疾病,存在精神压力过大,处于更年期状态的情况,应考虑不寐。引起此患者不寐的病因是日久情志不遂,肝失条达,肝气郁结,肝郁化火,邪火扰动心神,神不安而不寐。

知识点 1

> 对于不寐患者,应询问睡眠时间、不寐状态多久、诱发因素、精神状态及相关疾病,应通过理化检查排除具有原发性器质性疾病所导致的不寐。

问题二 不寐的常见病因病机有哪些? 不寐是如何诊断的?

思路 不寐常见的病因有饮食不节、情志失调、劳逸失调、思虑过度及病后体虚等,这些相关因素导致人体"阴平阳秘"状态失衡。不寐的病理变化,总属阳盛阴衰,阴阳失交。一为阳盛不得入于阴,一为阴虚不能纳阳。病理性质分虚实两端,虚实之间可以转化。实证心火炽盛,肝郁化火,痰热内扰,引起心神不安所致;虚证由心脾两虚,心虚胆怯,阴虚火旺,引起心神失养。

知识点2

不寐病因病机(图2-7-1)

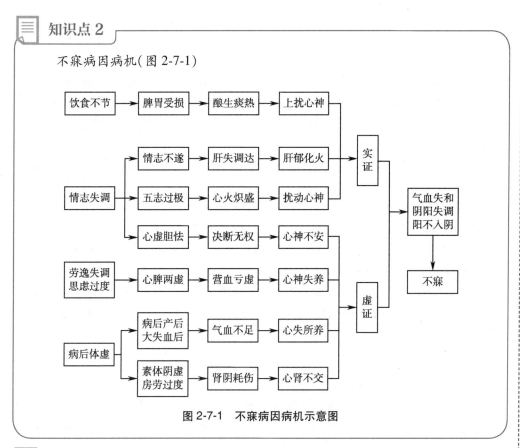

图2-7-1　不寐病因病机示意图

知识点3

诊断要点可以从临床表现、病史、病因、诱因及辅助检查综合判断,具体如下:

1. 主证　轻者入寐困难或寐而易醒,醒后不寐,连续3周以上,重者彻夜难眠;

2. 兼证　常伴有头痛、头昏、目赤耳鸣、心悸、健忘、神疲乏力、心烦、多梦等;

3. 本病病因常有饮食不节,情志失常,劳倦、思虑过度,病后体虚而发病;

4. 经各系统及辅助检查,未发现有导致失眠的其他器质性病变;

5. 有条件可采用多导睡眠图判断。

问题三　若需进一步明确该患者西医诊断,如何选择辅助检查?

思路　①必须进行必要的检查,排除导致失眠的其他器质性病变,排除如颅内占位,高血压,心力衰竭,甲状腺功能亢进症,糖尿病,肿瘤,呼吸衰竭,消化性溃疡等。②不寐的确诊一般通过问诊便可以掌握基本信息。有条件的也可采用多导睡眠图来判断,其诊断要点:测定其平均睡眠潜伏期延长大于30min;测定实际睡眠时间减少,小于6.5h;测定觉醒时间增多,每夜超过30min。

知识点 4

失眠的相关知识

睡眠障碍的机制：与睡眠机制有关的神经结构包括视交叉上核、丘脑、下丘脑、脑干中缝核、孤束核、网状结构、大脑皮质。睡眠过程受中枢神经递质的控制，5-羟色胺、去甲肾上腺素和乙酰胆碱的交互作用可致慢波睡眠和快波睡眠的周期性交替。

失眠按病因可划分为原发性和继发性两类。原发性失眠通常缺少明确病因，或在排除可能引起失眠的病因后仍遗留失眠症状，主要是一种排除性诊断。继发性失眠包括由于躯体疾病、精神障碍、药物滥用等引起的失眠，以及与睡眠呼吸紊乱、睡眠运动障碍等相关的失眠。失眠常与其他疾病同时发生，有时很难确定这些疾病与失眠之间的因果关系，故近年来提出共病性失眠（comorbid insomnia）的概念，用以描述那些同时伴随其他疾病的失眠。

对失眠的诊断和睡眠质量的评估，可采用睡眠多导图（polysomnogram，PSG）和睡眠问卷，如匹兹堡睡眠质量（Pittsburgh sleep quality index，PSQI）问卷等量表工具。

问题四 本患者母亲今年 72 岁，平素身体健康，亦少寐早醒，但无任何身体不适及痛苦状况，能否诊断为不寐？如何鉴别？

思路 对于不寐的诊断，临床上应与生理性少寐、特殊情况引起暂时性不寐及有些疾病引起的不寐鉴别诊断，分析这位患者的母亲为老年人，偶有少寐早醒，精神不减，且不影响正常生活，属于正常的少寐。

知识点 5

鉴 别 诊 断

1. 生理性少寐　睡眠时间因人而异，个别人睡眠时间较短，有些人早睡早醒仍坚持晨运，有些人每天睡眠 5h 但睡眠质量与深度颇高，白天精神不减，不影响正常生活工作，无疲乏不适感，应属于正常的少寐，老年人常见。

2. 特殊情况引起的暂时性不寐　生活环境改变，如陌生的环境、精神过度紧张、兴奋、愤怒、惊恐等，睡前饮咖啡、浓茶等，均可导致暂时性的不寐，消除致病因素无须服药就可以恢复常态睡眠者，不应当诊断"不寐"。若病因持续存在，调摄不当就可发展为病态。

3. 不寐是某些疾病的并发症，如发热、咳喘、疼痛、瘙痒，需处理原发疾病，亦不属本病范畴。

4. 不寐与不得卧　应与疾病导致的"不得眠""不得卧"相鉴别，本章不寐以失眠为主证，表现为持续入睡困难，睡后易醒，应与其他疾病因痛苦引起失眠者相鉴别，《金匮要略·痰饮咳嗽病脉证并治》中的"咳逆，倚息不得卧"及《素问·评热病论》中"诸水病者，故不得卧，卧则惊，惊则咳甚也。"皆不属于不寐范畴，而张仲景《伤寒论·辨少阴病脉证并证》"少阴病,得之二三日以上,心中烦,不得卧……"则是以烦躁不眠为主,当属本病。

5. 不寐与百合病 百合病临床也可出现欲卧不能卧,但与不寐易区别,它以精神恍惚不定及口苦、尿黄、脉微为主要临床特点,多由热病之后,余热未尽所致,其伴随症状亦有差异。

问题五 该患者的中医诊断、中医证型如何确立?

思路 该患者失眠伴心烦为主证,表现入睡时间长,每晚休息2~3小时后,醒后再难入睡,严重时甚至彻夜不眠,伴口干口苦,心情烦躁,头晕头胀,目赤耳鸣,不思饮食,胸胁胀痛,善太息,舌红,苔黄厚腻,脉弦数。患者以心烦不寐为主证,伴有头晕头胀、心烦等症,故不寐诊断成立。

患者长期压力大,情志不遂,暴怒伤肝,肝失条达,肝气郁结,日久肝郁化火,肝火上扰心神,致心神不宁,故心烦不寐;肝火上扰清窍,"肝开窍于目",故见头晕头胀,目赤耳鸣;肝失条达,胸胁气机不畅,故胸胁胀痛、善太息;肝火横逆犯脾,导致脾失运化,故见不思饮食,上犯口咽,故见口干口苦;舌红,苔黄厚腻,脉弦数均为肝火扰心征象。四诊合参,该患者的中医证型属肝火扰心证。

知识点 6

辨 证 要 点

1. 辨虚实(表2-7-1)

表 2-7-1 不寐虚实辨证

	病机	临床特点
虚证	阴血不足,心失所养	体质瘦弱,面色无华,心悸健忘,神疲懒言
实证	邪热扰心,心神不安	心烦易怒,口苦咽干,便秘溲赤

虚证多由心脾两虚,心虚胆怯,阴虚火旺,引起心神失养所致;实证则多由心火炽盛,肝郁化火,痰热内扰,引起心神不安所致。

2. 辨部位 病位在心,由于心神失养或不安,神不守舍,与肝、胆、脾、胃、肾的阴阳气血失调相关。不寐如兼见急躁易怒多为肝火内扰;遇事易惊,多梦易醒,多为心胆气虚;面色少华,肢倦神疲,多为脾虚不运,心神失养;嗳腐吞酸,脘腹胀满而失眠,多为胃腑宿食,心神被扰;胸闷,头重目眩,多为痰热内扰心神;心烦心悸,头晕健忘而失眠,多为阴虚火旺,心肾不交,心神不安等。

知识点 **7**

诊断与辨证论治流程(图 2-7-2)

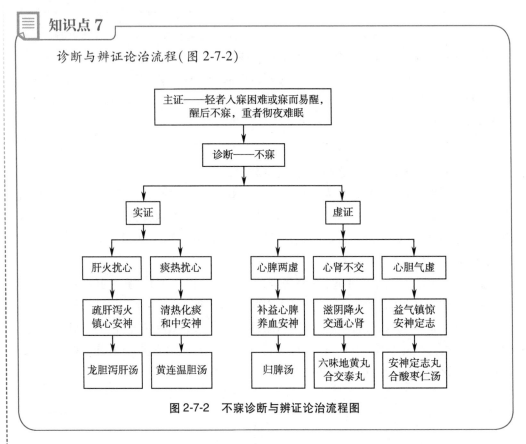

图 2-7-2　不寐诊断与辨证论治流程图

问题六　该患者的具体中医治疗方案如何?不寐中医治则治法为何?

思路　四诊合参,该患者中医诊断:不寐,证型属肝火扰心证。

根据以上分析,患者病位在心,与肝脾胃相关,病性为实。

治法:疏肝泻热、镇心安神。

方药:龙胆泻肝汤加减。

龙胆草 9g	焦栀子 10g	黄芩 12g	柴胡 10g
当归 15g	生地黄 15g	泽泻 10g	车前子 20g[包煎]
炒白芍 12g	川牛膝 15g	炒枣仁 20g	合欢花 12g

7 剂,水煎服,每日 1 剂,分 2 次服。

调护:调畅情志,饮食清淡,忌肥甘厚味之品,劳逸结合。

另可建议针灸治疗,取太冲、阳陵泉、外关、涌泉、百会、印堂穴针刺,用平补平泻法,留针 20~30min,每日 1 次,持续 10~14 天为 1 疗程。

知识点 8

中医治疗原则

不寐的治疗原则:补虚泻实,调整脏腑气血阴阳。

实证——泻其有余,如疏肝解郁,降火涤痰,消导和中。

虚证——补其不足,如益气养血,健脾、补肝、益肾。

临证实应注意实证日久,气血耗伤,亦可转为虚证,虚实夹杂者,治宜攻补兼施,或为瘀血所致,可采用清代王清任血府逐瘀汤治疗。在此基础上配合安神定志法,分别选用养血安神、镇惊安神、清心安神等具体治法,并注意配合精神治疗,以消除紧张焦虑,保持心情舒畅。本病因属心神病变,故尤应注意精神调摄,做到喜恶有节,避免忧思焦虑,保持心情舒畅;尤其对于情志不调所致的不寐,在治疗上应给与患者心理指导,使其放松紧张或焦虑情绪,保持心情舒畅以条达气机。养成良好的生活习惯,并改善睡眠环境;劳逸结合等,对于提高治疗失眠的效果,改善体质及提高工作、学习效率,均有促进作用。

知识点 9

关于睡眠障碍的西医药物治疗

1. 短中效的苯二氮䓬受体激动剂(BZRAs) 可非选择性激动 γ 氨基丁酸受体 A(GABAA)上不同的 α 亚基,具有镇静、抗焦虑、肌松和抗惊厥作用。常用药物有艾司唑仑(estazolam)、阿普唑仑(alprazolam)、地西泮(diazepam)、劳拉西泮(lorazepam)、酒石酸唑吡坦(zolpidem tartrate)。可以缩短失眠者的睡眠潜伏期、增加总睡眠时间,不良反应包括日间困倦、头昏、肌张力减退、跌倒、认知功能减退等。老年患者应用时尤须注意药物的肌松作用和跌倒风险。这些药物禁用于妊娠或泌乳期的妇女、肝肾功能损害者、阻塞性睡眠呼吸暂停综合征患者以及重度通气功能障碍者。新型的非苯二氮䓬类药物(non-BZDs),如右佐匹克隆(eszopiclone)、佐匹克隆(zopiclone),治疗失眠安全、有效,长期使用无显著药物不良反应。

2. 褪黑素和褪黑素受体激动剂 褪黑素(melatonin)是由哺乳动物和人类的松果体产生的一种胺类激素,参与调节睡眠-觉醒周期,可以改善时差变化引起的失眠症状、睡眠时相延迟综合征和昼夜节律失调性睡眠障碍,可以作为不能耐受催眠药物患者以及已经发生药物依赖患者的替代治疗。褪黑素类似物阿戈美拉汀(agomelatine),既是首个褪黑素受体激动剂,也是5-羟色胺2C 受体(S-HTx)受体拮抗剂,对抑郁及其伴随的焦虑、失眠等症状均有较好的疗效,且不良反应少,安全性高。

3. 抗抑郁药物 部分抗抑郁药具有催眠镇静作用,在失眠伴随抑郁、焦虑心境时应用较为有效。如阿米替林、多塞平等。

总之,睡眠障碍分为入睡困难、睡后易醒和睡眠维持障碍。对于严重失眠患者,可以短期内应用西药。西药的药效也各有特点,如果是入睡困难可以口服短效或速效助眠药物,比如酒石酸唑吡坦和三唑仑;睡后易醒,可以口服中效助眠药物,比如艾司唑仑;睡眠维持障碍伴有焦虑者,可以口服长效助眠药物,比如地西泮、劳拉西泮等,可结合抗焦虑药。如果患者是由于躯体器质性疾病,比如咳嗽、呼吸困难、胸痛、头痛、尿频、皮肤瘙痒等导致的睡眠障碍,需要病因治疗,医者决不能盲目使用安眠疗法而掩盖患者症状,耽误病情。某些安眠药存在一定的成瘾性,必须尽量通过发挥中医药的特色治疗,尽量戒除安眠药或者使用最低的剂量,改善睡眠又不影响白天的生活质量,避免安眠药依赖。

【临床辨治思路】

1. 治疗不寐应注意掌握三个要领　①注意调整脏腑气血阴阳的平衡,补其不足,泻其有余,使气血调和,阴平阳秘;②强调在辨证论治基础上加以安神镇静,重镇安神用生龙骨、生牡蛎、琥珀、煅磁石,养血安神用酸枣仁、柏子仁、夜交藤等;③注意精神治疗的作用,消除焦虑紧张情绪,保持心情舒畅,必要时心理医生进行心理治疗。

2. 长期顽固性不寐,临床治疗效果往往不佳,伴心烦,舌质偏黯,有瘀点瘀斑,依据古训"久病多瘀""顽疾多瘀血",可从瘀论治,选用血府逐瘀汤,用柴胡、枳壳、牛膝理气,用桃仁、红花、川芎活血化瘀,生地养阴清热,共起活血化瘀,通络宁神之功。

3. 发挥外治法及针灸推拿疗法的作用,如足浴疗法;耳穴压豆疗法;针灸足三里、三阴交;艾灸涌泉。

拓展阅读内容

【古医籍文献精选】

《灵枢·营卫生会》:"老者之气血衰……故昼不精,夜不瞑。"

《灵枢·大惑论》:"卫气不得入于阴……故目不瞑矣。"

《素问·逆调论》:"阳明者胃脉也,胃者六腑之海,其气亦下行,阳明逆不得从其道,故不得卧也。《下经》曰:'胃不和则卧不安',此之谓也。"

《古今医统大全·不得卧》:"痰火扰乱,心神不宁,思虑过伤,火炽痰郁而致不眠者多矣。有因肾水不足,真阴不升而心阳独亢,亦不得眠。有脾倦火郁,夜卧遂不疏散,每至五更随气上升而发躁,便不成寐,此宜快脾发郁,清痰抑火之法也"。

《景岳全书·不寐》:"如痰,如火,如寒气、水气,如饮食忿怒之不寐者,此皆内邪滞逆之扰也……思虑劳倦,惊恐忧疑,及别无所累而常多不寐者,总属其阴精血之不足,阴阳不交,而神有不安其室耳……"

《景岳全书·不寐》:"徐东皋曰:痰火扰乱,心神不宁,思虑过伤,火炽痰郁,而致不眠者多矣。有因肾水不足,真阴不升,而心阳独亢者,亦不得眠…有体气素盛,偶为痰火所致不得眠者,宜先用滚痰丸,次用安神丸、清心凉膈之类。有体素弱,或因过劳,或因病后,此为不足,宜用养血安神之类。凡病后及妇人产后不得眠者,此皆血气虚而心脾二脏不足,虽有痰火,亦不宜过于攻治,仍当以补养为君,或佐以清痰降火之药……"

《类证治裁·不寐》:"阳气自动而之静,则寐;阴气自静而之动,则寤;不寐者,病在阳不交阴也。"

《冯氏锦囊》:"壮年人肾阴强盛,则睡沉熟而长,老年人阴气衰弱,则睡轻微易知。"

【名中医经验采撷】

1. 邓铁涛　邓老认为实证以痰阻为最多见,多从痰论治。邓老常以温胆汤变通化裁,加补气运脾之品以绝痰源,结合南方气候特点,枳壳、橘红因温燥而减量使用,或加重镇之剂,或合养血之方,或佐甘缓之品。邓老认为痰证多兼瘀血,女性患者闭经后出现狂躁不寐,即为瘀血内阻,气机逆乱所致,故主张活血化瘀治法。邓老认为久患不寐,多属心脾血虚,常喜用归脾汤合甘麦大枣汤加减以养心安神,补中缓急。久病之人多虚实错杂,多种治法同用显药力不专,邓老多采用中药内服配合中药外洗。

2. 朱良春　朱老治疗不寐有特色:①朱老认为肝血肝阴两虚,或肝胃不和,或土壅木郁,胃失和降,可致不寐。自拟"半夏枯草煎"由姜半夏、夏枯草各12g、薏苡仁60g、珍珠母30g为基本方,对肝血不足者加当归、白芍、丹参,心阴不足者加柏子仁、麦冬、琥珀末,心气虚者加大剂量党参,有痰热之象者加黄连,脾肾阳衰,兼夹阳痿者加大蜈蚣、鸡血藤。②朱老根据其师总结的经验,即"有些失眠患者,单纯用养阴、安神、镇静药效果不佳时,适当加入桂附一类温阳兴奋药,每每奏效",制订了"甘麦茂仙磁石汤",治疗顽固失眠虚多实少,脾肾两虚或心脾两虚之失眠,药用甘草、淮小麦、炙黄芪、淫羊藿、五味子、灵磁、枸杞子、丹参、远志、茯苓,彻夜不眠加蝉衣。

3. 熊继柏　辨证宜分老少而辨虚实,年轻人多实证,老年人多虚证为主;对于心胆气虚,心神不宁证,熊老经验方是孔圣枕中丹合酸枣仁汤;不可忽视阳虚的不寐,特点是伴有明显的畏寒怕冷,不寐与人体阴阳失调、营卫失和有着密切关系,治宜温阳安神,经验方用半夏秫米汤合桂枝加龙骨牡蛎汤。虚证失眠多属慢性病,治疗周期长,宜守法守方持续进行。

扫一扫,
测一测

（高安　任得志　张军茹）

？复习思考题

1. 简要说明不寐的病因病机。
2. 如何理解"阴平阳秘"对不寐诊治的指导意义?
3. 简要说明不寐的临床辨证要点。
4. 简要说明不寐的治疗原则。

第八章

郁　证

培训目标

1. 熟悉郁证的定义。
2. 掌握郁证的病因病机及其转化。
3. 掌握郁证的诊断要点及鉴别诊断。
4. 掌握郁证各证型的辨证要点、治法及代表方剂。
5. 掌握诊治郁证的临床思维方法和技能。
6. 了解郁证的历史源流，了解郁证的预防及调护。

　　郁证是由于原本肝旺，或体质素弱，复加情志所伤引起气机郁滞，肝失疏泄，脾失健运，心失所养，脏腑阴阳气血失调而成，以心情抑郁、情绪不宁、胸部满闷、胁肋胀痛，或易怒易哭，或咽中如有异物梗塞等为主要临床表现的一类病证。西医学中的神经性焦虑症、神经性抑郁症、癔症、围绝经期综合征、反应性精神病等均属于本病范畴，可参考本病辨证论治。

理论知识

【典型案例】

　　刘某，女，45 岁。因"心情抑郁半年"前来就诊。半年前因为家庭问题开始出现心情抑郁，情绪不宁，兴趣减退，寡言少动，且逐渐加重，伴纳差、双腿酸重、失眠、目赤、耳鸣、口苦、动辄烦躁易怒、大便秘结。舌脉象：舌质红，苔黄，脉弦数。

　　相关病史：既往体健，性格内向、敏感，自我要求苛刻。叔叔有"抑郁发作"病史，目前仍然使用抗抑郁药物治疗，病情基本稳定。

　　体检：躯体和神经系统检查未见阳性体征。辅助检查血常规、电解质、肝肾功能均在正常范围之内。

　　汉密尔顿抑郁量表(17 项)分值 22 分。精神检查：意识清晰，定向准确，接触交谈基本合作，仪态欠整，注意力集中，陈述病史中的情况时语音较低，感烦躁，自我评价低。未发现幻觉和妄想，无冲动行为，智能粗测正常。

问题一 通过病史采集,目前可以获得的重要临床信息有哪些?

思路 病史采集和体格检查贯穿于整个医疗服务过程,可以快速地建立起与患者沟通的渠道,短时间内获取最有价值的临床信息。根据该患者此次就诊过程,总结病例特点为:

1. **主证特点** 中年女性,以"心情抑郁半年"为主诉就诊;现心情抑郁,情绪不宁,兴趣减退,寡言少动,且逐渐加重;

2. **兼证特点** 纳差、双腿酸软、失眠、目赤、耳鸣、口苦、动辄烦躁易怒、大便秘结;

3. **舌脉特点** 舌质红,苔黄,脉弦数;

4. **病史特点** 平素性格内向、敏感,自我要求苛刻,家庭问题是诱发因素;家族中其叔叔有"抑郁发作"病史;

5. **辅助检查** 汉密尔顿抑郁量表(17 项)分值 22 分。

知识点 1

> 对于考虑诊断郁证的患者,首先,重点问诊症状的发生、发展、性质、强度、频率、加重和缓解因素;第二,注意患者兼证的特征表现有助于临床辨证;第三,舌脉象的诊察;第四,此外,需了解患者的既往史、个人发育史、家族史、婚姻生育史,且需进行全面的躯体和神经系统检查,并完善必要的量化评估(如汉密尔顿抑郁量表、汉密尔顿焦虑量表等)。

问题二 对于该患者而言,中医四诊需注意哪些方面?

思路 该患者中医四诊需注意以下几个方面:

1. **望诊** 望诊居于"神圣工巧"之首,本指望神色、形体、姿态,但是对于郁证而言,望诊更应该侧重望眼神及面部表情。望眼神是诊断郁证最为重要的方法之一,甚至有时望眼神是诊断郁证的唯一线索。即便是隐性郁证患者,也难以掩盖其忧郁、哀伤、呆滞的眼神,或眼神带严峻寒光,或眼神黯淡,缺乏柔和的光亮。其次注重望面部表情,郁证患者由于长期郁郁寡欢、缺少欢笑,脸部肌肉多显僵硬而欠柔和,面色晦黯缺乏光泽。紧张焦虑的郁证患者,常表现无意识的躯体强迫动作,观察陪诊人员的表情也有助于诊断。例如:当询问患者有无心中纠结时,尽管可能遭到患者本人的否认,但陪诊家属会在旁点头或以肢体语言表示肯定。

2. **闻诊** 包含听声音和嗅气味两方面。医生常能从患者机械物理的声音中听出反映其心理精神面貌的内容。例如患者在候诊过程中的不耐烦、易激惹、善太息等,对于郁证而言,闻诊不仅是听语声、呼吸、呃逆等机械物理的声音。闻诊最重要的是要听取能反映患者思想、性格及心理特质的病情陈述。因此,闻诊内容往往需要通过问诊而得,问诊与闻诊难以截然划分。有问得闻,无问失闻;边问边闻,问闻交互。

3. **问诊** 对于郁证而言,《十问歌》中的"十问因"最为重要,多可于此找到郁证的诊断线索。郁证易感人群的性格禀赋和人格气质具有某种程度的遗传性,询问患者三代直系亲属成员中有无类似的性格禀赋、人格气质以及相关的临床表现具有一定的参考价值。

4. **切诊** 切诊包括脉诊和按诊。脉诊有助于帮助推断郁证的证候病机,为治疗决策提供依据。腹部切诊有助于推断有无占位性病变。

5. 查 对于郁证而言,西医学的体格检查及辅助检查必不可少,以排除器质性疾病或器质性疾病引起的临床表现。

知识点 2

郁证形态多样化,需要医生运用高超的四诊技巧见微知著,从纷繁复杂的临床表现中发现蛛丝马迹,把握郁证的本质。这要求医生在处理临床资料时,从四诊合参,结合对患者进行全面而系统的体格检查和理化检查,全面分析四诊信息,以提高辨证论治的正确性。

问题三 该患者诊断如何确立?

思路 根据目前采集得到的临床信息,参考郁证诊断要点如下:

1. 以心情抑郁、情绪不宁、善太息、胁肋胀满疼痛为主要临床表现,或有易怒易哭,或有咽中如有异物感、吞之不下、咯之不出的特殊症状。

2. 有愤怒、忧愁、焦虑、恐惧、悲哀等情志内伤史。

3. 多发于中青年女性。无其他病证的症状及体征。

抑郁量表、焦虑量表测定有助于郁证的诊断及鉴别诊断;有吞之不下、咯之不出等以咽部症状为主要表现时,食管的 X 线及内窥镜检查有助于排除咽喉或食管类疾病,胸部 CT 扫描排除纵隔与肺部的疾患。

对照诊断要点,本患者为中年女性,现表现为心情抑郁、情绪不宁,汉密尔顿抑郁量表(17 项)分值 22 分,初步诊断:

(1) 中医:郁证;

(2) 西医:轻或中等度的抑郁症。

知识点 3

郁证是以气机郁滞为特征的一类病。这里的"郁"既可能是有形之郁,也有可能是无形之郁,个体不同,疾病所处阶段不同,因而临床表现千差万别,这就为疾病的诊断带来极大困难。正如叶桂《临证指南医案·郁》所说:"皆因郁则气滞,气滞久则必化热……初伤气分,久延血分,延及郁劳沉疴。"这说明久郁可转化有形之病。因此,对于郁证的诊治应当放宽自己的视野,不能仅仅局限在精神疾患方面,而是要牢牢地把握病机,通过辨脏腑、辨六郁、分虚实层层递进或者灵活结合运用,以求更清楚地认识郁证。另外,临床诊疗中不可过度依赖问诊,而应当四诊合参,结合西医学体格检查和理化检查,甄别出有用信息,取得更加准确的辨证。

问题四 若患者以精神抑郁,表情淡漠,沉默痴呆,出言无序,喃喃自语,静而少动,且以上症状常不能自控为其主要临床表现就诊,能否诊断郁证? 如何鉴别?

思路 若患者以精神抑郁,表情淡漠,沉默痴呆,出言无序,喃喃自语,静而少动,症状不能自控为其主要临床表现就诊,不能诊断郁证,应诊断为癫证。

郁证中脏躁应与癫证相鉴别,脏躁多在精神因素刺激下呈间歇性发作,在不发作时可如常人,主要表现为情绪不稳定烦躁不宁、易激惹、易怒易哭、时作欠伸,但有自知自控能力。而癫证则主要表现为表情淡漠、沉默痴呆、出言无序或喃喃自语、静而多喜、缺乏自知自控能力,病程迁延,心神失常的症状极少自行缓解。

此外,郁证梅核气还应与虚火喉痹、噎膈鉴别。

知识点 4

脏躁与其他疾患鉴别要点(表 2-8-1、表 2-8-2)

表 2-8-1　脏躁与癫证鉴别表

	脏躁	癫证
性别年龄	青中年女性	青壮年,男女发病率无差别
发作特点	在精神因素的刺激下呈间歇性发作,在不发作时可如常人	病程迁延,心神失常的症状极少自行缓解

表 2-8-2　梅核气与虚火喉痹、噎膈鉴别表

	梅核气	虚火喉痹	噎膈
性别年龄	青中年女性	青中年男性	中老年男性多
咽部感觉	自觉咽中有物梗塞,但无咽痛及吞咽困难	咽部除有异物感外,尚觉咽干、灼热、咽痒	梗塞的感觉主要在胸骨后的部位
加重因素	情绪波动有关,在心情愉快、工作繁忙时,症状可减轻或消失,而当心情抑郁或注意力集中于咽部时则感觉加重	过度辛劳或感受外邪则易加剧。一般与情绪无关	吞咽困难的程度日渐加重。做食管检查(纤维镜、X 线吞钡)常有异常发现

知识点 5

西医鉴别诊断:本病相当于西医学中的抑郁症、焦虑症、癔症等,需与以下病症鉴别:①躯体疾病所致抑郁:如果抑郁心境障碍与当前所患躯体疾病存在病因学和时间上的紧密联系,则诊断为躯体疾病所致心境障碍;②脑器质性疾病所致抑郁:帕金森病、痴呆性疾病、脑血管病等容易导致抑郁。早期可能难以鉴别,随着时间推移其慢性脑病综合征越来越明显,影像学检查可见脑皮质的萎缩等。老年人初发抑郁症状,应首先考虑是否为脑器质性疾病的首发症状;③精神分裂症:其具有思维障碍、知觉障碍和性格改变等的症状,如被控制感、被洞悉感,幻听,原发性妄想等。

问题五　郁证的常见病因病机有哪些?

思路　郁证多因郁怒、忧思、恐惧等七情内伤,使气机不畅,出现湿、痰、热、食、瘀等病理产物,进而损伤心、脾、肾,致使脏腑功能失调,加之机体脏气易郁,最终发为本病。病位主要在肝,但涉及心、脾、肾,病机主要为肝失疏泄,脾失健运,心失所养及脏腑阴阳气血失调。病理性质初起多实,病变以气滞为主,常兼血瘀、化火、痰结、食滞等,病久则易由实转虚或虚实夹杂,随其影响的脏腑及损耗气血阴阳的不同,而形成心、脾、肝、肾亏虚的不同病变(图2-8-1)。如《类证治裁·郁症论治》说:"七情内起之郁,始而伤气,继必及血,终乃成劳。"

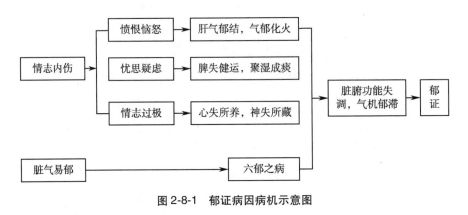

图 2-8-1　郁证病因病机示意图

知识点 6

郁证的病因比较明确,即情志所伤是导致郁证的主因。而其发病与肝的关系最为密切,其次涉及心、脾、肾。肝失疏泄、脾失健运、心失所养是郁证的主要病机所在。

问题六　郁证患者该如何辨证? 该患者的中医证型如何确立?

思路　郁证的症状纷杂,应综合病史资料,抓住主证,首辨受病脏腑与六郁,其次辨别证候虚实。

1. 辨明受病脏腑与六郁　郁证的发生主要为肝失疏泄,脾失健运,心失所养,应依据临床症状,辨明其受病脏腑侧重之差异。郁证以气郁为主要病变,但在治疗时应辨清六郁。一般说来,气郁、血郁、火郁主要关系于肝;食郁、湿郁、痰郁主要关系于脾;而虚证则与心的关系最为密切。

2. 辨别证候虚实(表2-8-3)。

表 2-8-3　郁证证候虚实辨别表

分类	实证	虚证
病程	较短	病已久
临床表现	精神抑郁,胸胁胀痛,咽中梗塞,时欲太息	精神不振,心神不宁,心慌,虚烦不寐,悲忧善哭
脉象	弦或滑	虚或弱

根据该患者主证、兼证特点,可考虑该患者诊断:郁证,证型:肝郁化火。《医贯》有言:"丹溪先生云,气血冲和,百病不生;一有怫郁,诸病生焉。"故人身之病,多生于郁。郁证的发病与肝最为密切,情志失调是其总的病因。随着生活节奏的加快及人际关系的复杂,无论是男性还是女性,面临的压力更是有增无减。本案患者病因起于家庭问题,出现心情抑郁,情绪不宁,劳心过度,暗耗阴血,肝体失养,肝用失常,疏泄失司,而发为郁证。肝主疏泄,性喜条达,脾主肌肉,主四肢,从五行相克来分析,肝木克伐脾土,肝失疏泄进而影响脾的正常生理功能,故患者出现双腿酸软,纳食欠佳。"气有余便是火",日久气郁化火,出现口苦、大便秘结;肝火上扰心神则心烦易怒、失眠,肝开窍于目,肝火上炎而出现目赤。舌质红,苔黄,脉弦数属于肝郁有热化火的征象。根据以上分析,患者病位在肝,与心脾胃相关,病性为实。

知识点 7

　　四诊合参,辨病为先,辨证在后,病证结合。在明确郁证的诊断后,首辨受病脏腑、六郁,再辨证候虚实,运用正确的辨证方法去把握疾病的发展和变化规律。郁证病位主要在肝,但涉及心、脾、肾,气郁、血郁、火郁主要关系于肝;食郁、湿郁、痰郁主要关系于脾;而虚证则常为实证病延日久而成,或因火郁伤阴而导致阴虚火旺,心、肾阴虚之证;或因脾伤气血生化不足,心神失养,而导致心脾两虚之证。

问题七　该患者的中医治疗方案如何?
思路　按照郁证诊断与辨证论治流程进行,见图 2-8-2。

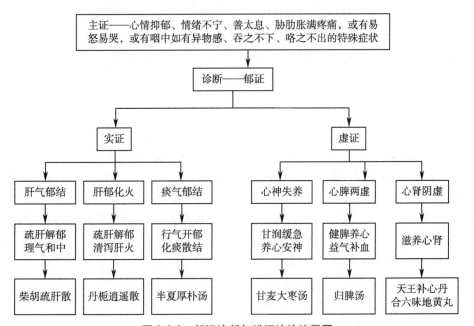

图 2-8-2　郁证诊断与辨证论治流程图

参考上述郁证诊断及辨证论治流程图,该患者处方如下:

中医诊断:郁证。

证型:肝郁化火证。

西医诊断:神经性抑郁症。

治法:疏肝解郁、清泻肝火。

方药:丹栀逍遥散加减。

丹皮 15g	栀子 10g	柴胡 10g	当归 10g
白芍 15g	茯苓 15g	白术 15g	甘草 6g
生姜 3g	薄荷 6g	龙胆草 10g	郁金 15g
酸枣仁 30g	合欢皮 30g		

7 剂,水煎服,每日 1 剂,分 2 次服。

预防调护:

1. 正确对待各种事物,避免忧思郁虑,防止情志内伤,是防治郁病的重要措施。

2. 医务人员深入了解病史,详细进行检查,用诚恳、关怀、同情、耐心的态度对待病人,取得患者的充分信任,在郁证的治疗及护理中具有重要作用。

3. 对郁证患者,各种心理认知支持治疗可以改善抑郁症状,改善患者的心理状态以及生活质量,增加对疾病的认识,对患者的康复具有积极意义。

> ### 知识点 8
>
> 　　理气开郁、调畅气机、移情易性是治疗郁病的基本原则。正如《医方论·越鞠丸》方解中说:"凡郁病必先气病,气得疏通,郁于何有?"对于实证,首当理气开郁,并应根据是否兼有血瘀、火郁、痰结、湿滞、食积等而分别采用活血、降火、祛痰、化湿、消食等法。虚证则应根据损及的脏腑及气血阴精亏虚的不同情况而补之,或养心安神,或补益心脾,或滋养肝肾。对于虚实夹杂者,则又当视虚实的偏重而虚实兼顾。除药物治疗外,心理治疗对郁证有极为重要的作用。

　　问题八　该患者是否需要立即启动西医抗抑郁药物治疗?

　　思路　抗抑郁药物治疗的时机:常按照抑郁症不同病期及病情严重程度进行治疗。早期、可能抑郁及轻度抑郁,核心症状并未完全展现,社会功能无缺损或轻度缺损,或患者、家属不愿意使用抗抑郁药,或为孕妇等特殊人群,可采用中药治疗为主,联合心理疏导、针灸治疗等,旨在逆转疾病发展,将抑郁症状控制在萌发状态之中,若治疗 4 周疗效不明显,或病情进展加重者,可考虑联合应用抗抑郁药。当抑郁症状急剧发展恶化,多表现为中重度抑郁,症见明显的激越或痛苦,且有显而易见的自杀危险,应积极给予抗抑郁药治疗,联合中药、物理、心理等治疗手段。

　　因此,该患者可以暂不予西医抗抑郁药药物治疗,可采用中药治疗为主,联合心理疏导、针灸治疗等,观察 4 周,必要时联合应用抗抑郁药。

知识点 9

　　抗抑郁药物治疗原则为全病程治疗,即急性期治疗控制症状,巩固期治疗预防复燃,维持期治疗预防复发。抗抑郁药物的选择主要基于药物的药理作用、不良反应、安全性或耐受性对个体的影响。首选推荐使用 5-羟色胺再摄取抑制剂(SSRIs)、5-羟色胺和去甲肾上腺素再摄取双重抑制剂(SNRIs)、去甲肾上腺素能与特异性 5-羟色胺能抗抑郁药(NaSSA)等安全性高、疗效好的第二代抗抑郁药物。初始剂量建议为最小常规剂量的 1/4~1/2,缓慢加量。同时充分遵循个体化治疗原则,并考虑风险因素及患者(家属)意愿等,根据患者症状特点、年龄、躯体共病状况、药物耐受性等选择治疗药物。

　　问题九　我们可以考虑应用的中医特色疗法还有哪些?

　　思路　中医药特色疗法通过整体调节,降低患者对环境应激的敏感性,同步调治抑郁周边症状等发挥积极的防治作用。

　　1. 中医五行音乐疗法　该疗法是依据中医基础理论,通过五行音乐进行情志以及脏腑经络气血的调节,实现治病、防病的目的。如对肝郁气滞证患者,我们采用角调式乐曲构成了万物萌生,生机盎然的旋律,曲调亲切爽朗,具有"木"之特性,可入肝疏肝;对心脾两虚证患者采用宫调式乐曲,风格悠扬沉静,淳厚庄重,有如"土"般宽厚结实,可入脾以健脾养血;对肝郁化火证患者采用角调式乐曲,具有"木"之特性,可入肝疏肝;羽调式乐曲,可入肾。两者合用以疏肝火,滋肾阴。

　　2. 针灸　常用穴位包括上臂的大陵、劳宫、间使、神门、通里、少冲;头部的百会、水沟、风府;足部的涌泉、然谷、公孙、商丘;上背部的心俞、神道、胆俞;胸脘部的中脘、上脘等。通过针刺人中等以调督脉、振奋阳气、益气调神,取手厥阴之络内关穴宽胸理气、开郁调神,共奏开窍醒神、健脑益智之功效,辅以随证选穴。

　　3. 耳针　根据患者具体症状,将王不留行籽压于耳穴,用胶布固定,嘱患者定时按压,每日 3 次,每次 3~5min。能疏通气血,安神定志。常用取穴:心、肝、脾、肾、内分泌、交感、神门等。

　　4. 按摩　在胸背部施以推、揉、按、拨等按摩手法,再通过点按支沟、阳陵泉行气活络,膻中、肝俞疏肝行气、开胸化郁,内关和中等。

　　5. 太极拳运动　太极拳作为传统身心运动疗法之一,练习过程中需心静体松、凝神静气,将意念与动作结合起来,可起到调节身心和放松精神的作用。研究已证实太极拳具有缓解压力、改善抑郁的作用,且对认知功能、睡眠质量等具有较好的效果,有助于抑郁障碍的防治。

知识点 10

中医特色疗法治疗郁证,经历代医家发展与充实,逐渐形成了方法丰富、疗效确切的治疗系统,通过音乐、针灸、按摩、心理、太极拳等疗法,为郁证的治疗开辟了新途径。在现代中西方治疗抑郁症的医学实践中,这些特色疗法亦被证实对抑郁症有明确疗效,并具有不良反应小、可避免产生药物依赖及辅助增强药物治疗效果的特点。

【临床辨治思路】

1. 辨受病脏腑 郁证的发生主要为肝失疏泄,但病变影响的脏腑有所侧重,应依据临床症状,结合六郁,辨明受病脏腑。一般来说,气郁、血郁、火郁主要关系于肝;食郁、湿郁、痰郁主要关系于脾;而虚证则与心的关系最为密切。

2. 由于本证主要由精神因素所引起,精神治疗对于本证具有重要意义。除医务人员、患者外,其措施尚应扩大到患者家属、邻居及周围职工,使之认识正确对待患者,避免不良的精神刺激,对促进疾病的好转乃至痊愈都甚有裨益。

3. 理气开郁是治疗郁证的基本原则,而理气之品多偏辛燥,故对郁证久病及阴血不足之体,当谨慎用之。

4. 心失所养,心神惑乱可出现多种多样的临床表现。在发作时,可根据具体病情选用适当的穴位进行针刺治疗,并结合语言暗示、诱导,对控制发作,解除症状,常能收到良好效果。

拓展阅读内容

【古医籍文献精选】

《丹溪心法·六郁》:"气血冲和,万病不生,一有怫郁,诸病生焉。故人身诸病,多生于郁。"

《景岳全书·郁证》:"凡五气之郁,则诸病皆有,此因病而郁也;至若情志之郁,则总由乎心,此因郁而病也。""凡诸郁滞,如气、血、食、痰、风、湿、寒、热,或表或里,或脏或腑,一有滞逆,皆为之郁,当各求其属,分微甚而开之,自发不愈。"

《临证指南医案·郁》:"其原总由于心,因情志不遂,则郁而成病矣。其症心脾肝胆为多。"

《证治汇补·郁症》:"郁病虽多,皆因气不周流。法当顺气为先,开提为次,至于降火、化痰、消积,犹当分多少治之。"

【名中医经验采撷】

1. 李振华 在研究脏躁病的基础上认为郁证的病机在于肝。其病因在于精神受到刺激,肝失疏泄条达,郁而化火,肝火过盛则耗伤肾阴,肾阴虚不能正常抑制心火,水火不济。肝火、心火旺盛出现神经失控,思维混乱。肝失疏泄条达,肝气横逆又可损伤脾胃,水湿运化失常,湿遇火而成痰,痰随肝气上逆蒙蔽清窍,则思维更加混乱不能自主。因而本病出现心、肝、脾、肾四脏功能失调。针对郁证复杂的病机，国医大师李振华认为宜通不宜补，通即是疏通肝气，恢复肝气疏泄条达的功能，气行则湿行，健脾化痰，清心豁痰，痰湿消失，痰热成无根之火，痰火便自行消散。集数十年研究思考立疏肝理气，健脾化痰，清心豁痰安神的治法，研制出"清心豁痰汤"，疗效卓著。

2. 张学文　以明代张介宾《景岳全书·杂证谟》中提出的"五气之郁……情志之郁……因郁而病"两者有所不同为理论基础，认为"郁"，一是指病机，表达了疾病过程中气机、血液及脏腑功能郁滞不畅的病理状态，如朱丹溪所说"人身诸病，多生于郁"；二是指病证，即由情志怫郁导致气机郁滞为主要病机的一类病证。着重论述了怒郁、思郁、忧郁三种郁证的诊治，怒郁者，郁怒伤肝、肝气郁结、气郁化火，肝病乘脾；思郁者，思虑不解、脾虚生痰、痰阻气滞，脾病侮肝；忧郁者，悲忧哀愁、肝脾不疏、伤及心神，心肝脾俱虚。故治疗郁证应以调节肝脾关系为大法，佐以养心安神，三因制宜，辨证论治，天人相应，方可显奇效。

（张军茹）

 复习思考题

1. 临床诊治郁证患者该采集哪些主要信息？
2. 简要说明郁证患者的辨证思路。
3. 简要说明西医抗抑郁药物的治疗原则。

第九章

汗　证

 培训目标

1. 熟悉汗证的定义。
2. 掌握汗证的病因病机及病机转化。
3. 掌握汗证诊断和自汗、盗汗分类。
4. 掌握汗证辨证分型及分证论治。
5. 了解汗证病证结合的辨证思路、中医药治疗优势和特色。
6. 了解止汗的中西医治疗规律。

汗证是指不因外界气候、运动和饮食等生活环境因素的影响,身体异常出汗的病证。本病是指由于阴阳失调,腠理不固,而致汗液外泄失常的病证。白昼清醒时汗出,动辄益甚者,称为自汗;寐中汗出,醒后自止者,称为盗汗。临床上,又存在无汗和汗出不当两种情况。无汗:病理性无汗有表证、里证之分。汗出不当的汗证:分为表汗证和里汗证。本章中内科汗出不当的汗证,主要指里汗证。西医学中的自主神经功能紊乱,围绝经期综合征,多汗症,风湿热,结核病,感染性休克及重症感染后的康复阶段等,出现以自汗、盗汗为主要表现者,可参照本节辨证论治。

理论知识

【典型案例】

患者陈某,女,50岁,退休。出诊日期:2013年5月6日。

主诉:夜间睡后出汗,醒后自止半年。

现病史:患者半年前闭经,之后开始出现夜间睡眠后出汗,醒后自止的症状,而且汗后身凉伴恶风,手足心发热,全身关节肌肉酸痛,寐差,夜睡3~4小时,入睡尚可,醒后不易复眠,伴烦躁不安。往综合性医院就诊,经各项相关检查,结果均正常,未予明确诊断,血常规、尿常规、血糖、甲状腺功能检查均为(-),遂求治于我院。

既往史:否认高血压、冠心病等其他内科疾病史。否认肺结核、肝炎等传染性疾病史,否认手术外伤史,否认输血史,否认中毒史,否认药物食物过敏史。否认疫水疫区接触史,否认家族遗传病史。2年前出现更年期症状,并见月经不调且经量过多。

刻下:夜间睡眠后出汗,醒后自止的症状,而且汗后身凉伴恶风,手足心热,全身关节肌肉酸痛,腰膝酸软,寐差,夜睡3~4小时,入睡尚可,醒后不易复眠,伴烦躁不安,口渴,纳可,二便调。

舌脉象:舌质偏红,苔薄黄稍腻,脉细数。

问题一 通过病史采集,我们目前可以获得的重要临床信息有哪些? 对于汗证患者我们的病史询问应该注重哪些方面的内容?

思路 通过病史采集,获取有价值的临床信息,是辨证论治的基础。根据该患者此次就诊过程,总结病例特点,并进行诊断分析:

1. 病例特点

(1)主证特点:中老年女性,"夜间睡后出汗,醒后自止半年"为主诉;汗后身凉伴恶风。

(2)兼证特点:手足心发热,全身关节肌肉酸痛,寐差,夜睡3~4小时,入睡尚可,醒后不易复眠,伴烦躁不安。

(3)舌脉特点:舌质偏红,苔薄黄稍腻,脉细数。

(4)病史特点:2年前出现更年期症状,并见月经不调且经量过多。

(5)辅助检查:血、尿、便常规(-),血糖(-),甲状腺功能检查(-),胸部X线检查、心电图检查:均未见异常。

2. 对于汗证的患者,第一,我们要注意询问出汗的时间、部位、诱发因素、缓解方式;第二,注意患者兼证的特征表现有助于临床辨证;第三,舌脉象的诊察;第四,按照病证结合的诊断要求,应该作专科相关实验室检查,重要的辅助检查如血、尿、便常规,甲状腺功能检查,胸部X线、心电图检查等,并判断是否继发于其他疾病基础上的汗证。

知识点 1

因汗出不当就诊的患者,首先,应询问汗出发作与持续的时间、有无诱发因素及缓解方式;其次,需了解汗出部位,关注伴随症状,如有无头晕,以及睡眠、月经情况等,帮助病情判断;第三,既往史应询问有无导致异常汗出的基础疾病;第四,体格检查除常规查体外,还需注重血糖、甲状腺等内分泌系统。

问题二 怎样区分病理性无汗和汗出不当? 如果按部位分类汗证可分为几类;其中是否还可细分?

思路 在临床上,经常会遇到有汗出异常的患者,但同时也会有无汗的患者就诊,我们需要通过分析判断其是否异常。

知识点 2

病理性无汗和汗出不当的汗证

无汗:病理性无汗有表证、里证之分。表证无汗,多属风寒表证,因寒性收引,寒邪袭表,腠理致密,悬浮闭塞所致;表证无汗者,可通过发汗解表、疏风散寒治疗而愈。里证无汗,多因津血亏虚,化汗乏源,或阳气虚无力化汗所致;里证无汗者,可通过健脾益精、补气温阳而达效。

汗出不当的汗证:分为表汗证和里汗证。表汗证,多见于风热表证和风邪犯表证,由于风邪开泄,热性升散,故热邪风邪袭表,使腠理松懈,玄府不能密闭而出汗;表汗证者,可通过清热祛风、固表止汗之法辨证治疗。里汗证,主要分为自汗、盗汗证两种情况,多见于里热证,或风热内传或寒邪入里化热,或其他原因导致里热炽盛,迫使津液外泄,则汗出过多;亦可见里虚证,或因阳气亏虚,肌表不固,或因阴虚内热,蒸津外泄都可引起出汗。

知识点 3

汗证的病位分类

从病位分,可分为具备某些特征的病理性周身汗出和局部汗出两类。

知识点 4

以全身汗出为特征的七种汗证

1. 自汗指昼醒时汗出溱溱,动则益甚者。多见于气虚或阳虚证,阴阳气虚不能固护,玄府不密,津液外泄,故见自汗。动则耗伤阳气,故活动后汗出尤甚。

2. 盗汗指寐中汗出津津,醒后自止者。多见于阴虚证。因阴虚阳亢而生内热,入睡则卫阳由表入里,肌表不固,内热加重,蒸津液外泄而为汗;醒后卫阳由里出表,内热减轻而肌表得以固密,故汗止。若气阴两虚,则自汗、盗汗并见。

3. 热汗指所出之汗有热感的症状,多因里热蒸迫所致。

4. 冷汗指所出之汗有冷感的症状,多因阳气虚或惊吓所致。

5. 战汗主要发生在外感病中,具有全身战栗而汗出的特点。

6. 绝汗(脱汗)指在病危情况下,出现大汗不止。经常是亡阴或亡阳的表现,由于亡阴或亡阳属危重症候,故这种汗出又称绝汗,或称脱汗。若病势危重,冷汗淋漓如水,面色苍白,肢冷脉微者,属亡阳之汗,为阳气亡脱,津随气泄之象;若病势危重,汗液热而黏如油,躁扰烦渴,脉细数疾者,属亡阴之汗,为内热逼迫津泽之阴津外泄之象。主要见于危重病人,全身大汗淋漓,或汗出如油,并伴亡阴、亡阳等危重证。

7. 黄汗为汗出如柏汁,染衣着色。多因风湿热邪交蒸所致。

后五种汗证,或为汗出症状,可作为辨证论治的依据,如热汗、冷汗;或为继发于其他疾病中的伴随症状,如战汗、脱汗、绝汗。

知识点 5

以身体局部汗出为特征的五种汗证

局部汗出,是指身体的某一部位汗出,如头面、颈胸或四肢等部位汗出。也是体内病变的体现。了解局部汗出的情况及其兼证,有助于辨别疾病的诊断。临床常见的局部汗出大致有五种:

1. 头汗,又称但头汗出,指汗出仅限于头部,或头颈部汗出量多的症状。或因上焦热盛,迫津外泄;或因中焦湿热蕴结,湿郁热蒸,迫津上越;或因元气将脱,虚阳上越,津随阳泄;或进食辛辣、热汤、饮酒,使阳气旺盛,热蒸于头导致。

2. 半身汗,指病人仅一侧身体汗出的症状。或左侧,或右侧,或见于上半身,但汗出常见于健侧,无汗的半身常是病变的部位,多见于痿病、中风、截瘫患者。多因风痰、痰瘀、风湿等阻滞经络,营卫不能周流,气血失和所致,故《素问·生气通天论》说:"汗出偏沮,使人偏枯。"

3. 手足心汗,指手足心汗出的症状。手足心微汗出,多为生理现象。若手足心汗出量多,则为病理性汗出。可因阴经郁热熏蒸;阳明燥热内结,热蒸迫津外泄;或脾虚运化失常,津液旁达四肢而引起。

4. 心胸汗,指心胸部易出汗,或汗出过多的症状。多见于虚证。伴心悸、失眠、腹胀、便溏者,多为心脾两虚;伴心悸、心烦、失眠、腰膝酸软者,多为心肾不交。

5. 阴汗,指外生殖器及其周围汗出的症状。多因下焦湿热熏蒸所致。

此五种汗证,多数伴随在自汗、盗汗证中。

问题三　汗证的病因病机有哪些?

思路　汗由津液化生而成。汗证病因多为病后体虚、表虚受风、思虑烦劳过度、情志不舒、嗜食辛辣等导致肌表疏松,表虚不固,腠理开泄而出汗,或汗液不能自藏而外泄。主要病机:一是肺气不足或营卫不和,以致卫外失司而津液外泄;二是由于阴虚火旺或邪热郁蒸,逼津外泄。病机总属阴阳失调,腠理不固,营卫失和,汗液外泄失常。性质有虚实之分,但虚多实少,一般自汗多为气虚,盗汗多为阴虚。属实证者,多由肝火或湿热郁蒸所致。虚实之间每可兼见或相互转化,如邪热郁蒸,久则伤阴耗气,转为虚证;虚证亦可兼有火旺或湿热。虚证自汗日久可伤阴,盗汗久延则伤阳,以致出现气阴两虚或阴阳两虚之候。汗为心之液,由精气所化,不可过泄,否则发生精气耗伤,以致出现神情倦怠、肢软乏力、不思饮食等症。

知识点 6

自汗、盗汗证的病因病机（图 2-9-1）

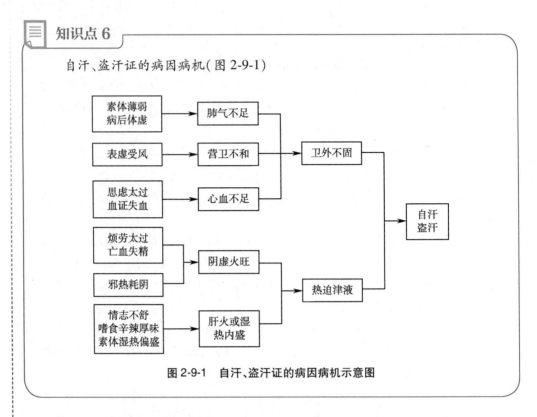

图 2-9-1   自汗、盗汗证的病因病机示意图

问题四   如何鉴别患者的汗证是自汗证还是盗汗证？如何鉴别患者的汗证是一般的汗证还是特殊形式的汗证？

思路   参考汗证诊断与鉴别诊断。

知识点 7

自汗和盗汗的鉴别诊断（表 2-9-1）

表 2-9-1   自汗与盗汗鉴别表

	自汗	盗汗
病机	气虚不固,津液外泄	阴虚火旺,灼津外泄
主症	白昼清醒时汗出,动则益甚	睡梦中汗出,醒后即止
兼症	神疲乏力,面色少华	面色潮红,五心烦热
脉象	弱无力	细数
舌象	舌淡,苔薄白	舌红,苔偏黄

知识点 8

如何鉴别汗证与继发于其他疾病中的特殊汗证

1. 汗证与脱汗 脱汗表现为大汗淋漓,汗出如珠,常同时出现声低息微,精神疲惫,四肢厥冷,脉微欲绝或散大无力,多在疾病危重时出现,为病势危急的征象,故脱汗又称为绝汗。其汗出的情况及病情的程度均较自汗、盗汗为重。

2. 汗证与战汗 战汗主要出现于急性外感热病过程中,表现为突然恶寒战栗,全身出汗,发热,口渴,烦躁不安,为邪正交争的征象。若汗出之后,热退脉静,气息调畅,为正气拒邪,病趋好转。与阴阳失调、营卫不和之自汗、盗汗迥然有别。

3. 汗证与黄汗 黄汗汗出色黄,染衣着色,常伴见口中黏苦,渴不欲饮,小便不利,苔黄腻,脉弦滑等湿热内郁表现。可以为自汗、盗汗中的邪热郁蒸型,但汗出色黄的程度较重。

知识点 9

战汗与脱汗的鉴别诊断要点(表 2-9-2)

表 2-9-2　战汗与脱汗鉴别表

	战汗	脱汗
病机	邪正交争	气津外脱
主症	恶寒战栗,全身汗出	大汗淋漓,汗出如珠
兼症	发热口渴烦躁	声低息微,精神疲惫,四肢厥冷
脉象	弱无力	细数

问题五 患者目前的中医诊断、证型如何确立?其诊断依据、鉴别诊断、病机、辨证分析为何?

思路 根据目前采集得到的临床信息,参考汗证诊断进行判断。

1. 诊断 汗证盗汗,阴虚火旺型。

2. 诊断依据

(1)临床症状:夜间睡眠后出汗,醒后自止的症状,而且汗后身凉伴恶风,手足心热,全身关节肌肉酸痛,腰膝酸软,寐差,夜睡 3~4 小时,入睡尚可,醒后不易复眠,伴烦躁不安,口渴,纳可,二便调。脉细数,舌质偏红,苔薄黄腻。既往史:半年前闭经,闭经前一年半曾经月经不规律,且出血量多。

(2)辅助检查:血常规、甲状腺功能检查亦为无异常,其他各项相关检查,结果未见异常。

3. 鉴别诊断 日间无不规律汗出,无外感表证,无大汗淋漓、脉微欲绝,无恶寒战栗,无汗出色黄,所以可以排除自汗证、表汗证、脱汗证、战汗证、黄汗证。

知识点 10

汗证的诊断要点

1. 主证 不因外界环境影响的汗出。

2. 兼证 昼日汗出溱溱,动则益甚为自汗;睡眠中汗出津津,醒后汗止为盗汗。

3. 除外其他疾病引起的自汗、盗汗。作为其他疾病过程中出现的自汗、盗汗,因疾病不同,各具有该疾病的主要症状及体征,且出汗大多不居于该疾病症状的突出地位。

4. 除外有病后体虚、表虚受风、思虑烦劳过度、情志不舒、嗜食辛辣等易于引起自汗、盗汗的病因存在。

知识点 11

盗汗的病因病机

盗汗指寐中汗出津津,醒后自止者,亦称为寝汗。多见于阴虚证。因阴虚阳亢而生内热,入睡则卫阳由表入里,肌表不固,内热加重,蒸津液外泄而为汗;醒后卫阳由里出表,内热减轻而肌表得以固密,故汗止。《明医指掌·自汗盗汗心汗证》对盗汗作了恰当的说明:"盗汗者,睡而出,觉而收,如寇盗然,故以名之。"盗汗一般由于阴虚火旺或邪热郁蒸,逼津外泄。病机总属阴阳失调,腠理不固,营卫失和,汗液外泄失常。病理性质有虚实之分,但虚多实少,虚实之间每可兼见或相互转化,如邪热郁蒸,久则伤阴耗气,转为虚;虚证亦可兼有火旺或湿热。虚证自汗日久可伤阴,盗汗久延则伤阳,以致出现气阴两虚或阴阳两虚之候。

知识点 12

辨证要点(临床关键点)

汗证当根据出汗的性质、伴随症状,辨脏腑、气血、阴阳之虚实,以及血瘀、湿热等邪实正衰的不同(表2-9-3)。

表2-9-3 辨汗证五脏、气血、阴阳、虚实

病机	症状
气虚不固	疲乏,气短,心慌心悸,舌质淡、胖嫩或有齿印,脉细濡或沉细
卫阳失守(营卫不和)	恶风,稍劳汗出尤甚,乏力,易外感,周身酸痛,面少华,苔薄白,脉细弱
心血不足	心悸怔忡,失眠多梦,神疲乏力,面色无华,舌淡,脉细
阴虚火旺	五心烦热,口干,或两颧潮红,或午后潮热,舌红苔少,脉细数
肝胆湿热	汗液黏稠,易使衣物黄染,烘热面赤,烦躁,口苦,舌红,苔薄黄,脉弦数
瘀血内阻	身体局部疼痛不适,面色晦黯,唇甲青紫,舌紫黯或瘀斑,脉弦细或涩

知识点 13

诊断与辨证论治流程(图 2-9-2)

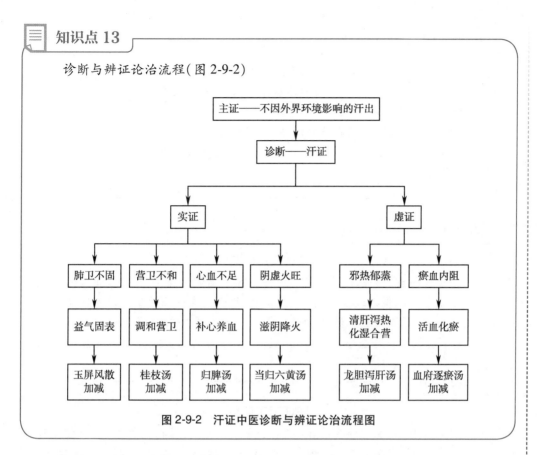

图 2-9-2 汗证中医诊断与辨证论治流程图

问题六 该患者的治疗方案如何?

思路 根据收集到的现有临床资料辨证论治。

中医诊断:汗证-盗汗。

证型:阴虚火旺型。

西医诊断:多汗症。

中医治法:滋阴清热,凉血安神。

方药:当归六黄汤加减。

当归 15g	盐黄柏 9g	黄芩 12g	黄连 6g
生地 15g	熟地黄 15g	续断 15g	知母 12g
酸枣仁 30g	怀牛膝 15g	五味子 12g	乌梅 15g
防风 12g	生石膏 30g^{先煎}	生炙黄芪各 15g	

7 剂,水煎服,每日 1 剂,分两次温服。

该患者为典型的阴虚火旺患者,先以当归六黄加知母石膏汤为主方治疗,用药 1 周后,出汗、手足心热、全身酸痛减轻,烦躁、口渴、睡眠好转。后调理 1 周基本痊愈。

知识点 14

汗证的中医治则治法

总的治则:急则治其标,缓则治其本,"补"或"泻",或攻补兼施。

虚者——补其不足(重在益气、养阴、补血、调和营卫)

实者——泻其有余(重在清肝泄热、化湿和营、化瘀通络)

临床需要结合患者实际病情,根据具体的病机特点而行论治,不可见证补虚,以防留寇。

知识点 15

汗证预后转归

单纯出现的自汗、盗汗,一般预后较好,经过治疗大多可在短时间内治愈或好转。伴见于其他疾病过程中的自汗、盗汗,预示病情往往较重。治疗时应针对原发疾病,且常需待原发病好转、痊愈,自汗、盗汗才会减轻或消失。

知识点 16

汗证预防调护

加强体育锻炼,注意劳逸结合,避免思虑烦劳过度,保持精神愉快,少食辛辣厚味。汗出之时,当避风寒,以防感冒。汗出之后,应及时用干毛巾将汗擦干。出汗多者,需经常更换内衣,并注意保持衣服、卧具干燥清洁。

知识点 17

其他中医特色疗法

1. 中成药治疗

(1) 知柏地黄丸:滋阴清热,适用于阴虚证之潮热盗汗的治疗。

(2) 大补阴丸:滋阴降火,适用于阴虚火旺之潮热盗汗。

(3) 生脉饮口服液:益气滋阴,适用于气阴两虚自汗、盗汗。

2. 针灸治疗 阴虚火旺:夜寐盗汗,或有自汗,五心烦热,或兼午后潮热,两颧色红,口渴,舌红少苔,脉细数。主穴:心俞、膈俞、肾俞、命门、气海、关元、足三里、三阴交、阴郄、太冲。

3. 外治法 脐疗,将五倍子(或配伍其他药物)研末,每晚睡前取适量加温水调揉成软面状,填平脐孔用胶布固定,次日晨起拔除,连续敷贴 1 周左右。可以使脐部皮肤上的各种神经末梢进入活跃状态,借以促进人体的神经、体液调节作用和免疫功能,改善各组织器官的功能活动,抑制汗腺非正常分泌,从而达到敛汗作用。

知识点 18

西医诊治方法

西医诊断参考标准:无明显诱因肉眼可见汗腺分泌亢进持续 6 个月以上并符合以下条件的两项者即可确诊:①双侧出汗部位对称;②1 周至少发作 1 次;③发病年龄小于 25 岁;④有阳性家族史;⑤睡眠时无多汗;⑥影响日常的工作生活。如果伴有发热、夜汗、体重减轻应注意存在继发性多汗的可能。

简单介绍常用治疗多汗症的方法:

1. 外用止汗剂　可用 0.5% 醋酸铝溶液,5% 明矾溶液或 5% 鞣酸溶液,每日 1 次浸泡,每次 15~20min。

2. 自来水电解　利用微弱电压透过浸入自来水将双手或双脚通电,每星期进行数天,能有效地抑制汗水的分泌。

3. 肉毒杆菌提取物注射　肉毒杆菌的局部微量注射于手掌或腋下,能阻隔汗腺的神经传递,抑制汗水的分泌,效果可维持 6 个月,需要时重复注射。

4. 汗腺切除　汗腺的切除手术适用于腋下多汗症,并发症极少,成功率高,不能应用于手掌多汗症。

5. 抽脂法除汗腺　抽脂法是近年改良的腋下汗腺切除新方法。

6. 交感神经切除　因汗腺是由胸内的交感神经所控制,所以切除相关的交感神经是根治多汗症的方法。

7. 胆碱能受体阻滞剂(抗胆碱疗法)　抗胆碱能药物作为系统性的治疗方法,常常用于全身性多汗症患者。

【临床辨治思路】

汗证发病机制复杂,凡能导致机体阴阳失调、津液外泄的病变,都可能导致病理性的汗出。治疗汗证时,不可一味妄投收敛止汗之品,而要结合汗出的特定部位,汗出量的多少,汗出的时间及主要兼证,四诊合参,细辨邪正盛衰、病变性质等,紧紧把握病机,灵活运用,方能获效。

1. 审证求因,整体调治　本病需辨汗的气味,汗量大小,出汗部位。因引起出汗的原因不同,汗液的气味也不同。外感六淫邪气,如风邪袭表,或卫阳不足,肌表不固,汗出多无气味。气分实热壅盛,或久病阴虚火旺之人,汗出量多而有酸腐之气。痹证若风湿之邪久羁肌表化热,也可汗出色黄而带有特殊的臭气。阴水患者若出汗伴有"尿臊味"则是病情转危的险候。头汗多因上焦邪热或中焦湿热上蒸,逼津外泄;或病危虚阳浮越于上所致。半身汗可见于中风先兆、中风证、痿证、截瘫等病,多因患侧经络闭阻,气血运行不调所致。手足汗出多因邪郁于内或阴虚阳亢,逼津外出而达于四肢所致。同时汗出也是虚劳、失血、妇人产后血虚等病证中的一个常见症状。中医对汗证有比较系统、完整的认识,若辨证用药恰当,一般均有良好的疗效。

2. 辨别血瘀病机,重视活血化瘀　一般情况下,自汗多属气虚,盗汗多属阴虚,但也有阳虚盗汗,阴虚自汗,因而必须四诊合参,才能辨证准确。临证还可见瘀血引起自汗盗汗者,如《医林改错·血府逐瘀汤所治之症目》说:"竟有用补气、固表、滋阴、降火,服之不效,而反加重者,不知血瘀亦令人自汗、盗汗,用血府逐瘀汤。"故活血化瘀法,亦应在汗证的治疗中受到重视。

3. 辨别病程长短 病程短,患者若汗出者,伴有发热、恶风等症状,属太阳中风表虚证,是外感风邪所致;若患者先恶寒战栗,表情痛苦,辗转挣扎,继而汗出者,多见于外感热病的过程中,邪正相争剧烈之时,是疾病发展的转折点。病程长,患者若大汗不已,多是里热炽盛;若冷汗淋漓,或汗出如油,是久病重病,正气大伤,阳气外脱,津液大泄;若白天经常汗出不止,活动后尤甚,多于气虚或阳虚证;若睡则汗出,醒则汗止,属阴虚患者。

4. 辨阴阳气血虚实 一般来说,汗证以虚者居多。自汗多属气虚不固;盗汗多属阴虚内热。但因肝火、湿热等邪热郁蒸所致者,则属实证。病程久者或病变重者会出阴阳虚实错杂的情况。自汗久则可以伤阴,盗汗久则可以伤阳,出现气阴两虚或阴阳两虚之证。

拓展阅读内容

【古医籍文献精选】

《素问·评热病论》云:"汗者精气也。"

《素问·阴阳别论》说:"阳加于阴谓之汗。"

《素问·举痛论》说:"腠理开,荣卫通,汗大泄,故气泄。"

《灵枢·五癃津液别》说:"天热衣厚则为汗""天暑衣厚则腠理开,故汗出。"

《素问·生气通天论》说:"因于暑,汗。"

《素问·宣明五气》说:"五脏化液:心为汗。"

《灵枢·营卫生会》有"夺血者无汗,夺汗者无血"。

《素问·经脉别论》说:"摇体劳苦,汗出于脾。"

《素问·经脉别论》说:"持重远行,汗出于肾。"

《素问·水热穴论》说:"勇而劳甚则肾汗出。"

《素问·经脉别论》说:"疾走恐惧,汗出于肝。"

《济生方·诸汗门自汗论治》:"人之气血应乎阴阳,和则平,偏则病。阴虚阳必凑,故发热自汗;阳虚阴必乘,故发厥自汗。又况伤风、中暑、伤湿、喜怒、惊悸、房室、虚劳、历节、肠痈、痰饮、产褥等病,皆能致之。"

《医学正传·汗证》:"若夫自汗与盗汗者,病似而实不同也。其自汗者,无时而濈然出,动则为甚,属阳虚,胃气之所司也;盗汗者,寐中而通身如浴,觉来方知,属阴虚,荣血之所主也。大抵自汗宜补阳调卫,盗汗宜补阴降火。"

《医学正传·汗证》:"仲景桂枝汤,治外感风邪自汗之圣药也。黄芪建中汤,治外感挟气虚自汗之剂也。东垣补中益气汤,治伤寒气虚自汗之妙剂也。甚者六脉浮软而虚,本方加附子以治阳虚,其效如鼓应桴。如左寸脉浮洪而自汗者,心火炎也,本方倍参,加麦门冬、五味子、黄连各五分。如左关脉浮弦而自汗者,挟风邪也,本方加桂枝、芍药各五分。若不阴虚,只有桂枝汤可用也。右关脉浮洪无力而自汗者,只宜本方倍参而自愈。右尺脉洪数无力而自汗或盗汗者,相火挟君火之势而克伐肺金也,本方加黄连、黄芩、黄柏各五分,只用当归六黄汤。左尺脉浮洪无力而自汗者,水亏火盛也,本方加知母、黄柏各五分,熟地黄一钱,壮水之主,以制阳光也。凡内伤及一切虚损之证自汗不休者,总用补中益气汤,少加附子、麻黄根、浮小麦,其效捷如影响。但升麻、柴胡俱用蜜水制炒,以杀其升发勇悍之性,又欲其引参、芪等药至肌表,故不可缺也,凡上所云,皆指内伤虚损自汗之证,故皆以补中益气汤为主治之药也。"

【名中医经验采撷】

1. 秦伯未 临床自汗证是不用发汗药和其他刺激因素而自然出汗,但一般所说的自汗指内伤杂症,主要由卫气不固,津液外泄,所以汗出后有形寒、疲乏等现象,轻者用牡蛎散,重者用补阳汤,并可用牡蛎、龙骨、糯米等研细粉外扑。常用方剂:牡蛎散,药用牡蛎、黄芪、麻黄根、浮小麦治疗;补阳汤药用人参、黄芪、白术、五味子、甘草治疗。盗汗证,睡时窍出,醒后即收,收后不恶寒,反觉烦热,多因阴虚热扰,心液不能敛藏,故治盗汗宜养阴清热为主,可用益阴汤;若内热重,五志之火易动者,合用当归六黄汤。益阴汤药用生地、山茱萸、丹皮、白芍、麦冬、山药、泽泻、地骨皮、莲心、灯心草、五味子。汗出不止或汗出过多,一般会消耗元气和津液,因为汗为心之液,所以心脏亦易虚弱,宜用生脉散治之;若外感证汗出过多,热退而反恶寒,小便困难,四肢拘急,屈伸不利,为卫气不固,称为亡阳,有虚脱的危险,用芍药附子甘草汤或桂枝加附子汤扶阳为要,但必须注意,此证虽称亡阳,阴液亦亡,故白芍亦为主药,亡阳之汗称为绝汗。芍药甘草附子汤药用白芍、甘草、附子;桂枝加附子汤药用桂枝、白芍、附子、甘草、生姜、大枣。

2. 邓铁涛 认为玉屏风散不但能治自汗,一些盗汗属气虚者亦适用。临床上常用汤剂,处方用量为:黄芪12g,防风3g,白术15g。分量比例颇需研究,较为重要的有两点:其一,防风用量要少于黄芪,这是根据东垣防风能制黄芪,黄芪得防风其功愈大之说,又因防风为疏散之品,汗证不宜多用,与黄芪相配达相畏相使之目的便可。其二,白术的量须是黄芪与防风之和,这是根据"发在芪防收在术"之意,一走一守,达表"实卫"。曾治有一例自汗盗汗之患儿,治以玉屏风散,稍效,后因药房缺白术,另一医则建议用苍术代之,结果大汗淋漓。这是不明方义,不知苍术辛燥发汗,阴虚内热,气虚多汗者忌服之过,只走不守,发散不收,故汗水淋漓。临床上运用时,若见自汗盗汗兼阴虚者,喜用玉屏风散加生龙骨、生牡蛎各30g,或加浮小麦、糯稻根各30g;若汗出特多者,则加麻黄根10g。

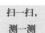
扫一扫,
测一测

(张 晶)

❓ 复习思考题

1. 试述汗证的定义。

2. 试述汗证的分类、分型及治法方药。

3. 试述特殊汗证的分类及鉴别。

下 篇

心血管病常用
诊疗技术

第一章

心 电 图

1885 年荷兰生理学家 W. Einthoven 首次从人体的体表记录到心电波形,当时用的是毛细静电计,1910 年改进成弦线电流计。1913 年,他提出了著名的"Einthoven 三角"理论,同年创立标准双极肢导联记录系统,由此开创了体表心电图记录的历史。1924 年 Einthoven 获诺贝尔医学生物学奖,他被誉为"心电图之父"。经过 100 多年的发展,当今的心电图机日臻完善,不仅记录清晰、抗干扰能力强,而且便携,并具有自动分析诊断功能。现代的动态心电图、运动负荷心电图、心电监护系统、远程心电图技术以及一切心电生理学技术,都是基于心电图基础理论发展而来的。

体表心电图是利用心电图机从体表不同部位记录心脏每一心动周期所产生的心脏电活动变化的技术。窦房结通过其自律性不断发出冲动刺激,心脏反复除极、复极形成连续的心动周期,电流心电图记录仪描记为一系列 P-QRS-T 波群,构成一份体表心电图。心电图是整个心脏电活动产生的心电空间向量环在体表导联轴上的第二次投影。无论在生理状态下,还是某些病理状态下,在身体不同部位记录到的心电图波形就各不相同,并存在一定规律和特征,具有临床诊断意义。目前已经形成以标准 12 导联为基础、标准化的心电图导联连接系统。在标准 12 导联系统基础上还衍生出其他一些导联连接方法用于特定的患者,诸如在标准 12 导联基础上增加为 18 导联、Fontaine 导联等,这些导联连接方法在此不作赘述。

心电图主要反映心脏激动的电学活动,因此对各种心律失常和传导障碍的诊断及分析具有十分肯定的价值,是临床上不可或缺的一项心脏检查。心电图是诊断急性心肌缺血和心肌梗死快速、简便、可靠而实用的方法。在诊断和指导治疗遗传性心律失常(如先天性长 QT 间期综合征、Brugada 综合征、儿茶酚胺敏感性多形性室性心动过速)方面,心电图发挥着重要作用。房室肥大、药物和电解质紊乱(尤其危及生命的高钾血症或低钾血症)都可引起一定的心电图变化,有助于诊断。心电图对心包炎、心肌病、心肌炎、肺栓塞、慢性肺源性心脏病、先天性心脏病等也具有特定的诊断价值。

20 世纪 60 年代,荷兰 Durrer 和法国 Coumel 分别发明了程控电刺激技术,使得某些心律失常得以复制和终止,此后美国 Scher-Lag 发现希氏束电图,使心电图实用技术发展成为一门心电生理学。心电生理学在 20 世纪 90 年代之后获得了飞跃性进步,改变和发展了许多心电学概念与机制。如今心脏电生理检查与射频消融技术时,常需要与体表心电图进行同步描记,帮助判断电生理现象和辅助诊断。

对于瓣膜形态改变、心音变化、心脏收缩舒张功能状态等,心电图不能直接诊断,但作为心动周期的分析,是超声心动图、心音图、有创或无创心功能检测等重要的时相标志。

除了心血管疾病诊断,心电图技术已广泛应用于各种危重病人抢救,手术麻醉,用药观察,宇宙航天员、潜水运动员、登山运动员的心电监测等。

一、心律失常的心电图诊断

(一)窦性心律与窦性心律失常

1. 窦性心律　由窦房结发放的激动形成的心脏节律,称为窦性心律(图 3-1-1)。

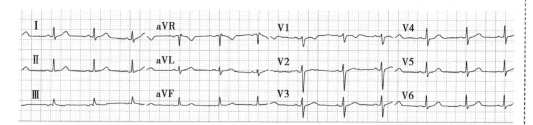

图 3-1-1　窦性心律

(1)心电图表现:①P 波在 aVR 导联倒置,在 Ⅰ、Ⅱ、aVF、V3~V6 导联直立;②频率为 60~100 次/min;③最短与最长的 PP 间期之差应<0.12s;④PR 间期 0.12~0.20s。

(2)临床意义:正常心律。

2. 窦性心动过速　窦性激动的频率>100 次/min,称为窦性心动过速(图 3-1-2)。

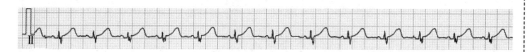

图 3-1-2　窦性心动过速

(1)心电图表现:①具有窦性心律心电图特点;②P 波频率>100 次/min。

(2)临床意义:①生理性,运动、恐惧、情绪激动、饮茶、喝咖啡、饮酒时;②病理性,常见于发热、甲状腺功能亢进症、贫血、失血、心力衰竭等;③药物,阿托品、肾上腺素、麻黄、附子等药物作用。

3. 窦性心动过缓　窦性激动的频率<60 次/min,称为窦性心动过缓(图 3-1-3)。

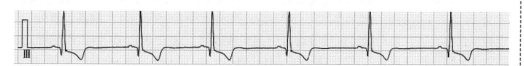

图 3-1-3　窦性心动过缓

(1)心电图表现:①具有窦性心律心电图特点;②P 波频率<60 次/min,<45 次/min

为显著窦性心动过缓。

（2）临床意义：①生理性，正常人安静及睡眠时，老年人及运动员；②病理性，窦房结功能障碍、颅内压增高、甲状腺功能减退症等；③药物，β受体阻滞剂、洋地黄类药物、钙通道对抗剂、胺碘酮等药物作用。

4. 窦性心律不齐　窦房结发出的激动显著不匀齐，称为窦性心律不齐（图 3-1-4）。

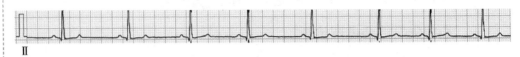

图 3-1-4　窦性心律不齐

（1）心电图表现：①具有窦性心律心电图特点；②PP 间期相差≥0.12s。

（2）临床意义：正常窦性心律由于交感和副交感神经之间的平衡在不断变化，使窦房结的冲动不匀齐，大多数是一种良性心律失常，一般不需要特殊治疗。合并有器质性心脏病的患者，如严重的窦性心动过缓而合并有窦性心律不齐，并出现相应症状时，应给予相应的治疗。

5. 窦性停搏　亦称窦性静止，指窦房结在一段时间内暂时停止发放冲动，以致心房和心室活动相应暂停的现象。窦性静止时间相对较长时，低位起搏点常保护性地发出激动，表现出逸搏或逸搏心律，出现房性逸搏、房室交界性逸搏或室性逸搏，其后才恢复窦性心律，为心脏代偿保护机制（图 3-1-5）。

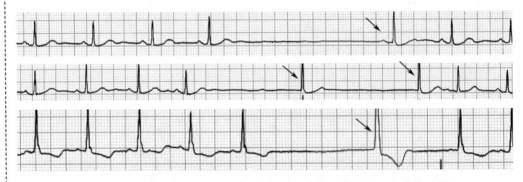

图 3-1-5　窦性停搏（箭头所指为上：房性逸搏，中：交界性逸搏，下：室性逸搏）

（1）心电图表现：①在正常窦性节律中，突然出现较长时间内无 P-QRS-T 波群；②停搏时间长短不等，一般>1.8s 没有 P-QRS-T 波群，甚至数秒至数十秒，常呈间歇发作，且长 PP 间距与基本的窦性 PP 间距之间不呈倍数关系。

（2）临床意义：①各种器质性心脏病，如累及窦房结的心肌缺血或急性心肌梗死、各种原因引起的窦房结细胞变性或纤维化、洋地黄中毒、高钾血症、脑血管意外、迷走神经张力亢进及颈动脉窦过敏等均可引起窦性停搏。②长 R-R>6s 则出现黑矇；长 R-R>11s 则出现意识丧失，即阿-斯综合征；长 R-R>14s 则出现惊厥；持续停搏者，甚至发生猝死。

（二）期前收缩

又称过早搏动（早搏），是指窦房结以外的异位起搏点比基本心律提前发出激动，过早地引起了心脏某一部分或全部发生除极。根据异位起搏点的部位,早搏可分为房性早搏、交界性早搏、室性早搏。

1. **房性早搏** 起源于心房异位起搏点的过早搏动,称为房性早搏(图 3-1-6)。

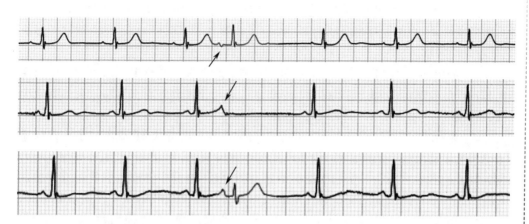

图 3-1-6 房性早搏(箭头所指为异位 P'波。上:房早;中:房早未下传,P'波融合在前一位 T 波上;下:房早伴差传)

(1) 心电图表现:①提前出现的异位 P'波,其形态与窦性 P 波不同,P'R 间期≥0.12s;②房性 P'波后有正常形态的 QRS 波群;③有不完全性代偿间歇,即早搏前后两个窦性 P 波的间距小于正常 PP 间距的两倍;④如房性早搏伴室内差异性传导(图 3-1-6)时,可出现宽大畸形 QRS 波群,类似室性早搏,若 P'波埋在前一周期的 T 波中,有时不易发现,但两者均有房性早搏不完全性代偿间期的特征,依此同室性和房室交界早搏相鉴别;⑤如房性期前收缩出现过早,房室交界区仍处于不应期,则激动不能下传至心室,故 P'波后无 QRS 波群,此种房性期前收缩称为房性早搏未下传(图 3-1-6)。

(2) 临床意义:可见于正常人群,特别是在焦虑、疲劳、过度烟酒、饮茶和咖啡后容易出现;慢性肺部疾病、风湿性心脏病、冠心病、高血压心脏病等,以及药物对心肌的毒性作用(如洋地黄中毒)时也可以出现。

2. **交界性早搏** 起源于房室交界区异位起搏点的早搏,称交界性早搏(图 3-1-7)。

提早出现的交界区异位激动可同时向上和向下双向传导。向上逆传激动心房产生逆行 P'波(P'波在 Ⅱ、Ⅲ、aVF 倒置,aVR 直立),向下前传激动心室产生 QRS 波群。

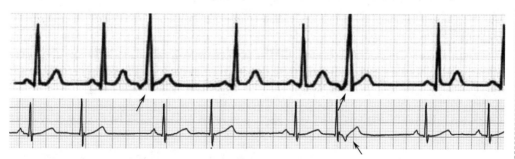

图 3-1-7 交界性早搏(上:逆 P'在 QRS 前;下:无逆 P'及逆 P'在 QRS 后)

因逆传和前传的速度不同,逆行 P'波可出现于 QRS 波之前或之后,部分交界性早搏受到单向阻滞的影响,只能下传而不能逆传心房,或逆传与前传的速度一致,表现为提前的 QRS 波前、后均无 P 波。逆行 P'波(出现在 QRS 前的)可侵入窦房结,使窦性节律重整,产生不完全性代偿间歇,逆行 P'在 QRS 之后或不伴有逆行 P'的交界性早搏,或当逆行 P'波逆传至窦房结前窦房结已发出冲动,则窦性节律不发生重整而形成完全性代偿间歇。

(1)心电图表现:①正常形态的 QRS 波群;②其前有逆行 P'波,则 P'-R 间期 <0.12s;其后有逆行 P'波,则 R-P'间期<0.20s,亦可不出现逆行 P'波;③大多有完全性代偿间歇。

(2)临床意义:房室交界性早搏的病因与房性期前收缩类似,既可见于正常健康人,也可见于器质性心脏病患者,例如风湿性心脏病、心肌炎、心肌病、冠心病等。心力衰竭、肺心病者也可发生。使用洋地黄治疗有效,但洋地黄中毒亦可引发。低钾血症可发生,补钾后可消失。当交接区性期前收缩伴有房性期前收缩或室性期前收缩时,提示有心肌损害,如出现在急性心肌梗死、严重心肌缺血、心肌损伤者,提示预后较严重。

3. 室性早搏　起源于希氏束分叉以下的异位起搏点所引起的过早搏动,称为室性早搏(图 3-1-8)。

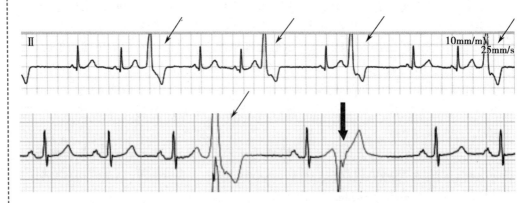

图 3-1-8　室性早搏(下图粗箭头所指为 R-on-T 室早)

(1)心电图表现:①提早出现的、宽大畸形 QRS 波群,时限≥0.12s,其前无相关 P 波或 P'波;②T 波方向与 QRS 波群主波方向相反;③有完全性代偿间歇。有时在相邻的两个窦性激动之间插入一个室性早搏,称为间位性(插入性)室性早搏,此时便无代偿间歇。

同一导联中,出现两种或两种以上形态不同且联律间期不等的室早,表明激动来自于两个或两个以上的异位节律点,称为多源性室性早搏。如果室性早搏恰好落在前一窦性心搏的易损期(T 波顶点及 T 波顶点前 30ms 之间),称 R'-on-T 型室性早搏(图 3-1-8),R'-on-T 型室性早搏与多源性室性早搏均易引发室性心动过速或心室颤动。

(2)临床意义:频发室性早搏,多见于各种病因所致的心肌炎;冠心病;原发性心肌病;充血性心力衰竭;各种类型的先天性心脏病(如房间隔缺损、室间隔缺损、二尖瓣脱垂、法洛四联症等);风心病二尖瓣狭窄合并关闭不全;主动脉瓣狭窄合并关闭不全等;药物过量或中毒;电解质紊乱,特别是低钾血症;心脏手术;心导管造影术。偶发室性早搏,可见于正常人。吸烟、饮酒、喝茶或饮用咖啡等;自主神经功能失调等也可以导致。

室性早搏与房性早搏伴差传的鉴别,见表3-1-1。

表 3-1-1 室早与房早伴差传的鉴别

房早伴差异传导	室性早搏
1. 畸形的 QRS 波前有一异形 P'波,有时重叠在前一心动的 T 波上	1. 畸形的 QRS 波前无 P 波,发生干扰者,在 QRS 波前后可见窦性 P 波,但与其无关
2. QRS 的起始波和正常心动者相同	2. QRS 的起始波和正常心动者大多不同
3. QRS 波多呈右束支传导阻滞型(三相型)	3. QRS 波型不一定,往往呈单相或双相型
4. 在同一导联上畸形的 QRS 波形态可稍有改变	4. 在同一导联上畸形的 QRS 波形态不变(除多源、多形者外)

(三)阵发性心动过速

即异位性心动过速,是指窦房结以外的心脏异位起搏点的兴奋性增高或发生折返激动而引起的快速性异位心律,实质上是期前收缩的连续状态。根据异位节律点的部位,分为室上性心动过速(房性和交界性心动过速)和室性心动过速。

1. 房性心动过速 是由心房内异位起搏点自律性增高所引起的心动过速(图3-1-9)。

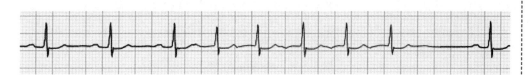

图 3-1-9 房性心动过速

(1)心电图表现:①心房率通常为 150~200 次/min;②P 波形态与窦性者不同;③常出现二度 I 型或 II 型房室传导阻滞,呈现 2:1房室传导者亦属常见,但心动过速不受影响;④P 波之间的等电线仍存在(与心房扑动时等电线消失不同);⑤QRS 波形态多与窦性时相同,伴室内差异性传导时可见宽大畸形。

(2)临床意义:成年人多见于重病、年老患者,最常见的病因如下:①慢性阻塞性肺部疾病;②心力衰竭;③冠心病;④洋地黄中毒;⑤外科手术等。儿童多见于:①心脏传导系统发育未成熟;②病毒性心肌炎;③各种先天性心脏病、心肌病、风湿病等。

2. 阵发性室上性心动过速 指起源于希氏束或希氏束以上的突发突止的心动过速。根据心动过速的起源部位分为:房室结折返性心动过速、房室折返性心动过速、加速性交界性心动过速等。

(1)房室结折返性心动过速(AVNRT):是阵发性室上性心动过速最常见的类型,房室结折返性心动过速是由于房室结内或房室结周围存在传导速度及不应期不同的两条传导径路,即房室结双径路,也可存在多条径路。心动过速沿慢径路前传快径路逆传称之为典型的房室结折返性心动过速(图 3-1-10),是房室结折返性心动过速的主要类型,称为"慢-快型";心动过速沿快径路前传慢径路逆传称之为不典型的房室结折返性心动过速,是房室结折返性心动过速的少见类型(图 3-1-11),又称为"快-慢型"。

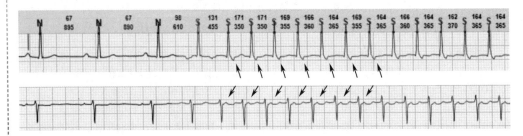

图 3-1-10　慢-快型 AVNRT 发作时,逆 P 在 Ⅱ 导联形成假 s 波(上),在 V1 导联形成 r'波(下)(箭头所示)

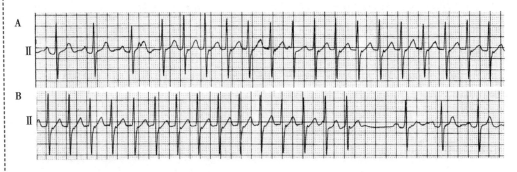

图 3-1-11　快-慢型 AVNRT

1) 慢-快型 AVNRT 的心电图特点(图 3-1-10):慢-快型 AVNRT 又称典型 AVNRT,成年人最常见,约占 AVNRT 的 90%,系慢径路前传,快径路逆传。①突然发作,突然终止。②P 波呈逆行性:逆 P 波在 Ⅱ、Ⅲ、aVF 导联倒置,在 aVR 导联直立,心动过速时,心房与心室几乎同时激动。多数患者因逆 P 波埋在 QRS 波群中而见不到,约 30% 的患者逆 P 波紧随 QRS 波之后(R 后 P'),R-P'间期<0.07s,R-P'/P'-R 的比率<1,在 Ⅱ、Ⅲ、aVF 导联 QRS 终末部形成假 s 波,在 V1 导联 QRS 波终末部形成小 r'波,实为逆 P'波的一部分。③QRS 波形正常:频率为 140~220 次/min,发作时大多为 150~160 次/min,多在 200 次/min 以下,节律规则。④诱发心动过速发作起始的早搏是经慢径路下传,所以 AVNRT 的第 1 个心搏的 P-R 间期延长,即显示有双径路特征。⑤适时的房性期前收缩电刺激可诱发及终止 AVNRT 发作,窦性期前收缩、交接区性期前收缩、室性期前收缩也可诱发(少数情况下)。⑥颈动脉窦按压刺激迷走神经方法:可使部分患者终止发作;或仅使心动过速频率有所减慢。⑦伴有房室或室房传导阻滞而使心房心室频率不一致者罕见。

2）快-慢型 AVNRT 的心电图特点(图 3-1-11)：快-慢型 AVNRT 又称非典型 AVNRT 或罕见型 AVNRT。特点是快径路前传、慢径路逆传，即慢径路不应期反而比快径路更长。心房逆传激动顺序与典型的 AVNRT 不同，心房最早激动处常在冠状静脉窦口，很少见。发作持续时间较长，多见于儿童。多为病理性或由药物所致。①P 波：由于激动沿慢径路逆传速度慢，所以逆行 P'波在前一心动周期的 T 波之后，下一个 QRS 波之前。体表心电图容易辨认。逆 P 波在 Ⅱ、Ⅲ、aVF 导联倒置或呈双相，在 aVR、V1 导联直立。②R-P'长而逆 P'-R 短，R-P'与 P'-R 的比率大于 1。③QRS 波形态和时限多正常，少数伴束支传导阻滞，QRS 波也可呈宽大畸形。R-R 间期规则，心律绝对整齐。心率为 100~150 次/min。④诱发快-慢型 AVNRT 的期前收缩无 P-R 间期延长。⑤可由房性期前收缩诱发，轻度增快的心率亦可诱发。可见到快-慢型 AVNRT 开始继发于窦性心动过速之后，常常是窦性心律，心率逐渐变快，然后发生 AVNRT。AVNRT 的结束可以是 P 或 R 波结尾。⑥心动过速不易自然终止：药物效果差，食管左心房调搏较难诱发成功，程序电刺激不易显示双径路(双通道)特征。

3）临床意义：房室结折返性心动过速(AVNRT)可见于任何年龄，自数月的婴儿至成人、老人，小儿以 5~6 岁多见，成人常发于 40 岁以前，中青年多见，男女发病率相似。房室结双径路或多径路先天存在，多见于无器质性心脏病患者，可以没有任何诱因突发突止；可以在某些诱因如自主神经失调、药物或病变所诱发；也可以没有发生折返、没有症状而终生存在。

(2) 房室折返性心动过速(AVRT)：分为顺向型房室折返性心动过速和逆向型房室折返性心动过速(图 3-1-12，图 3-1-13)

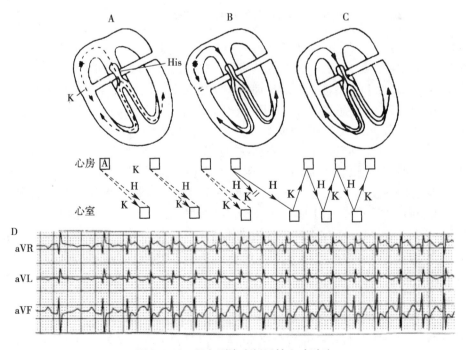

图 3-1-12　顺向型房室折返性心动过速

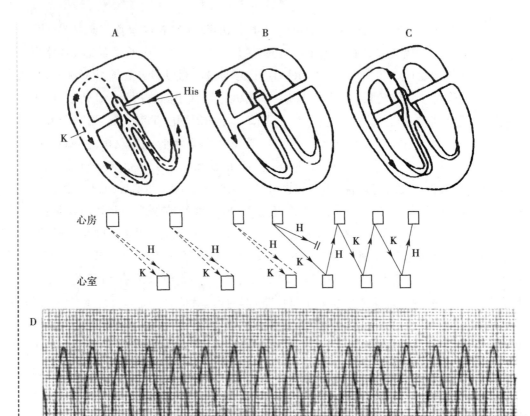

图 3-1-13　逆向型房室折返性心动过速

　　1）顺向型房室折返性心动过速的心电图表现：①心率 150~240 次/min，大多≥200 次/min，突发突止。②P′波起始的房性 P′波与心动过速期间的 P′波形态不同，也肯定不同于窦性 P 波。③适时的房性期前收缩或室性期前收缩自发或电刺激可诱发及终止发作。④部分患者可出现 QRS 波电交替现象。⑤诱发心动过速发作起始的心搏（房性期前收缩），其 P′-R 间期无突然延长现象，表明 AVRT 无需房室结双通道的参与。⑥兴奋迷走神经（如使用颈动脉按压术）可终止心动过速。⑦心动过速发作起始时易出现功能性束支阻滞，如束支阻滞发生在旁路同侧，则 R-R 间期延长 30ms以上；如束支阻滞发生在旁路对侧，则 R-R 间期不变。⑧在同次发作中可出现正常 QRS 波形，也可出现束支阻滞的 QRS 波形。⑨心房、心室、房室传导系统及旁路是构成折返环的必需部分心动过速发作时始终保持 1∶1 房室关系。如出现二度以上房室传导阻滞，当有漏搏时即可肯定应排除 AVRT。⑩显性预激旁路所致前传型 AVRT 者当心动过速发作时 δ 波消失，不发作时呈现典型预激综合征，P-R 间期短、宽 QRS 波形，有 δ 波。

　　2）逆向型房室折返性心动过速的心电图表现：①心率为 150~250 次/min，多为 200 次/min 左右，绝对整齐。②逆行 P′波出现在 QRS 波后，位于 R-R 间期的前半部分。③QRS 波宽大畸形呈完全性预激图形，时间>0.12s，多为 0.14s 左右。呈宽 QRS

波心动过速。④适时的电刺激可诱发及终止发作。⑤使用兴奋迷走神经的方法如颈动脉按压可终止心动过速。

多条房室旁路折返性心动过速的检查:①窦性心律时心房激动经不同旁路下传心室引起电轴改变,图形各异。②多条房室旁路的病例:发作前传与逆向型房室折返性心动过速交替出现时,因折返途径变动,心动周期呈现不一致性。

3)临床意义:隐匿性旁路参与的 AVRT 患者从儿童到老年人均有发生,年轻者更多一些。年轻患者常不伴有器质性心脏病,年长患者可伴有各种器质性心脏病。大部分预激综合征伴发 AVRT 患者临床无器质性心脏病依据,小部分患者可伴有肥厚型心肌病、风湿性心脏病等。

3. 室性心动过速 室性心动过速指发生在希氏束分叉以下的束支、心肌传导纤维、心室肌的快速性心律失常。一阵室速历时<30s 且自行终止者,称为非持续性阵发性室性心动过速;一阵室速持续时间>30s,称为持续性阵发性室性心动过速(图 3-1-14)。

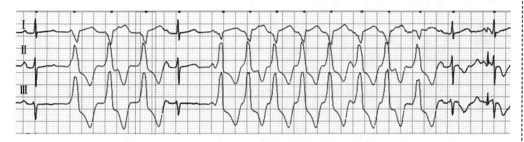

图 3-1-14 室性心动过速

(1)心电图表现:①连续出现 3 次或 3 次以上的室性早搏,频率多在 100~250 次/min,节律可略有不齐。②QRS 波群畸形、增宽,时间≥0. 12s,T 波方向与 QRS 主波方向相反。③P 波与 QRS 波群之间无固定关系,形成房室分离。偶可发生心室夺获或室性融合波,是判断室性心动过速可靠的依据。

(2)临床意义:①器质性心脏病,各种类型的冠心病如急性心肌梗死、陈旧性心肌梗死、心绞痛或无痛性心肌缺血等,扩张型心肌病、肥厚型心肌病和限制型心肌病,二尖瓣脱垂,心肌炎,高血压性心脏病,心脏瓣膜病,先天性心脏病等;②无器质性心脏病:电解质紊乱和酸碱平衡失调、药物和毒物作用如洋地黄类药物、抗心律失常药物奎尼丁、拟交感胺药物、青霉素过敏等;③特发性室速。

4. 尖端扭转性室性心动过速(torsade de pointes,TDP) 指心动过速发作时,室性的 QRS 波群的尖端围绕基线上下扭转的一种特殊类型的多形性室速(图 3-1-15)。

(1)心电图特征:发作时可见一系列增宽变形的 QRS 波群,以每 3~10 个心搏围绕基线不断扭转其主波的正负方向,典型者常伴有 QT 间期延长,每次发作持续数秒到数十秒而自行终止,但极易复发或转为心室颤动。

(2)临床意义:此类心动过速是一种严重的室性心律失常,临床表现为反复发作心源性晕厥或称为阿-斯综合征。临床常见原因有:①遗传性心律失常(离子通道功能异常),如先天性长 QT 间期综合征等;②严重的房室传导阻滞,逸搏心律伴有巨大的

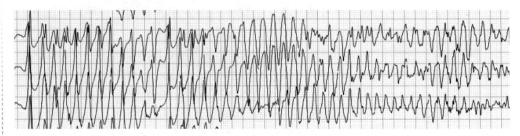

图 3-1-15　尖端扭转性室性心动过速

T 波;③电解质紊乱,如低钾、低镁伴有 QT 间期延长;④某些药物(例如奎尼丁、胺碘酮等)所致。

(四)心房扑动(atrial flutter,AFL)

简称房扑,其发作频率比阵发性房性心动过速更快,但较心房颤动慢,是介于阵发性房速与房颤的中间型。一般地,大多数有不稳定趋向,要么可恢复至窦性心律,要么进展成为心房颤动,但亦有少数可持续数月或数年(图 3-1-16)。

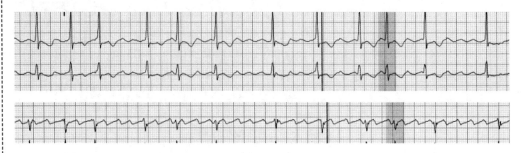

图 3-1-16　心房扑动

(1)心电图特征:①典型房扑:窦性 P 波消失,代之以振幅、间期较为恒定的房扑波,频率为 25~350 次/min,多数患者为 300 次/min 左右,房扑波首尾相连,呈锯齿状,房扑波之间无等电位线。典型房扑围绕三尖瓣环折返有两种运行方向,逆钟向折返最为常见,房扑波在 Ⅱ、Ⅲ、aVF 导联为负向波,V1 导联为正向波;顺钟向折返较为少见,房扑波在 Ⅱ、Ⅲ、aVF 导联为正向波,V1 导联为负向波。房扑波常以 2:1 的比例传导至心室,心室率多为 150 次/min;也可为 4:1 或不等比例传导到心室,引起心室率不规则;极少房扑波 1:1 下传到心室,可引起 300 次/min 或以上的心室率。房扑引起的 QRS 波群多为正常,当并存功能性束支传导阻滞或心室预激时,QRS 波群可宽大畸形。②非典型房扑:折返环多位于三尖瓣环之外的心房特殊部位,房扑波频率为 250~300 次/min,形态恒定,但不同于典型房扑。

(2)临床意义:发生机制大多数属于房内大折返环路激动,大多为短阵发性,少数可持续性。总体而言,心房扑动不如心房颤动持久,常可转为心房颤动或窦性心律。

(五)心房颤动(atrial fibrillation,AF)

简称房颤,是最常见的心律失常之一,其发生率仅次于窦性心律失常和过早搏动,居第三位(图 3-1-17)。

1. 心电图特征　①心房颤动波:正常 P 波消失,代之以细小、不规则、频率很快的

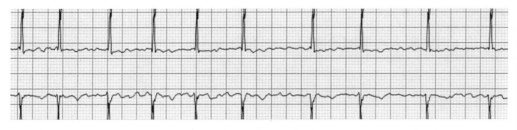

图 3-1-17 心房颤动

心房颤动波,即 f 波,通常以 V1 导联最明显;f 波形态不一、时距不等,振幅大小不一。②RR 间期绝对不等:心房颤动时,f 波频率可达 350~600 次/min,QRS 波一般不增宽,若是前一个 RR 间距偏长而与下一个 QRS 波相距较近时,易出现一个增宽变形的 QRS 波,此可能是心房颤动伴室内差异传导,并非室性期前收缩;持续性心房颤动病人,如果心电图上出现 RR 绝对规则,且心室率缓慢,常提示发生完全性房室阻滞。

2. 临床意义 心房颤动是临床上很常见的一种心律失常,可以是阵发性或持续性,大多发生在器质性心脏病基础上,多与心房扩大、心肌受损、心力衰竭等相关。心房颤动时整个心房失去协调一致的收缩,心排血量降低,且易在左心耳形成附壁血栓。

(六)心室扑动、颤动

是最严重的心律失常,常为临终前心电图改变,也是心脏猝死的主要原因(图 3-1-18,图 3-1-19)。

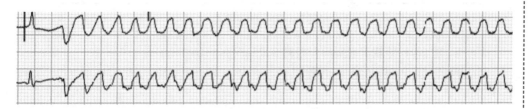

图 3-1-18 心室扑动

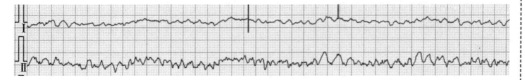

图 3-1-19 心室颤动

1. 心电图特征 ①心室扑动的心电图特点是无正常 QRS-T 波,代之以连续快速而相对规则的大振幅波动,频率达 200~250 次/min;②心室颤动的心电图特点是心电图上 QRS-T 波完全消失,出现大小不等、极不匀齐的低小波,频率为 200~500 次/min。

2. 临床意义 心室扑动、颤动时,心脏均失去泵血功能。心室扑动不会持久,旋即转为心室颤动而导致死亡。心室颤动,是心脏骤停最多见的心电类型,往往是心脏停搏前的短暂征象,临床多见于急性心肌缺血、心肌梗死、心力衰竭、心肌炎、低钾血症或各种危重病心电紊乱以及全身衰竭病人临终前。心室扑动和心室颤动均是最严重的致死性心律失常。

二、房室肥大心电图诊断

1. 右心房肥大

（1）心电图表现及诊断（图 3-1-20）

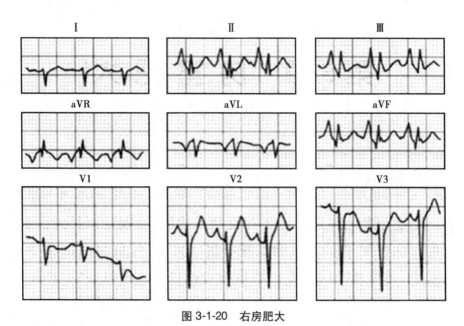

图 3-1-20　右房肥大

1）Ⅱ、Ⅲ、aVF 导联 P 波高尖，振幅 0.25mV。

2）V1 导联 P 波直立或正负双向，正向振幅 ≥0.15mV 或其振幅的算术和 ≥0.2mV。

此类 P 波，又称为"肺型 P 波"。

（2）临床意义：主要见于肺源性心脏病、肺动脉高压，肺动脉狭窄，三尖瓣病变等。由于右房压力或容量负荷过重所导致，右心房肥大尽管右心房除极时间延长，但由于右心房除极位于心房除极前半部分，所以不会影响整个心房除极时间，除极向量指向前下偏右。

2. 左心房肥大

（1）心电图表现（图 3-1-21）

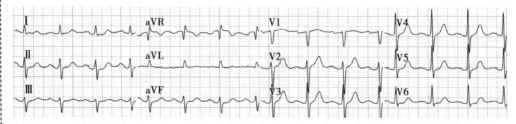

图 3-1-21　左房肥大

1）P波增宽,时间大于0.12s,常伴显著切迹,P波常呈双峰,两峰距≥0.04s,多在Ⅰ、Ⅱ、aVL、V4~V6更为明显。

2）Ptf_{V1}≤-0.04mm/s

此类P波,称之为"二尖瓣型P波"。

（2）临床意义:主要见于高血压、慢性左心衰、二尖瓣、主动脉瓣病变等。左房压力或容量负荷过重所导致的左心房肥厚,扩大及左心房内冲动传导阻滞,由于偏内压力或容积负荷过重,造成心房肥厚,扩大及心房内冲动传导障碍,使除极时间延长,左心房肥大时,左心房除极向量增大,整个心房除极时间延长,终末向量指向右后电势力。

3. 双侧心房肥大　同时具备左右心房肥大特征心电图,异常高大,增宽双峰型的P波,P波时限>0.12s,电压大于0.25mV(图3-1-22)。

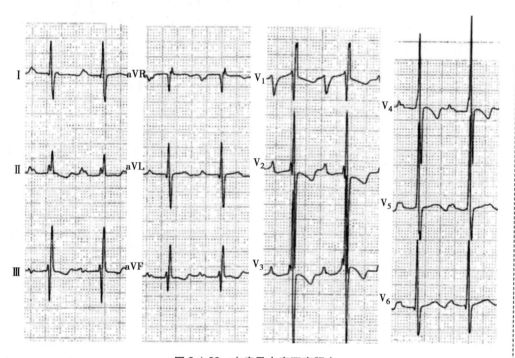

图3-1-22　左房及右房双房肥大

4. 心室肥大　由于心肌的病变,或由于排血时负荷过重而产生代偿,引起心肌的肥厚与扩张,其主要原因有两种:①压力负荷过重,心室在排血时所受阻力增大,如主动脉瓣、肺动脉瓣、左或右流出道等的狭窄,高血压或肺动脉高压等,所引起的心肌肥大以心肌肥厚为主。②容量负荷过重,心室排出血容量增多,如主动脉或肺动脉关闭不全、具有左向右分流的先天性心脏病,重度贫血等,所引起的心脏肥大以扩张为主,心室的肥厚与扩大,加以心室肥大时心脏位置的改变,以及伴发的传导障碍,都可引起心电图的改变。

（1）左心室肥大:心电图表现(3-1-23)。

1）QRS波群电压增高(主要影响代表左心室除极的胸导联V5、V6的R波及V1、V2的S波)

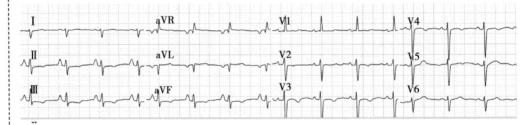

图 3-1-23 左心室肥大

胸导联:RV5 或 V6>2.5mV,SV1>2.0mV;RV5(v6)+SV1>3.5mV(女性)/>4.5mV(男性)。肢体导联:RI>1.5mV,RaVL>1.2mV,RaVF>2.0mV,或 RⅠ+SⅢ>2.5mV。Cornell 标准:RaVL+SV3>2.8mV(男性)或>2.0mV(女性)。

2)QRS 波群时限延长 0.1~0.11s,但一般仍小于 0.12s。

3)VAT:V5>0.05s(左心室室壁激动时间延长)。VAT(ventricular activation time)是指在胸导联电极探查下,激动自心内膜至心外膜的时间。

4)心电轴左偏>-30°。

5)ST-T 改变:以 R 波为主的导联,如Ⅰ、Ⅱ、aVF、V5 等导联 ST 段呈缺血型压低>0.05mV,T 波低平,双向或倒置,称为左室肥大伴劳损。

(2)右心室肥大(图 3-1-24)

图 3-1-24 右心室肥大

轻度右心室肥大时,整个心室除极向量仍以左心室占优势,心电图可无明显变化,随着右心室肥大程度的不同,左、右心室的心电向量对比不断发生改变,心电图出现相应变化:

1)V1、V2 导联以 R 波为主,可呈 R、qR 型,Rs 型,R 型,rsR'型等。

2)V1~V5 导联均呈 rS 型。

3)胸导联 V1、V2、V3、V4、V5 有 R 波,但 V5、V6 的 S 波不深。

4)QRS 波群电压与波型改变:RV1>0.7mV,RV1+SV5>1.05mV,V1 的 R/S>1,V5 的 R/S<1;V1 的 R/S>V2 的 R/S 或 V3 的 R/S>V1 的 R/S;RaVR>1.5mV,且>Q 波。

5)右心室壁激动时间延长 VATV1>0.03s。

6)心电轴右偏>+110°。

7）ST-T 改变：STV1 缺血型压低>0.05mV，TV1 双向、倒置，V5、V6 T 波常直立，在 V1 导联 R 波增高的同时伴有 ST-T 改变者，称为右心室肥大伴劳损。

（3）左、右心室双侧肥大：大致正常的心电图表现（左右心室电力相互抵消而构成正常而非特异性图形），单侧心室肥大的心电图表现（单侧心室的心电图表现较突出而掩盖另一心室），同时出现左、右心室肥大的心电图表现（少数）。

三、冠心病心电图诊断

（一）急性 ST 段抬高型心肌梗死

急性心肌梗死是由于各种原因（主要是冠状动脉粥样硬化）造成冠状动脉突然阻塞引起的心肌严重缺血和坏死。根据心肌梗死病程的不同，可先后出现缺血、损伤和坏死三种类型的心电图改变。

1. 基本图形及产生机制

（1）缺血型改变：冠状动脉急性闭塞后，最早出现的变化是缺血型 T 波改变。通常心内膜下肌层最早出现缺血，此时心肌复极仍从心外膜面开始，但电位差由于复极延迟而较正常时增大，使得对向缺血区的导联出现高而直立的 T 波。若缺血发生在心外膜下肌层时，该处心肌复极时间延长，则出现由心内膜面向心外膜面进行的反向复极顺序，使得面向缺血区的导联出现 T 波倒置。

（2）损伤型改变：随着缺血时间的延长，缺血程度逐渐加重，则会出现损伤型 ST 段改变。主要表现为面向损伤心肌的导联出现 ST 段抬高，关于急性心肌梗死引起 ST 段抬高的机制至今尚不明确，通常认为是"舒张期损伤电流"及"收缩期损伤电流"的综合结果。ST 段明显抬高可形成单向曲线。常见的"损伤型"ST 段抬高的形态变化见图 3-1-25。

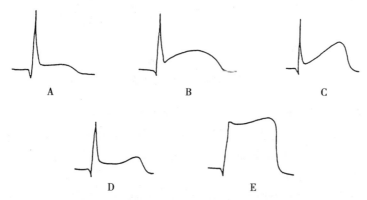

图 3-1-25 常见的"损伤型"ST 段抬高的形态
A. 平抬型 B. 弓背型 C. 上斜型 D. 凹面向上型 E. 单向曲线

（3）坏死型改变：心肌缺血进一步发生将会导致心肌细胞变性、坏死。坏死的心肌细胞丧失了电活动，不再除极与产生动作电位，而坏死区周围正常健康的心肌仍照常除极，致使产生一个背离梗死区的综合向量（图 3-1-26）。"坏死型"改变在心电图上主要表现为面向梗死区的导联出现异常 Q 波（时限≥0.04s，振幅≥1/4R 波）或者 R 波消失呈现为 QS 型。

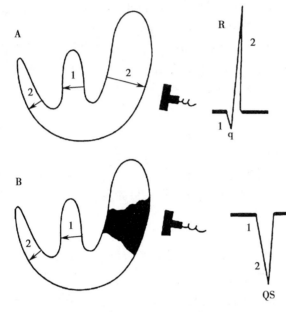

图 3-1-26　坏死型 Q 波或 QS 波发生机制

A. 正常心肌除极顺序：室间隔向量，①产生 Q 波，左右心室综合除极向量，②产生 R 波　B. 心肌坏死后，电极透过坏死"窗口"只能记录相反的除极向量，产生 QS 波

2. 急性心肌梗死的心电图演变及分期　急性心肌梗死发生后，心电图的变化随着心肌出现缺血、损伤、坏死和恢复而呈现一定的演变规律。根据心电图图形的演变过程和演变时间可分为超急性期、急性期、近期（亚急性期）和陈旧期（愈合期）（图 3-1-27）。

（1）超急性期：见于急性心肌梗死发生后数分钟或数小时，心电图上出现高耸的 T 波，以后迅速出现 ST 段上斜型或弓背向上型抬高，与高耸直立的 T 波相连，但不出现异常 Q 波。此期若干预和治疗及时，可避免发展为心肌梗死或使已发生梗死的范围缩小。

（2）急性期：此期见于梗

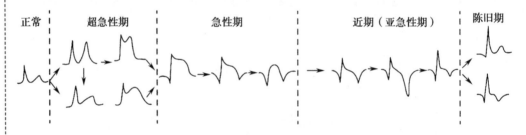

图 3-1-27　急性心肌梗死的心电图演变及分期

死后数小时或数日，可持续到数周，心电图表现为 ST 段弓背向上型抬高，抬高显著者可与 T 波融合而形成单向曲线，继而 ST 段逐渐回落至基线水平，可出现异常 Q 波；直立的 T 波开始出现倒置，并逐渐加深。在此期间，缺血性 T 波倒置、损伤性 ST 段抬高和坏死性 Q 波可同时并存。

（3）亚急性期：出现于梗死后数周至数月，此期主要表现为坏死及缺血型改变。抬高的 ST 段已基本恢复至基线，缺血型 T 波由较深的倒置逐渐变浅，直至恢复正常或恒定不变（持续倒置或低平），坏死型 Q 波持续存在。

（4）陈旧期：常出现于梗死发生数月之后，ST 段和 T 波恢复正常或 T 波恒定不变（持续倒置、低平），遗留下坏死型的 Q 波。理论上坏死型的 Q 波将持续存在，亦有少数情况下 Q 波在长期演变过程中消失，这可能与瘢痕组织的缩小和周围心肌的代偿性肥大有关。

3. 心肌梗死的定位诊断（表 3-1-2）　冠状动脉闭塞后会引起其支配区域心肌因

供血中断而发生坏死,即心肌梗死,前间壁、前壁、前侧壁、后壁及右室梗死在横面导联上反映(胸导联),下壁及高侧壁心梗是在额面(肢体导联)上显示,正后壁心肌梗死时,在 V7、V8、V9 导联出现异常 Q 波或 QS 波,而与正后壁导联相对应的导联(V1、V2)出现镜像性改变(即 R 波增高、ST 段压低及 T 波增高)。孤立的右心室心肌梗死发生少见,常合并有下壁心肌梗死。

表 3-1-2　急性心肌梗死的心电图定位诊断

导联	心肌梗死部位	相关血管
V1、V2、V3	前间壁	左前降支
V2、V3、V4、V5	前壁 侧壁	左前降支
V1～V6	广泛前壁 前间壁	左前降支
Ⅰ、aVL、V5、V6	高侧壁	左前降支的对角支或回旋支左回旋或
V7～V9	正后壁	左回旋或右冠
Ⅱ、Ⅲ、aVF	下壁 正后壁	右冠或左回旋
(V1)V3R、V4R、V5R	右心室	右冠

注意,在急性心肌梗死发病早期(数小时内),坏死型 Q 波尚未出现,此时可根据心电图上 ST 段(抬高或压低)以及 T 波(高耸或深倒置)改变出现于哪些导联而做出判断。

（二）非 ST 段抬高型急性心肌梗死

是指在心电图上仅表现为 ST 段压低和(或)T 波倒置或无 ST-T 异常,而不出现异常 Q 波。

（三）心肌缺血的心电图诊断

心肌缺血通常发生在冠状动脉粥样硬化基础上。当心肌某一部分缺血时,将影响到心室复极的正常进行,并可使缺血区相关导联发生 ST-T 异常改变。心肌缺血在临床上主要表现为心绞痛和无症状性慢性冠状动脉供血不足(图 3-1-28)。

1. 心绞痛　根据其临床特点和心电图改变,可分为典型心绞痛和变异型心绞痛两种。

（1）典型心绞痛:劳累常为其诱发因素。发生心肌缺血时,面向缺血部位的导联出现 ST 段压低(水平型或下斜型压低≥0.1mV)和(或)T 波倒置(图 3-1-28),有些心肌缺血患者,发作前心电图已表现为持续性 ST 段压低和(或)T 波改变(低平、双向或倒置),则心绞痛发作时多表现为 ST-T 改变较前加重。若冠心病患者心电图上出现对称性深而倒置的 T 波,则称为冠状 T 波,更具有临床意义。

（2）变异型心绞痛:多在安静或休息时发生,发作与活动无关,冠状动脉痉挛为其主要发病因素。发作时心电图上可见一过性的 ST 段抬高并常伴有 T 波高耸和对应导联的 ST 段下移,这是急性严重心肌缺血的表现。

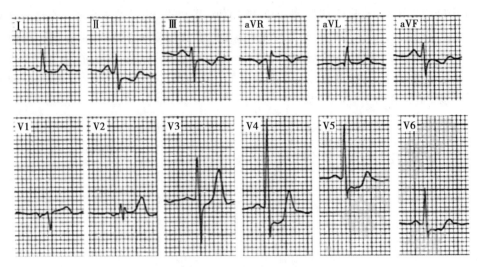

图 3-1-28   心肌缺血的心电图诊断

2. 慢性冠状动脉供血不足   是冠状动脉粥样硬化性心脏病的重要病理生理过程,是心脏处于长期的慢性缺血过程。不同于急性冠状动脉供血不足,这类患者静息状态多不显示供血不足的症状,其心电图改变也是长期的、相对稳定的异常变化,而且这些变化的敏感性和特异性相对较低,有时仅根据心电图的异常改变难以做出慢性冠状动脉供血不足的正确诊断。

(1) ST 段改变:除 aVR 导联外,其余导联出现 ST 段水平型或下斜型压低 ≥0.05mV,也可呈弓背型下移。ST 段下移的常见形态有 3 种(水平型、下斜型、上斜型)。缺血型 ST 段压低需要与继发性 ST-T 改变相鉴别,后者指继发于心室除极异常而不是心肌本身病变引起的 ST-T 改变,如左心室肥大、束支传导阻滞、室性心律失常、室性起搏心律等引起的 ST-T 改变。需要注意的是在慢性缺血时,ST 段变化相对缓慢,且多数改变呈波动性,即在接近正常与接近明确诊断标准的图形之间更替。因此当怀疑慢性冠状动脉供血不足时,往往需要对患者进行较长时间的跟踪随访。

(2) T 波改变:慢性冠状动脉供血不足常有 T 波变化,包括 T 波低平、双向或倒置。

四、传导阻滞

1. 窦房传导阻滞   窦房传导阻滞简称窦房阻滞,指窦房结冲动传导至心房时发生阻滞。理论上窦房阻滞可分为三度,由于体表心电图不能显示窦房结电活动,因而无法确立一度窦房阻滞的诊断。三度窦房阻滞与窦性停搏鉴别困难。只有二度窦房阻滞出现心室漏搏时才能诊断。

二度窦房阻滞分为两型:①莫氏 I 型即文氏型阻滞,表现为 PP 间期进行性缩短,直至出现一次长 PP 间期,该长 PP 间期短于基本 PP 间期的两倍;②莫氏 II 型阻滞时,长 PP 间期为基本 PP 间期的整数倍。窦房阻滞后可出现逸搏心律(图 3-1-29,图 3-1-30)。

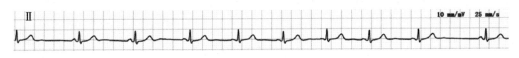

图 3-1-29　二度 I 型窦房传导阻滞

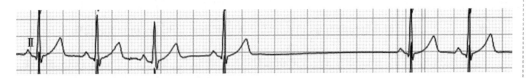

图 3-1-30　二度 II 型窦房传导阻滞

　　临床意义:多见于神经肌张力增高、颈动脉窦过敏、急性下壁心肌梗死、心肌病、洋地黄中毒、高钾血症等。

　　2. 房内传导阻滞　心房内有前、中、后三条结间束连接窦房结与房室结,同时也激动心房。房内传导阻滞一般不产生心律不齐,以不完全性房内传导阻滞多见。心电图表现为:P 波时限超过 0.12s,波峰有切迹,切迹间距大于等于 0.04s,与左心房肥大的心电图表现类似。完全性房内阻滞少见,其产生原因是局部心房肌周围形成传入、传出阻滞,形成心房分离。心电图表现为:在正常窦性 P 波之外,还可见与其无关的异位 P 波或心房颤动波或心房扑动波,自成节律。

　　3. 房室传导阻滞　心脏任何部位的心肌不应期延长所引起的激动传导延缓或阻断,统称为心脏传导阻滞。在心房与心室之间的称房室传导阻滞。临床上房室传导阻滞最为常见,房室阻滞最常发生在房室结,也可发生在结间束、希氏束以及束支等不同的部位。通常根据心脏传导阻滞的程度可分为三度:一度(仅传导延缓)、二度(部分激动传导阻断)、三度(传导完全阻断)。

　　(1) 一度房室传导阻滞:是指房室交接区组织中某个部位的相对不应期延长,引起房室间的传导延缓,但是每次心房激动都能下传至心室(图 3-1-31)。

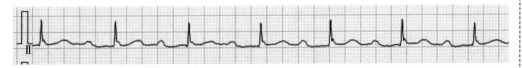

图 3-1-31　一度房室传导阻滞

　　心电图表现:P-R 间期延长,P-R 间期>0.20s(老年人 P-R 间期>0.22s);P 波之后均伴随有室上性 QRS 波群。

　　临床意义:常见于冠状动脉粥样硬化性心脏病、房间隔缺损、心脏瓣膜病、心肌炎、药物毒性反应(如洋地黄中毒)、电解质紊乱等。

　　(2) 二度房室传导阻滞:分为 I 型(文氏或莫氏 I 型)和 II 型(莫氏 II 型)

　　1) 二度 I 型房室传导阻滞:又称为文氏或称莫氏 I 型,是最常见的二度房室传导阻滞类型,是房室交接区组织中某个部位的有效不应期、相对不应期均延长,但并未占据整个心动周期,还留有正常的应激期。房室传导逐次减慢直至传导中断而阻滞(图3-1-32)。

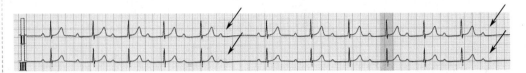

图 3-1-32　二度 I 型房室传导阻滞(箭头所指 P 波后面脱漏 QRS 波,房室传导比例 6:5)

心电图表现:①P 波规律出现;②P-R 间期进行性延长,直至出现一次 QRS 波群脱漏,结束一次文氏周期;③其后 P-R 间期又恢复为最短,再逐渐延长,直至又出现 QRS 波群脱漏,文氏周期重复出现,房室传导比例常为 3:2、4:3、5:4 等。

2)二度 II 型房室传导阻滞:又称为莫氏 II 型。房室交接区组织中某个部位有效不应期显著延长,只留下很短的相对不应期,其传导表现为"全或无"的特点(图3-1-33)。

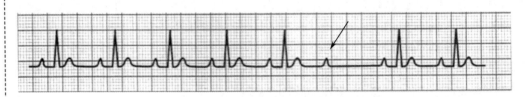

图 3-1-33　二度 II 型房室传导阻滞

心电图表现:①P 波规律出现;②P-R 间期恒定(正常或延长),部分 P 波后无 QRS 波群,QRS 波群呈比例脱漏。房室传导比例常为 2:1、3:2、4:3 等。如连续出现 2 次或 2 次以上的 QRS 波群脱漏者,称为高度房室传导阻滞。

3)三度房室传导阻滞:又称完全性房室传导阻滞,房室交接区组织中某个部位完全丧失了兴奋性,有效不应期占据整个心动周期。全部的室上性激动都不能传导至心室,此时,心房由窦房结或房性异位起搏点控制,心室由阻滞部位以下的异位起搏点控制,形成完全性房室分离(图3-1-34)。

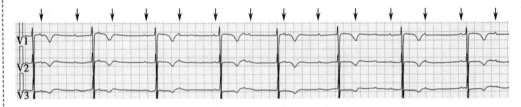

图 3-1-34　三度房室传导阻滞(箭头所示为心房率即 P 波的频率为 75 次/min,心室率即 QRS 波的频率为 43 次/min,P 与 QRS 无固定关系即房室分离)

心电图表现:①P 波与 QRS 波群无固定关系,P-P 与 R-R 间距各有其固定的规律,即完全性房室分离。②心房节律可以为窦性心律、房性心动过速、心房扑动或心房颤动。③心房率快于心室率,即 P 波频率高于 QRS 波群频率。④QRS 波群形态正常或宽大畸形。其形态取决于控制心室的异位起搏点的位置高低。起搏点位于束支分叉以上，则 QRS 波群形态正常，心室率为 40~60 次/min；起搏点位于束支分叉以下，则 QRS 波群宽大畸形，心室率低于 40 次/min（室性逸搏心律）。QRS 波群宽大畸形越显著，越容易发生心室颤动或心室停顿。

4. 室内传导阻滞　室内阻滞是指希氏束分叉以下部位的传导阻滞。室内传导系统由右束支、左前分支和左后分支三部分组成。室内传导系统的病变可波及单支、双支或三支。

（1）右束支阻滞

心电图表现：①V1、V2 导联呈 rsR′型，r 波狭小，R′波高宽；②V5、V6 导联呈 qRs 或 Rs 型，S 波宽；③Ⅰ导联有明显增宽的 S 波、aVR 导联有宽 R 波；④QRS≥0.12s；⑤T 波与 QRS 波群主方向相反。不完全性右束支阻滞图形与上述相似，但 QRS 波群时限<0.12s（图 3-1-35）。

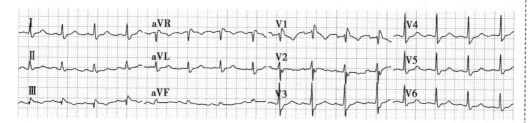

图 3-1-35　右束支阻滞

临床意义：右束支阻滞较为常见，可发生于风湿性心脏病、先天性心脏病房间隔缺损、高血压、冠心病和肺源性心脏病等。正常人亦可发生右束支阻滞。

（2）左束支阻滞

心电图表现：①V5、V6 导联出现增宽的 R 波，其顶端平坦、模糊或带切迹（M 形 R 波），其前无 q 波；②V1 导联多呈 rS 或 QS 型，S 波宽大；③Ⅰ导联 R 波宽大或有切迹；④QRS 时限≥0.12s；⑤T 波与 QRS 波群主波方向相反。不完全性左束支阻滞图形与上述相似，但 QRS 波群时限<0.12s（图 3-1-36）。

临床意义：左束支阻滞常发生于充血性心力衰竭、急性心肌梗死、急性感染、奎尼丁与普鲁卡因中毒、高血压心脏病、风湿性心脏病、冠心病与梅毒性心脏病等。

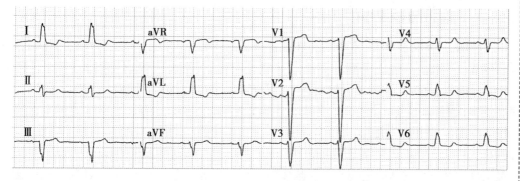

图 3-1-36　左束支阻滞

（3）左前分支阻滞

心电图表现：①电轴左偏-45°～-90°；②Ⅰ、aVL 导联为 qR 型，R 波在 aVL 大于 Ⅰ导联；③Ⅱ、Ⅲ、aVF 导联为 rS 型，S 波振幅在Ⅲ导联大于Ⅱ导联；④QRS 波群时限 <0.12s，大多数正常（图 3-1-37）。

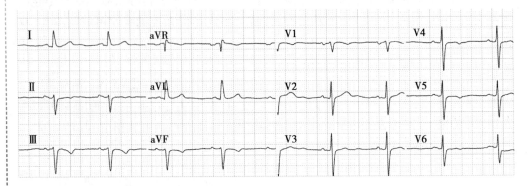

图 3-1-37　左前分支阻滞

（4）左后分支阻滞：左前分支阻滞较为常见，左后分支阻滞则较为少见。

心电图表现：①电轴右偏（达+120°或以上）；②Ⅰ、aVL 导联为 rS 型，Ⅱ、Ⅲ、aVL 导联为 qR 型；③QRS 波群时限<0.12s（图 3-1-38）。

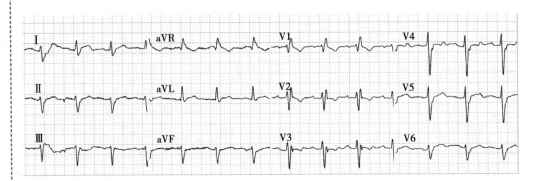

图 3-1-38　左后分支阻滞

五、逸搏与逸搏心律

心房、房室交界区、心室内组织在正常情况下不表现自律性，称为潜在起搏点。当高位节律点发生病变或受到抑制或节律明显减慢时（如病态窦房结综合征、窦性停搏、窦性心动过缓），或因传导障碍而不能下传时（如窦房或房室阻滞），作为一种保护性措施，潜在起搏点就会发出一个或一连串的冲动，激动心房或心室，产生逸搏。当窦房结受抑制的因素消失，则又可出现窦性心律，逸搏消失，所以逸搏是一种生理性代偿机制。连续 3 个或 3 个以上的逸搏即构成逸搏心律。按逸搏发生的部位分为房性、房室交界性和室性逸搏或逸搏心律。临床上以房室交界性逸搏最为多见，其次是室性逸搏，房性逸搏较少见。频发室性逸搏或逸搏心律常见于病态窦房结综合征和房室结双结病变、严重的房室传导阻滞等有器质性损害的心脏病患者,其自律性极不稳定,易导致心室停搏,应及时安装心脏起搏器。

六、预激综合征

预激是一种房室传导"加快"的异常现象,属捷径传导。预激的解剖学基础是在正常的房室传导组织之外还存在着普通工作心肌组成的肌束,形成附加的房室传导束,习惯上称为"旁路"。当室上性激动下传时,一部分激动沿旁路快速下传,引起部分心室肌提前激动并沿心室肌本身传导,表现为一系列的心电图异常,称为预激综合征。临床上包括经典型预激综合征、短 PR 综合征(LGL 综合征)及 Mahaim 综合征。预激综合征常发生于无器质性心脏病者,少数见于器质性心脏病如先心病、梗阻性肥厚型心肌病等。

1. 经典型预激综合征　临床最常见,又称为 WPW 综合征。由 Kent 束传导引起。

心电图表现:①PR 间期<0.12s,一般为窦性心律;②QRS 时限≥0.12s;③QRS 波群起始部粗钝,即所谓预激波(δ 波),终末部分正常;④继发性 ST-T 改变,与 QRS 波群主波方向相反。根据心电图上预激波(δ 波)和 QRS 波群主波的方向分为两型:①A 型,预激波(δ 波)与 QRS 波群主波在右胸导联 V1~V3 和左胸导联 V4~V6 上均向上(图 3-1-39);②B 型,预激波(δ 波)与 QRS 波群主波在右胸导联向下、左胸导联向上(图 3-1-40)。

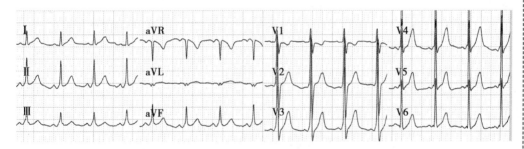

图 3-1-39　WPW 综合征 A 型预激

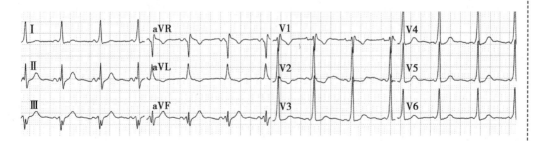

图 3-1-40　WPW 综合征 B 型预激

2. 短 PR 综合征(LGL 综合征)　由连接心房与房室结下部或房室束的 James 束传导。激动绕过房室结提前传至希氏束,其后激动沿希氏束—浦肯野纤维正常下传。心电图表现:P-R 间期<0.12s;QRS 波群形态正常,无预激波(δ 波)。

3. Mahaim 综合征   激动沿连接房室结下部、房室束或束支近端至室间隔肌部的 Mahaim 纤维下传。Mahaim 纤维具有慢传导特征,激动自房室结下部房室束近端传至心室肌。心电图表现:PR 间期正常;QRS 波群增宽且伴有预激波(δ 波)。

七、电解质紊乱与药物影响心电图

临床血清电解质浓度异常及应用某些药物,可以影响心肌的除极和复极过程,而引起心电图的改变,掌握这些心电图变化的特点,可以早期发现电解质紊乱和某些药物中毒,为临床提供诊断和治疗依据。

电解质紊乱(electrolytes disturbance)是指血清电解质浓度的增高与降低超过正常范围,其极端变化都会影响心肌的除极与复极及激动传导异常,使心电图发生相应的改变,这些变化常在血液化学检查显示异常之前表现出来,因而对早期临床诊断可提供一定的帮助。特别是高血钾、低血钾可产生比较特异的心电图改变,且其改变与血钾水平相关性较好。因此,心电图是监测血钾代谢紊乱有效的手段。血钙改变也可产生心电图表现,但特异性较差,血镁、血钠水平改变则无特异性心电图表现。需要强调,心电图虽有助于电解质紊乱的诊断,但由于受其他因素的影响,心电图改变与血清中电解质水平并不完全一致。如同时存在各种电解质紊乱时又可互相影响,加重或抵消心电图改变。故应密切结合病史和临床表现进行判断。

1. 高钾血症   血清钾>5.5mmol/L,即为高钾血症(hyperkalemia),其预后较为严重,有时可危及生命。

(1) 机制:血钾过高可使心肌收缩力减弱,心率减慢,并出现心律失常。其对电生理的影响为缩短动作电位时间(3 位相坡度变陡),使 0 位相上升速度减慢,静息膜电位负值减小,随着血钾浓度的进一步升高,可出现一系列心电图改变。

(2) 心电图特征:高血钾时引起的心电图变化见图 3-1-41,①细胞外血钾浓度超过 5.5mmol/L,致使 QT 间期缩短和 T 波高耸,基底部变窄;②血清钾>6.5mmol/L 时,QRS 波群增宽,PR 间期及 QT 间期延长,R 波电压降低及 S 波加深,ST 段压低;③当血清钾>7mmol/L 时,QRS 波群进一步增宽,PR 间期及 QT 间期进一步延长,P 波增宽,振幅减低;④当血清钾>8.8mmol/L 时,P 波消失或难以辨识,此时心房肌虽被抑制,但窦房结的起搏功能尚存在,激动通过节间束时,P 波消失或难以辨识,此时心房肌虽被抑制,但窦房结的起搏功能尚存在,激动通过节间束仍可下传心室,称"窦-室"传导;⑤血清钾>10mmol/L 时,心室肌受到抑制,宽大的 QRS 波群与 T 波融合呈正弦波,此时可出现室性心动过速、心室扑动或颤动等,也可出现缓慢的室性逸搏、心

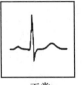

| 正常 | T波高尖 | ST段压低 | PR间期延长
P波增宽低平 | P波消失 | QRS波增宽
与T波融合 |

图 3-1-41   高钾血症:随着血钾水平逐渐升高导致的心电图改变

脏停搏。

（3）临床意义：钾离子是细胞内液中含量最高的阳离子,且主要呈结合状态,直接参与细胞内的代谢活动;适当的钾离子浓度及其在细胞膜两侧的比值对维持神经-肌肉组织的静息电位的产生,以及电兴奋的产生和传导有重要作用;也直接影响酸碱平衡的调节。钾离子紊乱是临床上最常见的电解质紊乱之一,且常和其他电解质紊乱同时存在。血钾高于 5.5mmol/L 称为高钾血症,血钾高于 7.0mmol/L 则为严重高钾血症。高钾血症有急性与慢性两类,急性发生者为急症,应及时抢救,否则可能导致心搏骤停。

2. 低钾血症　当血清钾浓度低于 3.5mmol/L 时,即称为低钾血症。

（1）机制：血钾过低可影响心肌的除、复极过程,并使心肌的应激性增高。其对电生理的影响,主要使心肌细胞膜电位负值增大,动作电位 3 位相时间延长,自律细胞 4 位相坡度变陡及阈电位变低。目前认为,低钾血症引起的心电图改变,主要原因是细胞外钾的浓度降低影响细胞膜内外钾含量之比所造成。

（2）心电图特征：①ST 段下降≥0.05mV;②T 波低平、双向或倒置;③U 波增高,可达 0.1mV 以上,往往超过同一导联上的 T 波;④出现多种心律失常,如房性心动过速、室性早搏、阵发性室性心动过速、室内阻滞、房室阻滞等（图 3-1-42）。

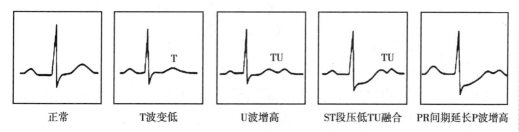

| 正常 | T波变低 | U波增高 | ST段压低TU融合 | PR间期延长P波增高 |

图 3-1-42　低钾血症引起心电图改变

（3）临床意义：低钾血症常由禁食或术后钾摄入不足、呕吐和腹泻钾丢失过多、排钾利尿药的应用、甲状腺功能亢进、周期性瘫痪等所致。临床表现主要为神经肌肉应激性降低和心肌细胞兴奋性增高所引起的症状。有时低钾引起的心电图变化比血清钾变化还要早,但血清钾浓度的高低与心电图的改变之间无绝对的平行关系。因为血清钾浓度的变化比细胞内浓度的变化较迅速,血清钾不能真实地反映细胞内钾的含量。因此,了解病史结合临床资料综合分析十分必要。

3. 洋地黄对心电图的影响

（1）洋地黄效应（digitalis effect）：洋地黄直接作用于心室肌,使动作电位的 2 位相缩短以至消失,并减少 3 位相坡度,因而动作电位时程缩短。

心电图特征性表现：①S-T 段呈下垂型压低;②T 波低平、双向或倒置,双向 T 波往往是初始部分倒置,终末部分直立变窄,ST-T 呈"鱼钩形";③QT 间期缩短。上述心电图表现常为已经接受洋地黄治疗的标志,即所谓洋地黄效应（图 3-1-43）。

（2）洋地黄中毒（digitalis toxicity）：洋地黄中毒病人可以有胃肠道症状和神经系统症状,但出现各种心律失常是洋地黄中毒的主要表现。常见的心律失常有：频发性

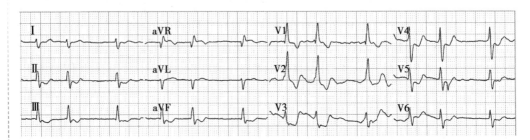

图 3-1-43　洋地黄效应心电图改变

（二联律或三联律）及多源性室性期前收缩,严重时可出现室性心动过速(特别是双向性心动过速),甚至心室颤动。交界性心动过速伴房室脱节,房性心动过速伴不同比例的房室阻滞也是常见的洋地黄中毒表现。洋地黄中毒还可出现房室阻滞,当出现二度或三度房室阻滞时,则是洋地黄严重中毒表现。另外也可发生窦性停搏或窦房阻滞、心房扑动、心房颤动等。

八、心电图诊断的分析方法

心电图可简单视为由四波(P、QRS、T、U)、三段(PR、ST、TP)、两间期(PR,QT)构成,每一波段有其心电学含义,根据各波段反映的心电学变化,找出心电图的主要变化,进行心电图的分析,可以较快速、准确地做出心电图诊断。

（一）分析 P-QRS

正常情况下,心脏由窦房结支配,称为窦性心律;当异位起搏点控制心脏活动时,称为异位心律;异位起搏点部分控制心脏时,称为窦性+异位心律。判断心律主要看 QRS 波群的形态、节律、频率及其与 P 波的关系。

（二）心电图 P-QRS 的分析要点

1. R 波形态(表 3-1-3)

表 3-1-3　R 波形态

正常	激动来源于房室交界区以上	窦性心律失常
		房性、房室交界性期前收缩
		室上性心动过速
		心房颤动与扑动
		一度、二度房室传导阻滞,部分三度房室传导阻滞
		室上性逸搏
宽大畸形	激动来源于房室交界区以下	室性期前收缩
		室性心动过速
		心室扑动与颤动
		三度房室传导阻滞
	室内差异性传导	见于心房颤动、房性期前收缩、室上性心动过速

2. R 波节律（表 3-1-4）

表 3-1-4　R 波节律

规整	窦性心动过速	P-QRS 有固定关联
	窦性心动过缓	P-QRS 有固定关联
	室上性心动过速	P-QRS 有固定关联
不规整	窦性心律不齐	P-QRS 有固定关联
	心房颤动	P 波消失，代之以 f 波
	室性心动过速	P-QRS 无关联，完全性房室分离
	三度房室传导阻滞	P-ORS 无关联，完全性房室分离

3. R 波频率（表 3-1-5）

表 3-1-5　R 波频率

>100 次/min	窦性心动过速	P、QRS 形态正常，一般频率≤150 次/min
	室上性心动过速	P 形态异常，可有 PR 间期异常，多数频率>150 次/min
	室性心动过速	P-QRS 无固定关联，完全性房室分离，QRS 宽大畸形，RR 间期不规则
<60 次/min	窦性心动过缓	P-QRS 有固定关联，形态正常
	病态窦房结综合征	P-QRS 有固定关联，形态正常，可有心律不齐或并发快速性心律失常

（三）分析 ST-T

ST 段与 T 波是心室的复极波，易受心肌病变尤其是心肌缺血、坏死、损伤等影响出现异常，因此，判断有无一过性及持久性心肌病理改变，主要分析 ST-T 的改变（表3-1-6）。

表 3-1-6　ST-T 分析

ST 段	抬高	定位导联抬高	变异型心绞痛、急性冠状动脉综合征、急性心肌炎等
		除 aVR 导联外均抬高	急性心包炎
	下移	定位导联显著下移	慢性冠脉病、心绞痛
		鱼钩样改变	应用洋地黄类药
T 波	定位导联高尖	急性心肌梗死超急性期	
	急性倒置	冠状 T 波，急性心肌缺血	
	弥漫性高尖	高钾血症等	

（四）分析 P 波、QRS 波群形态

P 波与 QRS 波群分别是心房与心室的除极波，记录心房与心室收缩过程的电活动，其振幅显示电压高低，时限反映电活动的时间。判断有无心房肥大及房内压升高，

判断心房激动是否来源于窦房结,分析 P 波形态、振幅与时间,以 Ⅱ 导联及 V1 导联为主;判断有无心室肥大,判断心室激动是否来源于房室交界区以上部位,分析 QRS 波群形态、振幅及时间(表 3-1-7)。

表 3-1-7　P 波、QRS 波群形态

P 波	①振幅增加,时限正常,尖部圆钝消失	肺型 P 波	肺动脉高压、右心房肥大等
	②振幅正常,时限延长,顶部呈现双峰	二尖瓣型 P 波	左心房肥厚、高血压、二尖瓣狭窄等
	③与窦性 P 波形态不一,P-R 间期缩短	房室交界性 P 波	房室交界性期前收缩、房室交接性心动过速、房室交接性逸搏
	④与窦性 P 波形态不一,P-R 间期正常	房性 P 波	房性期前收缩、房性心动过速
QRS 波群	①宽大畸形,主波方向与 T 波方向相反	间歇出现	室性期前收缩
		连续出现	室性心动过速
	②宽大畸形,形态介于窦性与室性 QRS 之间	心室夺获	室性心动过速特征性改变
		室性融合波	室性心动过速特征性改变
	③形态正常,振幅增高,伴电轴偏移	V1 导联 R/S > 1, RV1 > 1.0mV, RaVR>0.5mV,心电轴右偏	右心室肥大
		RV5>2.5mV, RV5+SV1>3.5mV(女性)/>4.0mV(男性),心电轴左偏	左心室肥大
	④宽大畸形,部分导联特征性形态,伴电轴偏移	V1~V2 导联呈 rsR',V5~V6 导联 qRS,S 增宽	右束支阻滞
		V1~V2 导联呈 QS 或 rS 波,V5~V6 导联 R 波增宽	左束支阻滞

(谢　文)

第二章

动态心电图

动态心电图（dynamic electrocardiogram，DCG）由 Norman J. Holter 在心电图的基础上在 1957 年发明。动态心电图通过记录仪长时间连续记录并存储心电信号，然后经计算机分析系统回放并分析，经人工校阅编辑后，得到有关心脏电活动的信息。动态心电图不是简单地延长心电图记录时间，而是检测到常规心电图检查不易发现的一过性的心电图异常改变，同时可结合患者的症状、服用药物及活动状态等分析心电图变化的关系，对于全面评价心律失常、心肌缺血和心脏自主神经功能等有重要价值。动态心电图检查具有常规心电图等其他检查不能替代的作用和价值，因此已经成为临床上广泛使用的无创性心血管病检查和诊断手段之一（图 3-2-1）。

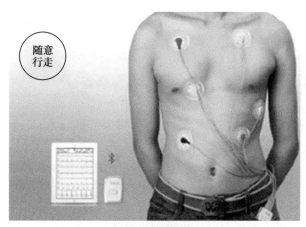

动态心电图检测法

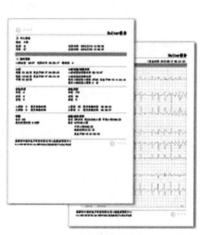

动态心电图报告

图 3-2-1　动态心电图

动态心电图属回顾性分析，并不能了解患者即刻的心电变化。由于导联的局限，尚不能反映某些异常心电改变的全貌。对于心脏房室大小的判断、束支传导阻滞、预激综合征的识别、房性和室性心律失常的定位以及心肌梗死的诊断和定位等，仍需要依靠常规 12 导联心电图检查。新近，12 导联动态心电图系统的开发和应用可以部分弥补这方面的不足。微型的皮下植入式动态心电图仪，凭借着检测时间长、感染率极低、安全性高等优点,对于心律失常性晕厥的诊断具有很好的临床应用价值。

临床应用

动态心电图可以获得受检者日常生活状态下连续24小时甚至更长时间的心电图资料,因此常可检测到心电图检查不易发现的一过性异常心电图改变。

1. 临床应用范围

(1) 有一过性心悸、胸痛、黑矇、晕厥、呼吸困难等症状发作,疑诊心脏疾病患者;

(2) 已确诊心律失常的患者,评价心律失常负荷、性质、危险性,揭示心律失常的昼夜规律,评价治疗效果;

(3) 发现无症状心肌缺血,判断心绞痛的类型,尤其对于变异性心绞痛具有较高诊断价值;

(4) 评估器质性心脏病、离子通道病患者的心律失常风险;

(5) 植入心脏节律管理器械[如起搏器、自动除颤器(implanted-cadiac defibrillator,ICD)、心脏再同步化治疗(cardiac resynchronization therapy,CRT)等]的患者,评估植入器械有无功能异常,评估异常症状是否与植入器械功能异常有关;

(6) 根据心脏变时性、心率变异性、心率震荡、心率减速力、复极动态性等指标评估心脏病患者的预后。

2. 动态心电图注意事项　应要求患者在佩戴记录器检测过程中做好日志,按时间记录其活动状态和有关症状。患者不能填写者,应由家属或者医务人员代写。一份完整的生活日志对于正确分析动态心电图资料具有重要参考价值。

动态心电图常受检测过程中患者体位、活动、情绪、睡眠等因素的影响,因此,在对动态心电图检测到的某些结果,尤其是ST-T改变,还应结合病史、症状及其他临床资料综合分析。

3. 动态心电图分析报告　分析报告应该包括以下主要内容:

(1) 监测期间基本节律,24小时心搏总数,平均心率,最高与最低心率及发生时间。

(2) 各种心律失常的类型,快速性和(或)缓慢性心律失常,异常心搏总数,发生频度,持续时间,形态特征及心律失常与症状、日常活动和昼夜的关系等。

(3) 监测导联ST段改变的形态、程度、持续时间和频度,ST段异常改变与心率变化及症状的关系。

(4) 选择和打印有代表性的正常和异常的实时心电图片段,作为动态心电图诊断报告依据;对植入了起搏器的患者,报告中还应包括起搏器功能评价和分析。

(谢　文)

第三章

心电图平板运动试验

　　心电图平板运动试验是心电图负荷试验中最常见的一种,故又称运动负荷试验,它是目前诊断冠心病最常用的一种辅助手段。活动平板运动试验对冠心病的诊断、病变程度判断和预后有重要意义,但活动平板运动试验有一定假阳性及假阴性比例,应结合患者性别、年龄、冠心病危险因素及其他合并症综合分析。

　　许多冠心病患者,尽管冠状动脉扩张的最大储备能力已经下降,通常静息时冠状动脉血流量尚可维持正常,而无心肌缺血现象,心电图可以完全正常。为揭示已减少或相对固定的冠状动脉血流量,可通过运动或其他方法,增加心肌耗氧量,诱发心肌缺血,辅助临床对心肌缺血做出诊断。这种通过运动增加心脏负荷而诱发心肌缺血,从而出现缺血性心电图改变的试验方法,叫心电图运动试验。目前采用最多的是运动平板试验。其优点是运动中便可观察心电图的变化,运动量可按预计目标逐步增加。

一、临床应用

　　1. 协助确诊冠心病,并对无症状者筛选有无隐性冠心病。

　　2. 初步估计冠状动脉狭窄的严重程度,筛选高危病人以便建议进行冠脉造影检查,必要时手术治疗。

　　3. 测定冠心病病人心脏功能和运动耐量,以便客观地安排病人的活动范围和劳动强度,为康复锻炼提供可靠的依据。

　　4. 观察冠心病患者治疗(药物或手术)的效果。

　　5. 飞行员、竞技性运动员、宇航员及深海作业工作人员等心脏储备功能评估。

二、检查方法

　　目前国内外常用的是以达到按年龄预计可达到的最大心率(HRmax)或亚极量心率(85%～90%的最大心率)为负荷目标,前者称为极量运动试验,后者称为亚极量运动试验。运动中持续监测心电改变,运动前、运动中每当运动负荷量增加一次均记录心电图,运动终止后即刻及此后每2min均应重复心电图记录,直至心率恢复至运动前水平。进行心电图记录时应同步测定血压。

三、检测指标

1. **心电学指标** ①ST 段下移最大值;②ST 段偏移的方式(下斜型、上斜型、水平型);③ST 段抬高最大值;④出现 ST 段改变的导联数;⑤ST 段改变恢复至运动前水平的时间;⑥ST/HR 指数;⑦运动诱发的室性心律失常;⑧ST 段出现异常改变的起始时间。

2. **血流动力学指标** ①最大心率(HRmax);②最高收缩压(SBPmax);③最大"HR×SBP"乘积;④运动总时间;⑤运动后低血压;⑥心排血量降低。

3. **终止指征** 2002 年美国心脏病学会和美国心脏协会联合发布的《心电图运动试验指南》中的绝对终止指征:①在无病理性 Q 波导联 ST 段抬高>1.0mm(V1 或 aVR 除外);②收缩压下降>10mmHg 且伴有其他缺血证据;③中度至重度心绞痛;④中枢神经系统症状,如共济失调、眩晕、晕厥;⑤低灌注体征,如发绀、苍白;⑥持续性室性心动过速;⑦检查心电图或收缩压在技术上发生困难;⑧病人要求终止。注:单纯性早搏、新发生的轻度心绞痛等,不再作为绝对终止指标。

四、阳性标准

1. **阳性结果判定** ①在 R 波占优势的导联,运动中或运动后出现 ST 段缺血型下移≥0.1mV,持续时间>2min,运动前原有 ST 段下移者,应在原有基础上再下移≥0.1mV,持续时间应>2min;②无病理性 Q 波导联在运动中或运动后出现 ST 段弓背向上抬高≥0.1mV,持续时间>1min;③运动中出现典型心绞痛;④运动中血压下降超过10mmHg,或伴全身反应,如低血压休克者。ST 段呈近似水平下移、或 J 点下移、或 T 波改变、或运动中出现严重心律失常,均不能作为运动试验阳性指标。

2. **ST/HR 斜率** 临床研究显示,在接近最大心率或靶心率条件下,冠心病者心电图的 ST 段压低与心率变化通常呈线性相关,所有记录导联均应进行测算,ST/HR 斜率≥2.4μV/bpm 为阳性,被认为敏感性和特异性均高于单纯 ST,特别是对于只能耐受低运动量水平者的冠心病诊断。不受药物、性别影响,尤其适宜于上斜型 ST 段下移和低水平负荷者,缺点在于计算复杂,心肌梗死早期易致假阴性,而心肌病及主动脉瓣病变可出现假阳性。

运动平板试验作为心血管领域的一种无创性检查手段之一,尽管其评价指标所受的影响较多,应用范围有一定的局限性,但只要通过选择合适受试人群和完善结果判断标准等,提高临床医师对其生理学原理、方法学及指标评价等的认识,它仍是目前最简易、安全且可靠的检测方法。因为其无创、经济、具有较高的灵敏度和特异度最符合生理负荷的情况且具有安全方便的特点,所以在各大医院及基层医院仍广泛应用。

(谢文 吴伟)

第四章

动　态　血　压

　　动态血压监测(ambulatory blood pressure monitoring)是让受检者佩戴一个动态血压记录器,回到日常生活环境中去自由行动,仪器自动按设定时间间隔进行血压测量,定时自动监测24小时日常生活活动状态下的间断收缩压、舒张压及脉搏或心率的数值。在临床和人群防治工作中,动态血压测量次数多,无测量者误差,避免白大衣效应,可以测量夜间睡眠期间血压,鉴别白大衣高血压和检测隐蔽性高血压,是常用的诊室外血压测量方式之一。

　　1. 动态血压适应证　临床上动态血压监测主要用于:诊断白大衣高血压、隐蔽性高血压和单纯性夜间高血压;观察异常的血压节律与变异;评估降压疗效、全时间段(包括清晨、睡眠期间)的血压控制。

　　2. 临床常用的动态血压参数　常用的监测指标:24小时、白天(清醒活动)、夜间(睡眠)动态血压的平均收缩压、平均舒张压、平均脉压,晨峰血压,血压变异系数,长效降压药服药前后的谷峰比值等。非杓型、反杓型与深杓型的高血压患者,发生心脑肾靶器官损害的风险更大。

　　3. 动态血压监测注意事项

　　(1) 使用国际标准方案认证的动态血压监测仪,并定期校准;

　　(2) 根据病情设定测血压的频率,通常白天每15~20min测量1次,晚上睡眠期间每30min测量1次;一般应确保24小时期间血压有效监测,每个小时至少有1个血压读数;有效血压读数应达到总监测次数的70%以上,计算白天血压的读数≥20个,计算夜间血压的读数≥7个。

(谢　文)

第五章

超声心动图

超声心动图是利用现代电子技术和超声原理检查心脏的一种检查技术,对人体无创伤、无痛苦、重复性强,对心血管疾病的诊断、治疗和疗效的判断具有重要的价值。常规超声心动图特指经胸超声心动图,包括二维超声心动图、M 型超声心动图和彩色多普勒超声心动图。该技术无创、安全,被广泛地应用于门诊、急诊、住院病人的检查,并用于危重症患者的床旁检查、导管室和外科术中监护等。

1. 临床意义

(1) 判定心脏位置以及内脏的位置关系。

(2) 检出心脏结构异常。判定心脏各房室腔大小,室间隔和室壁厚度,室壁整体运动和节段性运动,瓣膜功能,间隔缺损的部位和大小、流出道、大动脉、体(肺)静脉,心肌病变,心内异常结构如肿瘤、赘生物和血栓以及周围血管病变等。

(3) 检出心脏结构关系的异常。判定心房排列关系、心房与心室、心室与动脉的连接关系、体静脉回流、肺静脉回流以及冠状动脉发育和起源异常。

(4) 评价心脏血流动力学变化。多普勒常规测量各瓣膜口流速和压差,判定心血管内异常血流部位和起源,定量或半定量分流、流出道狭窄、瓣膜狭窄和反流等异常血流的流速、压差及流量等。

(5) 检出心包疾患。定位和半定量评价心包积液,指导心包穿刺,评价药物疗效。判定缩窄性心包炎、心脏压塞和心包肿瘤等。

(6) 评价心脏手术及介入治疗后心脏结构恢复情况和血流动力学的转归。

(7) 评价心脏的收缩和舒张功能。

2. 基本方法

(1) 患者准备

1) 经胸超声心动图受检者一般应穿着可以充分暴露检查部位的上衣。

2) 检查前安静休息 5min。

3) 不能配合检查的儿童需要镇静后接受检查。

(2) 体位:依据探头放置部位不同患者所取体位也不同。常用体位包括:探头置于胸骨旁、心尖区检查时,受检者需取左侧卧位或仰卧位;探头置于胸骨上窝检查时,受检者需取肩部垫高的仰卧位;探头置于剑突下检查时,受检者膝关节蜷曲、并拢,使腹部放松。

（3）仪器：一般采用带有相控阵探头的彩色多普勒超声仪。根据受检者年龄和体型等情况选择探头频率。成年人一般采用频率为2.0~5.0MHz的探头。儿童则用5.0~7.0MHz的探头。灵敏度调节以使心血管各结构清晰为度。

（4）常规步骤

1）用二维超声在胸骨旁心前区显示左心室长轴、大动脉短轴、二尖瓣水平短轴切面，在心尖区显示心尖四腔心、心尖五腔心切面，在剑下区显示四腔心切面，在胸骨上窝显示主动脉弓长轴切面等，此外，一些非标准切面也常用到，可以更好地观察心脏的结构和功能。

2）用M型超声从心尖到心底水平完成心尖波群、心室波群、二尖瓣波群及心底波群的基本检查。

3）彩色血流显像显示心内和大血管血流，脉冲或连续多普勒测量各瓣膜口流速和压差，判定心血管分流和瓣膜反流，半定量分流和反流的程度。视血流速度选用脉冲和连续多普勒测定瓣口、分流口、流出道异常血流的流速和压差，以及在适当条件下估测肺动脉压。

3. 注意事项

（1）严格遵守操作程序进行检查。

（2）认真查看申请单，了解病情，密切结合临床。

（3）适当调整患者体位。

（4）注意标定探头方位，调节仪器增益和灰阶，多普勒检查时声束方向应与血流方向尽可能平行以获取准确数据。

（5）对测量数据或诊断有异议时应及时重复检查和测量，避免漏诊和误诊。

（6）介入性超声检查应征得患者及家属同意，并严格控制适应证和禁忌证及终止指标。

（7）介入检查结论依据超声声像图特征性改变可明确诊断，也可描述阳性所见，结合临床做排除性的鉴别诊断。

4. 超声心动图测值的正常范围（图3-5-1）

超声心动图正常值范围

二维超声指标		
英文缩写	中文名称	正常值
LA	左房内径	19~35mm
LV	左室内径	35~50mm
RA	右房内径	33~41mm
RV	右室内径	7~23mm
IVS	室间隔厚度	6~12mm
RVOT	右室流出道	<30mm
LVPW	左室后壁厚度	6~12mm
AO	主动脉内径	20~35mm
PA	肺动脉内径	12~26mm
左心功能检测		
EDV	舒张末期容量	108±24ml
LDV	舒张末期内径	35~55mm
ESV	收缩末期容量	45±16ml
SV	每分钟搏出量	70~90ml
EF	射血分数	50%~70%
LVEF	左室射血分数	55%~80%
E/A	E峰与A峰比值	>1
多普勒测试		
MV	二尖瓣口血流速度	0.3~0.9m/s
TV	三尖瓣口血流速度	0.3~0.7m/s
AV	主动脉瓣口流速	1.0~1.7m/s
PV	肺动脉瓣口流速	0.6~0.9m/s
其他指标		
PAP	肺动脉压力	15~30mmHg

图3-5-1　超声心动图测值的正常范围

5. 超声心动图心脏瓣膜口狭窄分度（图 3-5-2）

心脏瓣膜口狭窄分度						
瓣膜名称	正常 (cm²)	最轻度 (cm²)	轻度 (cm²)	轻-中度 (cm²)	中度 (cm²)	重度 (cm²)	最重度 (cm²)
二尖瓣瓣口	4~6	2.5~4	2.0~2.4	1.5~1.9	1.0~1.4	0.6~1.0	<0.5
主动脉瓣口	2.5~3.5		1.1~1.6		0.75~1	<0.75	

图 3-5-2　心脏瓣膜口狭窄分度

6. 超声心动图肺动脉高压、左心室功能分度（图 3-5-3）

超声心动图肺动脉高压、左心室功能分度			
	正常	轻度	中度	重度
肺动脉高压 (mmHg)	15~30	30~50	50~70	>70
左心室功能 (LVEF)	>50	40%~50%	30%~40%	<30%

图 3-5-3　超声心动图肺动脉高压、左心室功能分度

（任得志）

第六章

心脏 CT 与 MRI

一、心脏 CT 诊断

CT 是心脏疾病主要的无创性检查方法之一。多层螺旋 CT（multi-slice spiral CT，MSCT）是临床常用的主流机型，功能包括平扫和增强检查，CT 成像密度分辨力高、可行密度量化分析、组织结构影像无重叠、可行多种图像后处理的优势为心脏检查提供了有利条件。

1998 年医学工程技术人员在单螺旋、双螺旋的基础上推出了多层螺旋 CT，使 CT 的发展又上了一层楼。多层螺旋 CT 与单层螺旋 CT 机比较，有很大的改进。首先，单层螺旋 CT 采用扇形 X 线束，单排探测器，而多层螺旋 CT 则用锥形 X 线束，多排探测器，大大提高了扫描速度，旋转一周的扫描时间可短至 0.5s，同时旋转一周可获得多层图像。如 16 层螺旋 CT，它扫描一周 0.5s 内可获得 16 个层面的图像。由于它是快速容积扫描，在短时间内，对身体的较长范围进行不间断的数据采集，可获大量的信息。经过计算机的后处理，不仅可获得薄至 0.75mm 一层的图像，而且可完成许多种技术的成像。目前，64 排 128 层螺旋 CT 比较适合心脏检查，特别对冠心病的冠状动脉狭窄程度，支架植入后、心脏搭桥术后的血管通畅性判断更清晰、更准确，是冠心病的无创性筛查方法。尽管一些技术在单层螺旋 CT 上已经能够完成，但是多层螺旋 CT 无疑使得扫描速度增快，图像质量更高。如三维重建，没有了阶梯状伪影，图像更接近于立体解剖图像。当然，多层螺旋 CT 还增加了很多新的功能。多层螺旋 CT 在心脏疾病的检查和诊断中具有重要的临床、科研的应用价值。

1. 临床应用

（1）冠心病诊断：多层螺旋 CT 主要用于对门诊患者冠状动脉斑块及其狭窄的初步筛查，常用于临床疑诊冠心病但不接受经导管冠状动脉造影检查的患者及对于已知冠心病或冠状动脉粥样硬化斑块临床干预后病变进展和演变的随访观察等相关评估（图 3-6-1）。

（2）经皮冠状动脉介入术评价：常用于筛查冠心病行经皮冠状动脉介入治疗适应证，包括病变累及范围、钙化程度、分叉病变、左主干病变以及完全闭塞病变的远端显影情况、指导导丝通过和球囊扩张的可行性以及支架大小尺寸的选择等。

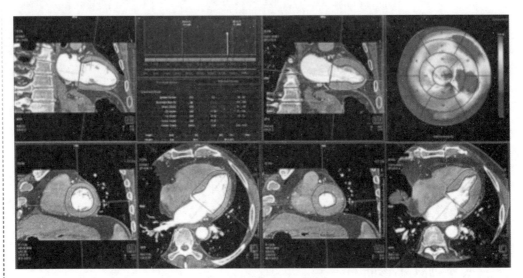

图 3-6-1　左心室功能评估

（3）冠状动脉旁路移植评价：包括术前评价内乳动脉（IMA）解剖和升主动脉管壁粥样硬化（钙化和管壁增厚情况），以确定升主动脉能否吻合，评价术后有症状患者的旁路移植血管是否通畅及术后患者再发心绞痛症状的病因（包括冠状动脉）等。

（4）非冠心病心脏手术前的冠状动脉评价：利用 CT 较高的阴性预测价值，排除非冠心病外科手术前明显的冠状动脉病变，对二尖瓣狭窄球囊成形术前的高龄患者（>50 岁），除明确冠状动脉病变外，还可观察房间隔的形态、位置及有无合并左房血栓、二尖瓣钙化等。对房间隔缺损封堵术前高龄患者（>50 岁）除明确冠状动脉病变外，还可观察有无合并左房血栓及肺静脉畸形引流等。

（5）电生理射频消融术及起搏器植入术前诊断：在双心室起搏器植入前，明确心脏冠状静脉解剖。心房颤动射频消融之前，用于明确患者的肺静脉解剖，测量左房大小、与周围组织关系（如食管），以及除外左心房附壁血栓。

（6）心脏和血管解剖结构的诊断：明确超声心动图的异常发现，如心包病变、心脏肿块或肿瘤、心内膜炎（赘生物和脓肿）、左室心尖部的血栓、冠状动脉瘘以及肺动脉、肺静脉和主动脉弓部的异常等。

（7）心肌病的诊断：多层螺旋 CT 对于心肌病的诊断价值体现在对患者是否合并冠状动脉病变，或对于缺血性心肌病的鉴别诊断，尤其对于老年患者疾病诊断更有价值。

（8）先天性心脏病的诊断：多层螺旋 CT 能够观察主动脉弓发育、肺静脉畸形引流、固有肺动脉发育情况、体-肺侧支血管发育情况等，对复杂畸形的节段分析具有重要价值。多层螺旋 CT 能够清晰客观地直接显示房间隔缺损的部位和大小，以及右房、室增大，主肺动脉增宽。

（9）其他血管疾病的诊断：①进行肺动脉血栓栓塞（PE）诊断。多层螺旋 CT 是 PE 诊断的金标准，多层螺旋 CT 可以显示肺动脉亚段的小血栓及肺动脉管壁和血栓情况，判断新旧血栓，指导临床治疗，还可以准确评价预后。②进行主动脉夹层（AD）

诊断。增强 CT 能够显示主动脉夹层的破口、分支血管受累情况及真假腔的形态走行及观察主动脉瓣和左室功能。多层螺旋 CT 的重要价值在于为 AD 患者制订手术或介入治疗方案提供了最准确的数据。③进行肺血管炎诊断。多层螺旋 CT 能够清晰地显示亚段以上肺动脉管壁的增厚、狭窄和中断，三维重建能够任意旋转观察，避免了血管重叠弊端。④进行肺动脉高压（PAH）诊断。多层螺旋 CT 通过显示肺动脉增宽、右心房、右心室的增大提示 PAH 的诊断，是原发性 PAH 诊断的最佳无创方法。

2. 基本方法

（1）CT 平扫：CT 平扫分为普通平扫与对比增强扫描，普通平扫是指不用对比剂的扫描，常规先行平扫检查。对比增强扫描为经血管内注射水溶性含碘对比剂后再进行扫描的方法，该目的是增强病变组织与邻近正常组织之间的密度差异，从而提高病变的显示率和定位准确率。

（2）高分辨 CT（high resolution CT，HRCT）：是指采用薄层扫描（<2mm）高电流、高分辨率算法重建以及靶向放大扫描等处理方法，可获得良好的空间分辨率 CT 图像。主要用于显示小病灶以及器官病变的微小结构。

（3）CT 血管成像（CT angiography，CTA）：CTA 是静脉内注射对比剂后行血管造影 CT 扫描的图像重组技术，可立体地显示血管影像，观察管腔且能显示管壁斑块，但对合并明显钙化病变的血管，无法准确地判断管腔的狭窄程度。

（4）CT 灌注成像（CT perfusion imaging）：CT 灌注成像是经静脉注射水溶性含碘对比剂后，通过分析受检器官及其病变的灌注参数图，从而反映毛细血管水平的血流灌注状态，属于功能成像技术。

3. 注意事项

（1）CT 设备与患者自身的要求：CT 机的扫描速度应快，宜选用 64 层及以上的多层螺旋 CT，在增强扫描时需应用对比剂，要求患者无含碘对比剂应用的禁忌证，且行心脏扫描，要求患者心律齐，心率在 70 次/min 以下。

（2）禁忌证：①既往有严重的对比剂过敏反应史；②不能配合扫描和屏气的患者；③怀孕期、育龄妇女需要明确没有怀孕；④临床生命体征不稳定（如急性心肌梗死、失代偿性心衰、严重的低血压等）；⑤严重的肾功能不全。

二、心脏 MRI 诊断

磁共振成像（magnetic resonance imaging，MRI）的物理学基础是核磁共振（nuclear magnetic resonance，NMR）。MRI 与 X 线、CT 成像相比，不需要用到对人体能产生电离效应的 X 线，而是利用人体中的氢原子核即氢质子（1H）在磁场中受到射频（radio frequency，RF）脉冲作用下发生磁共振（magnetic resonance，MR）现象，产生 MR 信号，经信号采集及计算机处理而获得重建断层图像的一种成像技术。

1. 临床应用

（1）血流与心肌和血管壁等软组织在 MRI 中的表现具有明显差异，MRI 可清楚地显示心脏各房室腔、心脏大血管内径及形态和动力学、瓣膜、心肌、心包等正常解剖和病变（图 3-6-2）。

（2）MRI 可在无创伤、无电离辐射下完成，属于无创伤性检查，另外 MRI 应用的

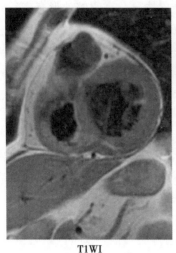 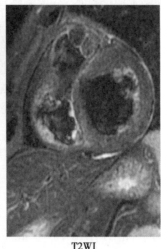 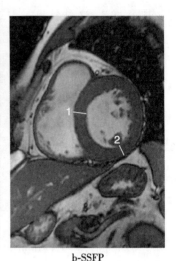

T1WI　　　　　　　　　　　T2WI　　　　　　　　　　b-SSFP

图 3-6-2　心脏正常 MR

顺磁性钆对比剂安全性更高,且可不用碘对比剂,不存在碘剂副反应,对于碘过敏和肾功能不全患者有较高的安全性。

（3）心脏及大血管 MRI 检查成像方位可分为依体轴定位及分为依心轴定位,前者分横轴位、矢状位及冠状位,而后者分短轴位、长轴位、二腔心和四腔心。可进行直接多角度切面扫描,获得多序列和多角度的平面图像,其中三维对比增强 MR 血管造影技术(3D CE-MRA)可获得三维容积数据。

（4）心脏磁共振电影成像可实时动态显示心脏收缩和舒张期的运动,包括心脏瓣膜运动、血流动力学和心肌收缩等,可全面而准确地评估心脏功能,如收缩末期及舒张末期容积、射血分数及每搏输出量等,并对急性心肌缺血、心肌与心包病变、瓣膜病和先天性心脏病做出诊断。

2. 基本方法

（1）脉冲序列技术:脉冲序列是指 RF 脉冲的组合方式,心脏大血管 MRI 检查采用不同的扫描序列可得出黑白对比不同的图像。目前,自旋回波(spin echo)序列、快速自旋回波序列(turbo spin echo,TSE)和梯度回波(gradient echo,GRE)序列是心脏 MRI 的常用检查序列。

（2）心电门控技术:将 MRI 的成像信号固定在每个心动周期的特定时相,从而获取心脏该时相的信息,避免心脏搏动干扰,称之为心电门控。

（3）对比增强检查技术:是通过给予静脉对比剂,改变弛豫时间,提高正常组织与病变组织间的对比,从而更清楚地显示病变及相关特征的检查技术。

（4）心肌灌注成像:经静脉注射对比剂,利用血液的流动效应,使血管内腔成像的技术,增强血管成像技术(MRA)分析对比剂通过心肌不同时相信号强度的改变,判断心肌灌注及心肌活性的异常。

（5）MR 电影成像:磁共振电影成像(magnetic resonance cine)是运用快速成像序列,在任意切面的心脏舒缩过程中不同时相得到一系列 MR 影像,可显示 1 个心动周期内心脏活动的连续动态影像,进行评价运动器官的运动功能的技术。

3. 注意事项

（1）虽然 MRI 检查具有很多优点,但并不是所有的患者都需要 MRI 检查,应该在熟悉各种影像技术特点的基础上,针对不同的疾病,制定科学的影像检查方案,以此获得最佳效价比。

（2）MRI 检查技术复杂,为了获得高质量的 MRI 图像,较好地显示病变特征,MRI 检查前需要全面考虑患者体位、线圈、脉冲序列与层面选择,以及是否使用对比剂等因素,最有效地发挥其诊断和鉴别诊断的价值。

（3）凡属 MRI 检查禁忌证者,要严格按照磁共振检查细则认真甄别。例如体内有金属性(铁磁性)物质或心脏起搏器等置入物者,以及孕 3 个月以内和幽闭恐惧症者,均不能行 MRI 检查。

（4）MRI 检查常规扫描时间长,重症监护下的危重患者慎用 MRI 检查,肾功能严重受损者禁用含钆对比剂。

（何贵新）

第七章

心脏 X 线检查

心脏位于纵隔内,与两侧胸腔相邻。X 线穿透胸部后,由于心脏与肺组织对 X 线的吸收不同,心脏的边缘与含气的肺组织形成自然明显的对比。心脏 X 线检查能显示出心脏大血管的大小、形态、位置和轮廓,能观察心脏与毗邻器官的关系。心脏 X 线检查按照检查方法的不同,分为普通检查和心血管造影两大类,前者又可分为透视和摄影两种。

一、心脏普通 X 线检查

(一) X 线心脏透视检查

1. 临床意义　透视是心脏大血管 X 线检查的重要手段,通过患者体位转动,可从不同角度观察心脏、大血管轮廓及其搏动情况,有利于显示病变,准确确定病变部位,重点进行病变分析,明确病变与周围结构(如:肺、横膈、胸膜及骨骼等)的关系,必要时还可选取显示病变最佳的位置摄影,以纠正因患者体位不正、吸气不足等因素所致的摄影失真。传统的 X 线透视检查以其简便易行、价格低廉、设备普及率高等优点,曾经是心脏大血管影像学检查的首选方法,通常在透视发现异常改变后才进行摄影检查。在摄片前做透视检查有下列两个优点:①弥补摄片不能观察心脏和大血管搏动的缺点;②可在透视下选择最适当的投照位置,如在斜位投照时的旋转角度。X 线心脏透视检查最大的优点是可以做动态的观察,包括心脏、大血管的搏动情况和呼吸运动,体位对其形态的影响等,其次是可以随意转动病人,尽可能从各个方向观察心脏和大血管的形态和轮廓等,从而较全面地了解它们的各种改变,特别在判断个别房室的大小方面帮助更大。

2. 基本方法　透视时采取的体位通常有站立后前位、左前斜位、右前斜位和侧位等,有时还需要在转动病人时连续观察。透视下观察,正常人心脏左下缘(左心室)的搏动最强,表现为收缩期快速内收、舒张期逐渐外展,搏动幅度达 2~5mm。搏动幅度的大小与左心室的每搏输出量的多少有关。输出量多时,搏动幅度加大,这种情况可在运动后或心率缓慢者中见到。呼吸运动也可以影响心率和心脏血液回流,从而引起输出量的改变,影响搏动。吸气时心率增快,每搏输出量减少,心室搏动幅度变小,呼气时相反。主动脉的搏动幅度较左心缘小,约为 2mm,表现为左心室收缩时主动脉快速向外扩张,舒张时缓慢内收,其搏动幅度与主动脉的脉压差呈正相关。右心缘(正常为右心房)仅见微弱搏动。心室与心房、心室与大动脉的搏动方向相反,在一定角度观察,可见相反搏动点,通常可根据相反搏动点的位置,判断心脏各房室的大小和位置。由于食管在心脏后方走行,紧邻左心房,行 X 线心脏大血管透视检查可同时食管吞钡,根据食管压迹的深度和长度来判断有无左心房增大及其程度。

3. 注意事项

(1) 注意观察心脏和大血管的位置(包括肺门及肺野血管的粗细和主动脉弓的高度、宽度、弯曲度等)、整个形态、大小及其搏动情况(包括搏动的方式、幅度、快慢和节律等)。

(2) 注意在不同的位置上多方向仔细观察,以判断有无病变。

(3) 在检查钙化点时,检查者的眼睛必须要有很好的暗适应,遮光器应尽量关小,以免遗漏。

(4) 在行心包积液的诊断时,要注意分别在立位和卧位下透视,以比较心脏形态的改变。

(5) 透视检查时除注意心脏和大血管外还应注意两侧肺部、胸膜、胸廓、纵隔和脊柱的情况,它们都可能造成心脏及大血管的形态、位置改变。

(6) 心脏可由某些外在或内在因素发生旋转,这时可转动病人,将其旋转角度纠正后再行观察。

(7) 注意把透视所见详细记录下来。

(8) 透视也有不可忽视的缺点,其影响清晰度较差;X 线辐射剂量较大,检查时不允许进行较长时间的分析和思考;所观察的影像不能保存;易因患者体位不正、吸气不足等因素致影像失真;检查结果受操作者的经验影响较大,不利于前后两次检查的对比。

(二) X 线心脏摄影检查

1. 临床意义　X 线心脏摄影检查是心脏检查中常用的一种方法,能将微小的病变清晰显示于照片上,并能作为永久的记录,这是优于透视的一个显著特点。尽管超声、CT、MRI 以及核医学等诊断技术的兴起使影像医学发生了革命性变化,但某些器官(如心脏和肺)和组织(如骨骼)病变诊断方面,X 线摄影仍是一种简便、经济和有效的检查方法。X 线心脏摄影检查能显示心脏整体、心房、心室以及大血管大小、形态和位置改变及其程度,可对比观察两侧肺门血管影改变。其中食管服钡摄片可评价左房大小,也有助于主动脉病变(如主动脉瘤、大动脉炎)以及头臂动脉先天异常(如主动脉缩窄、双主动脉弓)的诊断。在食管服钡摄片上借助胃与肝脏相对关系可判断有无腹部内脏转位,有助于心脏位置异常的评价,为某些合并心脏转位的复杂心内畸形诊断提供有价值的信息。

2. 基本方法　X 线心脏摄影检查要求在立位吸气下屏气摄片,X 线球管焦点至胶片距离为 1.8～2m,心影放大率不超过 5%。X 线心脏摄影检查有 4 个标准位置:后前位、右前斜位、左前斜位、左侧位。

(1) 后前位(亦称正位):患者直立,前胸壁贴近胶片、暗盒,X 线由后向前水平穿过人体胸部。属观察心脏大血管疾病的基本体位,除了能显示心脏和大血管整体形态、大小和位置外,还可了解胸部包括双肺尤其肺循环的改变。

（2）右前斜位（常规45°）：患者右胸前旋,使胸冠状面与胶片成45°夹角。采用食管服钡摄片,主要用于观察左房增大对食管的压移情况,也有助于观察肺动脉段突出和右室漏斗部增大等征象。

（3）左前斜位（常规60°）：患者左胸前旋,使胸冠状面与胶片成60°夹角。属观察胸主动脉和分析左、右房室增大的重要体位。

（4）左侧位：患者取侧位,左胸壁贴近胶片、暗盒。一般采用左侧位食管服钡摄片,兼有左、右斜位的作用,还可用于测量心脏和胸廓前后径。X线心脏摄影检查一般采用两种组合方式：①后前位和左、右前斜位；②后前位和左侧位。

3. 注意事项　①若无特殊情况,采取站立位,避免卧位时膈上移致心脏变形和遮蔽肺脏；②注意在摄影前先训练患者在立位吸气下屏气；③去除胸部一切可能产生伪影的衣、物；④掌握好医用硫酸钡剂的黏稠度及吞服时机；⑤为增加心脏大血管轮廓的清晰度,曝光时间最好不超过0.1s,特别在需要观察心脏瓣膜钙化时,曝光时间更应缩短,否则钙化影将模糊不清。

二、心脏大血管的 X 线造影检查

1. 临床意义　心血管造影主要通过导管技术实施,选择性心房、心室和血管内注射对比剂,采用正位、侧位以及多轴位角度投照,用于显示心脏和血管解剖结构和血流动力学改变。其目的主要是进一步肯定诊断,详细地了解病变的解剖和功能变异,为外科手术做准备。目前,心血管造影主要用于以下情况：普通 X 线检查和心电图、超声、CT、MRI 以及核医学成像等技术难以诊断的心血管疾病（例如心脏复杂及复合畸形,特别是外科治疗适应证的选择而要求显示病变细节的病例）,同时可实施心导管检查（如心脏和大血管各部位测压以及血氧分析等）,为某些心血管疾病诊断以及复杂先天性心脏病（简称先心病）手术适应证选择提供重要诊断信息。其中冠状动脉造影能很好地显示冠状动脉管腔,有助于对冠状动脉及分支病变的诊断,对于血管狭窄又可以直接在造影引导下实施介入治疗。近年来,随着多层螺旋 CT 和 MR 血管成像技术取得进展,心脏大血管的 X 线造影检查主要用于血管介入治疗引导、细小血管显示、血流动态观察以及血管疑难疾病诊断。

2. 基本方法

（1）采用心血管造影设备进行,主要是数字减影血管造影（digital subtraction angiography,DSA）和 X 线电影摄影（目前已逐步被前者取代）,其中 DSA 可减掉重叠的骨骼和软组织影,更加清晰地显示出含有对比剂的血管和组织,减少了对比剂的用量,降低了 X 线剂量。

（2）对比剂一般要求使用非离子型碘对比剂。选择性心房、心室以及大血管造影时,对比剂用量较大（成人每次30~45ml；婴幼儿和儿童每次注射1~2ml/kg）,注射速率较快（成人为15~18ml/s；婴幼儿和儿童为1.5~2s内注入）,须使用高压注射器。冠状动脉以及相对细小的动脉造影时,对比剂用量较小（左冠状动脉每次注射6~8ml；右冠状动脉每次注射4~6ml）,注射速率较慢,一般采用手推注射。成人单次检查的对比剂总量应≤200ml；婴幼儿和儿童单次检查的对比剂总量应≤7ml/kg。

（3）采用的投照方式为多心腔、多轴位角度投照。常用的投照体位应用如下：①右心房、右心室（包括肺动脉）系统：采用前后位+足头位 20°与侧位。可较全面地显示心脏各房室以及主动脉、肺动脉（肺动脉主干及分支）的大小、形态、位置排列和连接关系、体-肺动脉侧支血管以及动脉导管未闭的部位。②左心房、左心室系统：采用前后位+足头位 20°与侧位，在心脏复杂畸形（如大动脉错位）用于显示心房、心室及两大动脉的连接和空间排列关系；采用长轴斜位（左前斜位 60°~70°+足头轴位 20°~30°），用于显示室间隔前部和左心室流出道，适于观察前部室间隔缺损、左侧心室流出道狭窄以及二尖瓣病变等；采用四腔位（左前斜 45°+足头轴位 30°+体轴向右 15°），使房间隔、室间隔膜部和肌部（后部）、房室瓣环处于切线位，用于观察室间隔缺损、主动脉窦脱垂、二尖瓣以及主动脉瓣的连接关系以及房间隔缺损部位等。③主动脉造影：采用左前斜位 45°~60°或侧位，用于显示胸主动脉包括主动脉弓部的分支血管近端；采用前后位，亦适于显示主动脉弓部的分支血管以及乳内动脉，可观察腹主动脉及其分支血管，若供应主要脏器的分支血管开口部或近端因重叠观察不清时，应附加左、右前斜位。④冠状动脉造影：左、右冠状动脉分别发自主动脉的左冠状窦和右冠状窦。左冠状动脉分为前降支和回旋支，前者沿前室间沟下行至心尖，后者走行于左房室沟；右冠状动脉走行于右房室沟。冠状动脉走行特点要求多角度投照以避免血管重叠影响诊断。左冠状动脉的常用投照体位有左前斜 50°~60°、左前斜 50°~60°+足头 10°~20°、左前斜 50°~60°+头足 10°~20°、右前斜 20°~30°、右前斜 20°~30°+头足 10°~20°、右前斜 20°~30°+足头 10°~20°；右冠状动脉的常用投照体位有左前斜 50°~60°、左前斜 50°~60°+足头 10°~20°、右前斜 30°~45°。⑤左室造影：主要用于冠心病尤其怀疑室壁瘤形成者。多采用右前斜 30°和左前斜 60°，观察左室壁运动情况以及二尖瓣功能，为手术适应证以及术式选择提供依据。⑥肺动脉造影：前后位+足头位 20°，适合用于显示主动脉与肺动脉、分叉部以及左右分支，用于肺动脉及分支病变诊断。观察一侧肺叶、肺动脉病变时，可辅以左、右前斜位或侧位。

（4）造影检查结果的分析方法：①显影顺序异常：评价心脏血液循环方向的改变。正常显影顺序为体静脉腔静脉→右心房→右心室→肺动脉→肺静脉→左心房→左心室→主动脉。异常改变包括早期或短路显影、延迟显影、不显影、再显影和反向显影等。右心室和肺动脉显影时，主动脉早期显影提示主动脉骑跨。左心室造影时，右心室同时显影（短路显影）提示心室水平左向右分流。右心室流出道和肺动脉狭窄可使肺动脉分支延迟显影。三尖瓣闭锁时，右心室无顺向显影（不显影）；肺动脉闭锁时，肺动脉无顺向显影（不显影）。静脉-右心造影时，右心房，右心室和肺动脉在左心显影期再显影，提示相应部位由左向右分流。升主动脉造影显示对比剂向左心室逆流或者左心室造影显示对比剂向左心房逆流为反向显影，提示瓣膜反流。②解剖结构异常：评价心脏各房室和大血管大小、形态、位置改变及其相互关系，尤其对先心病诊断至关重要。例如，单心室泛指心室区仅有一个解剖学心室，应分析心室肌小梁形态结构以明确左心室或右心室；大动脉错位为主动球、肺动脉与左心室、右心室的异位连接；对于肺动脉闭锁应评价体肺侧支血管来源、供血以及左、右肺动脉是否融合。心腔内、心房或室壁以及心包肿块为心脏占位性病变的主要表现。③显影密度异常：在右侧心腔显影早期，左向右分流（不含对比剂的血被流入）可使其腔内产生显影密度减低区(又称显影缺损),依其大小可粗略评估分流程度。在主动脉瓣或二尖瓣关闭不全时,依据左心室或左心房显影密度变化可粗略估计反流程度。在法洛四联症的诊断中,根据早期显影的升主动脉密度可大致估计主动脉骑跨程度。

3. 注意事项　①心脏大血管的 X 线造影检查具有一定的潜在危险性,不能轻易施行,在考虑造影之前,应该先做其他各种较为简便安全的检查,如经其他各项临床检查的资料综合分析后已能达到有关目的,应免除心血管造影。同样,如已明确不宜做手术治疗者亦不必再做此项检查。在确定须作造影检查后,应根据临床资料加以全面综合分析,提出造影需解决的问题,并有针对性地选择合适的造影方法。②造影前注意解除患者的思想顾虑和消除其紧张心理,争取密切配合。③注意按照规定做好碘过敏试验。④造影前禁食一餐,并常规应用抗生素防止感染。⑤术前常规给予镇静剂如巴比妥钠 0.1~0.2g。⑥在做右心选择性造影时,应特别注意防止导管顶端进入冠状静脉窦内,以免认为进入右心室而做高压注射。⑦顶端开孔的导管在高压注射时,可以因反冲力作用向后弹跳相当大的距离,这在确定导管顶端的位置时应加以估计,否则可使造影失败或酿成严重后果。最好选用顶端封闭而开有多个对称侧孔的导管。⑧导管顶端必须处于游离状态,防止其嵌在心壁不规则的陷凹内,否则在高压注射时,造影剂可能渗入心壁肌肉内,甚至造成心壁穿破。⑨在瓣膜附近注射时导管顶端宜离瓣膜 3~4cm,否则易产生假性的造影剂逆流。⑩在整个操作心导管的过程中,要用含有肝素的生理盐水维持冲洗,防止在导管内形成血栓。⑪以下情况应视为造影禁忌证:a. 生命指征不稳定;b. 严重肝肾功能损害;c. 碘过敏试验阳性或为明显过敏体质者;d. 严重甲状腺功能亢进;e. 心力衰竭和严重冠状动脉病变;f. 心导管检查禁忌证(有出血倾向、处于感染期、不耐受心导管检查等)。

(王亚红)

第八章

心包穿刺术

1. **临床意义** 心包穿刺术是将穿刺针和(或)留置导管置入心包腔,主要针对有中量、大量心包积液的疾病,抽吸心包积液是用于明确心包积液病因,以及作为治疗措施缓解心脏压塞的一项临床操作技术。

心包穿刺是具有一定危险性的临床操作,必须严格掌握其适应证和禁忌证。

2. **适应证**

(1) 大量心包积液出现心脏压塞症状者,穿刺抽液或引流缓解压迫症状。

(2) 需抽取心包积液协助诊断、明确病因。

(3) 需要心包腔内给药治疗。

3. **禁忌证**

(1) 出血性疾病、血小板低于 $50×10^9/L$ 及正在接受抗凝治疗者为相对禁忌证。

(2) 心包积液量甚少、估计在穿刺时有刺伤心肌可能者。

(3) 拟穿刺部位有感染者或合并菌血症、败血症患者。

(4) 烦躁,不能配合手术操作的患者。

4. **基本方法**

(1) 术前准备

1) 药品:2% 利多卡因及各种抢救药品。

2) 器械:5ml 注射器、50ml 注射器、22G 套管针、胸穿包。如行持续心包引流则需要准备穿刺针、导丝、尖刀、扩皮器、外鞘管及心包引流管、三联三通、肝素帽及纱布等。

3) 心电血压监护仪和除颤仪。

4) 术前行超声心动图检查,确定穿刺部位及进针深度。

5) 开放静脉注射通路。

6) 与患者说明手术目的及方法,解除紧张情绪,请患者注意操纵时避免深大呼吸和咳嗽。

7) 签署手术知情同意书。

(2) 心包穿刺引流的方法和步骤:心包穿刺的常用部位为心尖部,即左第 5 肋间心浊音界内侧 1~2cm 处,以及剑突下,即剑突与左肋弓缘交界处。采用超声心动图检查定位和引导穿刺,可提高操作安全性。

病人取坐位或高枕仰卧位,给予吸氧,心电监护监测血压、呼吸、心率、心律,暴露前胸和上腹部,根据超声心动图检查结果,结合叩诊心脏浊音界确定穿刺点和进针方向。穿刺点多选剑突与左肋弓缘交界点下 2cm,常规消毒皮肤,铺无菌巾。取 2% 利多卡因局部麻醉,用尖刀片刺穿皮肤及皮下组织,按超声提示的进针方向缓慢刺入,一般针头指向病人头部,穿刺针与心包腔成 15°～30°刺入,穿刺过程中穿刺针紧贴胸骨肋骨后,而且采用负压"寸移"推进法,一旦进入心包腔,心包积液便立即涌入穿刺针筒,此时需停止推进,若为血性液体,则须验证是否为积液,将其滴于干净纱布上,若中心为深红色沉积物,周围为蟹足样淡红渗液,则证实为心包积液,全血滴在纱布上不向周围扩展且为均匀红染。确认为心包积液后,固定针体,抽取积液。如需置管引流,可待穿刺针进入心包后,立即固定,并插入指引钢丝,退出穿刺针,在指引钢丝引导下,采用 Seldinger 法扩张入路,沿导丝放置硅胶管便于引流。注意要缓慢从引流管内抽液,同时观察患者呼吸、血压、心率和心律,随时询问患者感受,以便及时发现和处理异常情况。首次抽液达 100ml 时,须暂停抽吸并休息 5min,使心肌逐步适应,每次抽吸总量最多不超过 500ml。抽液结束后应缝线固定引流管,局部严格消毒后无菌敷料包扎,监护病人生命体征和心电图,并送检标本。

5. 注意事项

(1) 严格掌握适应证,由有经验的医师操作或指导,并在心电监护下进行,密切观察患者症状和生命体征的变化。

(2) 患者在穿刺过程中不要深呼吸或咳嗽,局部麻醉要充分。

(3) 穿刺过程中如出现期前收缩,提示可能针头碰到了心肌,要及时外撤穿刺针。

(4) 抽出血性液体时,注意液体是否在体外凝固,血性心包积液是不凝固的,如抽出的液体很快凝固,则提示穿刺针进入心室或动脉,应立即停止抽液,严密观察有无心脏压塞症状出现,并采取相应的抢救措施。

(5) 抽液速度宜缓慢,首次抽液量达 100ml,需暂停观察,每次抽液总量宜在 300～500ml,避免抽液过多导致心室急性扩张。

(6) 取下针筒前应夹闭橡胶管,以防空气进入。

(7) 操作过程严格遵循无菌操作要求,持续引流时间不宜过长,以防合并感染。

(8) 术中密切观察患者的脉搏、面色、心率、心律变化,如有虚脱等情况,应立即停止穿刺,将患者置于平卧位,并给予适当处理。

(9) 术后静卧,24 小时内严密观察生命体征。

6. 常见并发症的防治对策

(1) 气胸、血胸:气胸是由于采用剑突以外途径时误穿肺组织所致。术前精确定位,并确定穿刺方向是防止出现气胸的关键。血胸往往是因穿刺出血或血性心包积液污染胸腔所致,采用经胸壁穿刺引流,还可致胸痛或胸腔感染(化脓性积液时)。采用剑突下途径可避免上述并发症。

(2) 心肌或冠状血管损伤:将穿刺针与心电图机 V1 相连(心电图机须良好接地),当出现 ST 段明显抬高时提示穿刺针触及心室肌。上述方法因信号干扰等并不完全可靠,可采用经剑突下途径,穿刺针小角度紧贴胸骨和肋骨后进针,缓慢进针,且保持持续负压,一旦穿入心包腔则立刻停止推进穿刺针就不易伤及心肌及冠状血管。

（3）肝脏或腹部脏器损伤:主要发生于经剑突下途径穿刺时,若患者体形肥胖或操作者经验不足,可能发生肝脏或腹部器官被误伤。可将穿刺针首先触及肋弓缘(或胸骨)骨膜,然后紧贴肋骨后(或胸骨后)进针,这样可避免误穿肝脏和腹部器官,避免误入腹腔,而仅经由横膈进入心包腔。

（4）心律失常:控制穿刺针进针的深度和速度诱发心律失常机会很少,严重心律失常多见于穿刺损伤心肌或冠脉所致。采用 Seldinger 法引流可避免损伤心肌或冠脉,一旦穿刺置管成功后则引流不会对心脏造成损伤或刺激,因此不会导致严重心律失常的发生。

（5）与导管引流有关的并发症:导管引流心包积液以经剑突下途径为最佳选择,有些病人置管后会发现引流孔大量渗出心包积液,该情况为心包积液高压力所致,应继续抽吸 100~200ml 液体,使压力降低。引流导管内有时干涸形成栓子,每次抽液完毕应使心包液充满硅胶管,可防止形成干涸栓子。

（6）感染:严格遵守无菌操作要求,穿刺部位充分消毒。持续引流时间不宜过长,可酌情使用抗生素。

（邓　兵）

第九章

动脉静脉穿刺术

1. 临床意义　外周血管是心脏介入的径路,无论是冠状动脉疾病的造影检查和支架植入手术,针对心律失常的电生理检查和起搏或射频消融手术,还是危重病人深静脉置管监测中心静脉压、输液等,都离不开外周血管穿刺这一基本技术。所以,动静脉穿刺技术是介入性心脏病学的基础。目前血管穿刺都采用 Seldinger 方法,具体步骤:

（1）确定穿刺血管后,采用碘伏消毒局部皮肤、并铺巾;

（2）采用 2% 的利多卡因溶液在穿刺点周围皮下注射进行局部麻醉;

（3）扪及欲穿刺动脉的搏动,或根据静脉的解剖位置,确定穿刺点;

（4）左手食指、中指固定穿刺处皮肤,右手持穿刺针,与皮肤成 30°~45°,进针至见回血,确认针头在血管内后固定,缓慢送入导引钢丝,退出穿刺针,盐水纱布擦拭导引钢丝,用 11 号刀片在导丝进入皮肤处做一小切口,沿导引钢丝送入血管鞘,注意保持导丝的末端始终露出于鞘管,拔出扩张管和导引钢丝,肝素盐水冲洗鞘管。

介入性心脏病学常用的径路血管有股动脉、桡动脉和股静脉、锁骨下静脉、颈内静脉。

2. 基本方法

（1）经股动脉穿刺置管:为了便于操作,一般选择右侧股动脉(也可选择左侧),穿刺点应选择在股横纹下方约 2cm 处,股动脉搏动正下方。穿刺点过高可能使穿刺针越过腹股沟韧带,使术后压迫止血困难。穿刺点过低,则因股动脉进入收肌管位置较深,穿刺不易成功,且有动脉分支,另有股静脉走行于股动脉下方,容易造成动静脉瘘。采用 2% 利多卡因局部浸润麻醉,先在皮内注射形成皮丘,然后沿穿刺方向进穿刺针,估计到达股动脉深度后,在其周围进行浸润麻醉。每次注药前先回抽注射器,证实无回血后再行注入。以后边退针边注入,以逐层麻醉皮下组织。穿刺时左手三个手指保持一条直线置于穿刺点上方股动脉搏动最明显处,右手持穿刺针与皮肤成 30°~45°,切记穿刺针斜面向上进针,当持针手感觉到明显的动脉搏动时,即可刺破血管,见搏动性血流从穿刺针喷出,固定穿刺针后缓慢送入导引钢丝,退出穿刺针,此刻食指中指压住穿刺口的上方(防渗血),盐水纱布擦拭导引钢丝,用 11 号刀片在导丝进入皮肤处做一 3~4mm 小切口,沿导引钢丝送入血管鞘,注意保持导丝的末端始终露出于鞘管阀门之外,拔出扩张管和导引钢丝,用注射器抽吸回血排气后,用肝素盐水冲洗鞘管。

（2）经桡动脉穿刺置管:桡动脉较股动脉细小,穿刺较股动脉稍困难。桡动脉搏动好,艾伦试验(Allen's test)阳性是穿刺桡动脉置管的前提。手掌血供由掌浅弓和掌深弓提供。掌浅弓由尺动脉终支与桡动脉掌浅支组成,掌深弓由桡动脉终支与尺动脉掌深支组成,两弓分支彼此吻合交通,临床已很少做艾伦试验(Allen 试验)(图 3-9-1)。桡动脉搏动差或细小,尤其是身材矮小的老年妇女会增加经桡动脉径路进行手术的困难。桡动脉穿刺前将患者手臂外展 70°角,手腕保持过伸位。可以采用手腕下方垫小枕头或夹板样装置以充分暴露桡侧穿刺部位。取腕横纹近端 2~3cm 为穿刺点,予2% 利多卡因浸润麻醉,注意麻醉药不宜过多,以免影响对桡动脉搏动的触摸。穿刺前首先摸清桡动脉的走行,选择桡动脉搏动最强、走行直的部位穿刺。一般选择桡骨茎突近端 1cm 处。如果该部位桡动脉迂曲,应向近心端移 1~2cm。采用 21 号穿刺针进行穿刺,进针的方向应与桡动脉走行保持一致,角度为 30°~60°,可以在桡动脉壁的上方直接穿刺前壁或穿透桡动脉,再缓慢退针至针尾部有血液喷出。注意尽可能第一针成功,反复穿刺会引起桡动脉痉挛,使穿刺更为困难。如果穿刺部位出现血肿,须按压5min 或更长时间,再次穿刺需要在前一次穿刺部位的近心端 0.5~1cm。穿刺成功后送入 25cm 0.019 英寸直导丝,如遇到阻力,可后撤调整方向再前进,直到导丝超过尺骨鹰嘴水平。用 11 号刀片在导丝进入皮肤处做一小切口,沿导引钢丝送入 6F 血管鞘,注意保持导丝的末端始终露出于鞘管阀门之外,拔出扩张管和导引钢丝,抽吸回血排气后,用肝素盐水冲洗鞘管,为防止桡动脉痉挛,常用硝酸甘油 100~200μg+少量利多卡因混合鞘内推注。

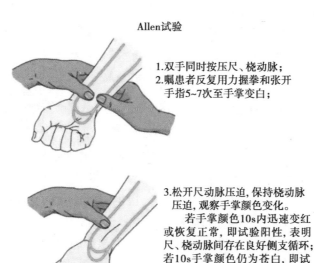

Allen试验

1.双手同时按压尺、桡动脉;
2.嘱患者反复用力握拳和张开手指5~7次至手掌变白;

3.松开尺动脉压迫,保持桡动脉压迫,观察手掌颜色变化。
　若手掌颜色10s内迅速变红或恢复正常,即试验阳性,表明尺、桡动脉间存在良好侧支循环;若10s手掌颜色仍为苍白,即试验阴性,表明手掌侧支循环不良。禁做介入、动静脉内瘘等手术。

图 3-9-1　Allen's 试验示意图

（3）深静脉穿刺和置管：路径有多种，包括锁骨下静脉、颈内静脉、颈外静脉、股静脉及上肢静脉（如贵要静脉、头静脉、腋静脉等）。穿刺路径的选择无严格的限制，常取决于术者的经验和习惯。最常选择的路径为经颈内静脉、锁骨下静脉、股静脉穿刺置管。

1）颈内静脉穿刺置管：颈内静脉路径的优点为解剖位置相对固定，穿刺的成功率较高，而且距右房距离短且较直，易于将导管置入右房或上腔静脉，并发症较锁骨下静脉穿刺路径少。由于右颈内静脉垂直地进入上腔静脉、较左颈内静脉粗大、距颈内动脉又相对较远、右肺尖稍低于左肺尖、胸膜损伤的可能性小、胸导管位于左侧等原因，临床上往往采取右颈内静脉穿刺。穿刺方法如下：患者取平卧头后仰位，以伸展颈部，减少空气栓塞。患者头转向穿刺静脉对侧（左侧），确定好穿刺部位，必要时做好标记，然后碘伏消毒后 2% 利多卡因局部浸润麻醉。常用的颈内静脉穿刺径路有前位径路、中央径路和后侧径路。其中中央径路较常用，用左手确定胸锁乳突肌胸骨头和锁骨头及锁骨所形成的三角，触摸颈动脉搏动，并在穿刺时固定皮肤。先用注射器接 20~24G 针头定位颈内静脉，将针头置于前述三角的顶端，与皮肤成 35°~45° 角向同侧乳头方向进针。如未抽回到静脉血，可将针头向外转或与中线呈平行方向进针。定位成功后，将注射器接 3 英寸长的 18G 薄壁静脉穿刺针，沿定位方向在持续负压吸引下进针，抽吸到通畅的静脉回血后，移去注射器。此时应注意迅速用手指堵住穿刺针尾部，以防空气栓塞。经穿刺针置入 45cm 长的 J 形头导引钢丝，导丝应在无阻力的情况下置入。导丝置入后退出穿刺针。固定导丝位置并注意患者心律变化，因为导丝置入过深会进入右心室刺激右心室壁，导致室性期前收缩或短阵室速。此时将导丝退出少许即可。用 11 号刀片在导丝进入皮肤处做一小切口，沿导丝置入鞘管，注意保持导丝的末端始终露出于鞘管之外。退出扩张管和导丝，用注射器抽吸回血排气后，用肝素盐水冲洗鞘管（图 3-9-2）。

2）锁骨下静脉穿刺置管：锁骨下静脉是中心静脉导管置入、右心漂浮导管术、临时起搏或永久性起搏器植入、心内电生理检查或消

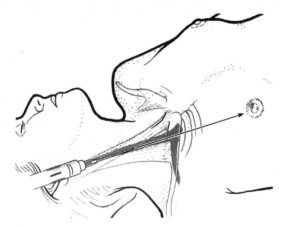

图 3-9-2 颈内静脉穿刺示意图

融术等常用的路径。此部位穿刺易于固定，患者头颈部的活动也较少影响导管的位置，即使患者下地活动对电极或导管的牵扯或位置也影响较小。但锁骨下静脉穿刺要注意慎防并发症，如误穿锁骨下动脉、气胸、血胸等。尤其对于肺充气过度的患者，如肺气肿、慢性阻塞性肺病、使用呼气末正压通气（PEEP）以及出凝血功能障碍患者，应小心谨慎，让具有一定经验的术者操作。

穿刺方法如下：患者去枕平卧，取头低足高位，床脚抬高 15°~25°（向后垂头仰卧位）或平卧位，头部偏向穿刺部位的对侧。嘱患者两肩放松，充分外展，将穿刺侧的肩

胛部垫高。用碘伏消毒胸部前面上至下颌骨下缘,下至乳头水平,肩部及上臂前面均应包括在内(常双侧胸部消毒以备术中穿刺困难改换对侧穿刺之用)。沿锁骨由内向外走行有一自然弯曲点,此转弯处可作为体表标志,将其下 2cm 左右作为穿刺点(也可以选在锁骨中线上,锁骨下缘之下 2cm 左右)。用 2% 利多卡因局部浸润麻醉。将左手拇指按在锁骨下缘以固定穿刺部位皮肤,食指中指放于胸骨上窝做方向指示。从定位点穿刺皮肤,针尖指向胸骨上窝上缘的方向,穿刺针与胸壁(胸廓)成 15°~30°角,持续负压吸引下沿锁骨下后缘缓慢进针,密切注意有无回血。如估计针尖已达到锁骨下静脉,仍未见回血,则须将穿刺针尖缓慢退至皮下,向上或向下调整穿刺方向,重新操作。退针时,一旦有回血,应立即停止移动,固定穿刺针,拔下注射器,从流出血液的颜色和速度判断是否是静脉血。血液黯红并缓慢流出的,为静脉血;鲜红并喷射出来的,为动脉血。切记若为动脉血,必须立刻拔出穿刺针,用纱块向穿刺点的锁骨下内上方压迫 5~10min,再重新操作。严禁在见到动脉血时进导丝加进鞘。在确认穿刺针进入锁骨下静脉后送入导引钢丝(若有 X 线,导引钢丝如能送至膈面以下的下腔静脉,可以确认导丝在静脉系统)。拔出穿刺针,用 11 号刀片在导丝进入皮肤处做一小切口,沿导丝置入扩张管和鞘管,注意保持导丝的末端始终露出于鞘管之外,将导引钢丝连同扩张管一并拔出,固定鞘管,用注射器抽吸回血排气后,用肝素盐水冲洗鞘管。

3)股静脉穿刺置管术:经股静脉穿刺置管适于操作或留置时间较短的心导管术或者卧床不起的危重病人,穿刺较为容易,安全,严重并发症少。穿刺方法如下:患者取仰卧位,大腿稍外展、外旋。用碘伏消毒双侧腹股沟区,上至脐水平,下至膝盖,两侧至腋中线,以便在一侧穿刺不成功后改穿另一侧。触摸股动脉搏动,在股动脉内侧 1cm、腹股沟韧带下 2~3cm 处作为股静脉穿刺部位。用 2% 利多卡因局部浸润麻醉,左手食指及中指触及股动脉搏动,选用 16~18G 穿刺针,尾部接带有生理盐水的注射器,针尖斜面向上,以与皮肤成 30°~45°角刺入,持续保持负压,当穿刺针进入股静脉时,注射器内可见静脉回血。右手撤走注射器,左手固定穿刺针并迅速用食指堵住穿刺针尾,以免出血过多或空气吸入。经穿刺针缓慢送入导引钢丝,有阻力时可轻轻旋转穿刺针或调整导丝方向,不可强力操作,必要时在 X 线下观察导丝位置,通常需将导丝送入 15cm 以上。撤出穿刺针,用 11 号刀片在导丝进入皮肤处做一小切口,沿导丝置入扩张管和鞘管,注意保持导丝的末端始终露出于鞘管之外数厘米,鞘管到位后,将导丝及扩张管一并拔出,固定鞘管,用注射器抽吸回血后,用肝素盐水冲洗鞘管。

3. 注意事项　主要是穿刺并发症预防及处理措施。

由于所选择的动脉、静脉穿刺路径不同,各种血管并发症的种类及发生概率不尽相同,主要的血管并发症包括出血、血肿、血栓和栓塞、感染、假性动脉瘤、动静脉瘘、动脉夹层或夹层动脉瘤、动脉闭塞等。

(1)出血与血肿:大多数因为反复穿刺导致股动脉周围小动脉分支或毛细血管丛损伤,引起局部渗血;另外股动脉穿刺点过高导致术后压迫止血困难易在拔出血管鞘后出血;如穿刺点过高且股动脉穿透血管后壁,血液从血管后壁渗出,严重时可出现腹膜后血肿;股动脉鞘拔出后压迫止血不当、压迫时间过短或患者过早下床活动都会引起出血和血肿形成;其他如肝素用量过大,也会增加出血风险。因此掌握股动脉穿刺术,严格按照规范、准确地进行操作,避免反复、多次穿刺,减少穿透后壁的穿刺;严格掌握肝素用量;按照正确的压迫止血方法和规定的按压时间;叮嘱患者卧床期间避免大幅度活动穿刺侧肢体,避免过早下床可避免或减少出血并发症。如果股动脉穿刺部位出血,应立即给予重新压迫止血,必要时监测患者血压、血红蛋白、血小板计数、凝血时间,根据情况给予补液、输血及升压药物;后腹膜血肿早期必须借助腹部 CT 检查才能明确。若出血严重,可考虑外科手术或介入处理。

（2）感染:穿刺点皮肤的感染会引起局部红、肿、热、痛,重度感染会导致菌血症甚至感染性心内膜炎。患者会出现发热、寒战及相应的心脏体征。因此应该严格进行皮肤消毒及无菌措施。轻度的局部感染可以局部消毒、换药、引流,口服或静脉使用抗生素。出现菌血症时应根据血培养结果选择敏感抗生素治疗,必要时外科手术治疗。

（3）血管损伤:可引起动脉夹层,多见于股动脉、髂动脉及腹主动脉,在 X 线透视下,沿血管壁有造影剂滞留。多数由于患者原有严重的主动脉硬化、狭窄病变,或髂动脉、腹主动脉严重扭曲,故穿刺或推送导丝时切忌动作粗暴。一旦发现动脉夹层,需密切监测患者重要生命体征,进行血管彩超检查,视病情决定内科保守治疗抑或外科手术治疗。

发生血管破裂并发症较少见,动脉主支(髂动脉、腹主动脉)及其分支的破裂,患者会出现腹腔及盆腔内出血及血肿,严重时可导致失血性休克。一旦发生,应密切监测患者重要生命体征及血红蛋白,必要时给予补液、输血及升压药物,分支血管的破裂、出血可采用栓塞、封堵的方法,大的血管破裂则须外科手术治疗。

假性动脉瘤也是较常见的并发症,血肿在动脉穿刺处与动脉腔相通,收缩期血液自管腔流入血肿腔内,舒张期血液自血肿腔流入动脉腔内。穿刺部位可以触及搏动性肿块,听诊可以闻及明显的血管杂音,血管超声多普勒检查可以确诊。常由于穿刺不当,压迫止血不正确,动脉鞘过大,造成创口过大等原因导致。一旦怀疑,可行超声检查明确,且在超声多普勒指导下,用手或血管压迫器压迫股动脉破口(瘤颈部),若超声提示无血液流动信号,加压包扎 24～48 小时,也可以在瘤腔内注射凝血酶等促凝物质,无效时可行外科手术治疗。

出现动静脉瘘,往往由于穿刺时同时穿透动、静脉,在动、静脉之间形成交通。多在穿刺后数天内出现,穿刺部位听诊可以闻及连续性血管杂音,血管多普勒超声显示动静脉间有相交通的通道。多与穿刺点过低,股动、静脉同时被穿透,或导引钢丝送入动脉过短,送入动脉鞘时,鞘芯穿透动静脉管壁等有关。损伤较小的动静脉瘘,可在超声指导下压迫,多数能闭合。损伤大的动静脉瘘须外科手术治疗。

其他并发症还有血管闭塞,多发生于经桡动脉及肱动脉穿刺置管,动脉损伤后远端血管闭合。穿刺部位远端动脉搏动消失,超声多普勒检查可以确诊。与穿刺血管过于细小,术后加压包扎过紧或时间过长有关。部分患者血管闭塞后可以再通,闭塞远端肢体可以通过其他血管供血。如果出现远端肢体缺血情况,须外科手术治疗。

血栓和栓塞多与穿刺困难、操作时间过长或患者存在高凝状态等因素有关,会导致穿刺针内、导丝及鞘管表面形成血栓,血栓脱落后会随血流到达远端动脉;在送入导丝及鞘管的过程中,由于操作方法不当、动作过于粗暴,或动脉本身存在着严重的狭窄、硬化、扭曲,使得血管内膜的粥样斑块脱落,引起远端动脉的栓塞;卧床时间过长,或加压包扎过紧、时间过长,导致深静脉内血栓形成,血栓脱落引起肺栓塞。穿刺前肝素盐水认真冲洗穿刺针、导丝及鞘管,穿刺方法正确、规范,手法轻柔;在送导丝有阻力时,应选择超滑导丝在 X 线透视下操作,避免加压包扎过紧、时间过长。嘱患者尽早下床活动,肢体制动的高危患者预防应用抗凝药物。一般小动脉栓塞不需要特殊处理;深静脉血栓形成应积极抗凝治疗,避免发生肺栓塞,如发生肺栓塞时,应视病情采取相应紧急抢救措施。

(邓 兵)

第十章

无创呼吸机

　　无创呼吸机辅助通气在生理上可维持适当的通气和交换、改善肺顺应性、减轻有创呼吸机的负荷；临床上纠正低氧血症、缓解呼吸窘迫、预防或治疗肺不张、改善呼吸肌疲劳、保障镇静剂和肌松剂安全应用、维持胸壁的稳定性，从而帮助病人完成有效的肺泡通气和交换，为治疗原发病争取时间。

　　无创通气（NV）是指不必建立人工气道（气管插管等）的机械通气方法，包括气道内正压通气和胸外负压通气等。无创正压通气（non-invasive positive ventilation，NIPV）是指通过各种类型头、面或鼻罩或咬口器连接患者与呼吸机的机械通气技术。NIPV 的引入，不但是有创通气的补充，而且扩大了机械通气的应用范畴，尤其是使呼吸衰竭的早期辅助通气治疗成为可能。二十多年来，NIPV 在技术和临床应用研究均取得了长足的进步，成为临床常用的辅助通气技术。

　　1. 适应证　目前有关 NIPV 的应用指征尚无统一标准，与呼吸衰竭的严重程度、基础疾病、意识状态、感染的严重程度、是否存在多器官功能损害等多种因素相关，也与应用者的经验和治疗单位人力设备条件有关。NIPV 主要适合于轻中度呼吸衰竭的患者。

　　NIPV 主要应用于呼吸衰竭的早期干预，避免发展为危及生命的呼吸衰竭；也可以用于有创-无创通气续贯治疗，辅助撤机。但对于有明确有创通气指征者，不宜常规应用 NIPV 替代气管插管，除非拒绝插管。

　　应用 NIPV 必须具备的基本条件：较好的意识状态、咳痰能力、自主呼吸能力、血流动力学稳定和良好的配合 NIPV 的能力。

　　2. 禁忌证　NIPV 不能用于绝对禁忌证的患者。然而，对于相对禁忌证，尚有待进一步探讨。在有比较好的监护条件和经验的单位，在严密观察的前提下，可以应用于相对禁忌证的患者（表 3-10-1）。

　　3. 无创呼吸机的选择　要求能提供双水平正压通气模式，提供的吸气或压力可达到 $20\sim30cmH_2O$，能满足患者吸气需求的高流量气体（>100L/min），具备一些基本的报警功能；若用于 I 型呼吸衰竭，要求能提供较高的吸氧浓度（≥50%）和更高的流速需求。

表 3-10-1 NIPV 的禁忌证

绝对禁忌证	相对禁忌证
①心跳呼吸停止； ②自主呼吸微弱、昏迷； ③误吸可能性高、不能清除口咽及上呼吸道分泌物、呼吸道保护能力差； ④颈部和面部创伤、烧伤及畸形； ⑤上呼吸道梗阻	①合并其他器官功能衰竭(血流动力学指标不稳定、不稳定的心律失常、消化道穿孔大出血、严重脑部疾病等)； ②未引流的气胸； ③近期面部、颈部、口腔、咽腔、食管及胃部手术； ④严重低氧血症($PaO_2 \leqslant 45mmHg$)，严重酸中毒($pH \leqslant 7.20$)； ⑤严重感染、气道分泌物多或排痰障碍以及明显的不合作或极度紧张等

4. 连接方式 应准备不同大小型号的鼻罩和口鼻面罩以供不同患者使用。鼻罩和口鼻面罩都能成功地用于急性呼吸衰竭的患者,在应用 NIPV 的初始阶段,口鼻面罩应首先考虑应用,患者病情改善 24 小时后还需长时间应用者,NIPV 可更换为鼻罩。

5. 通气模式与参数调节 持续气道正压和双水平正压通气是最常用的两种通气模式,后者最为常用。双水平正压通气有两种工作方式:自主呼吸通气模式(S 模式,相当于 PSV+PEEP:自主呼吸方式+呼气终末正压)和后备控制通气模式(T 模式,相当于 PCV+PEEP:压力控制呼吸模式+呼气终末正压)。因此,BiPAP(一种体积小,适合无创正压通气的呼吸机)的参数设置包括吸气压(PAP)、呼气压(EPAP)及后备控制通气频率。当自主呼吸间隔时间低于设定值(由后备频率决定)时,即处于 S 模式;自主呼吸间隔时间超过设定值时,即由 S 模式转向 T 模式,即启动时间切换的背景通气 PCV。在急性心源性肺水肿(ACPE)患者首选持续气道正压通气(CPAP),如果存在高碳酸血症或呼吸困难不缓解可考虑换用 BiPAP。

BiPAP 参数调节原则:IPAP/EPAP(吸气相气道正压/呼气相气道正压)均从较低水平开始,患者耐受后再逐渐上调,直到达满意的通气和氧合水平,或调至患者可能耐受的水平。BiPAP 模式通气参数设置的常用参考值如下(表 3-10-2):

表 3-10-2 双水平正压通气模式参数设置常用参考值

参数	常用值
IPAP	$10 \sim 25cmH_2O$
潮气量	$6 \sim 12ml/kg$
EPAP	$3 \sim 5cmH_2O$(Ⅰ型呼吸衰竭时用 $4 \sim 12cmH_2O$)
备用频率	$10 \sim 20$ 次/min
吸气时间	$0.8 \sim 1.2s$

6. 临床应用

(1) NIPV 可作为临床治疗急性呼吸衰竭的一线选择。

(2) 对于慢性阻塞性肺疾病急性加重期、急性心源性肺水肿和免疫抑制患者,较早地应用 NIPV 可降低这类患者的气管插管率和住院病死率。

（3）对于支气管哮喘持续状态、术后可能发生呼吸衰竭和拒绝插管者，仅有为数不多的研究表明 NIPV 可能对这些患者有效，部分患者有避免气管插管的可能，证据尚不充分，临床可以试用，不作为一线治疗手段。

（4）对于肺炎和急性呼吸窘迫综合征（ARDS），目前支持证据很有限，对于病情相对较轻者才可试验性使用，但须严密观察，一旦病情恶化，立即采取气管插管行有创通气治疗，以免延误病情。

7. 常见不良反应和并发症 通常不良反应和并发症比较轻微。尽管发生率不高，可是应注意观察和及时防治，有利于提高 NIPV 的临床疗效。无创正压机械通气常见的不良反应有：①口咽干燥；②面罩压迫和鼻梁皮肤损伤；③恐惧（幽闭症）；④胃胀气；⑤误吸；⑥排痰障碍；⑦漏气；⑧睡眠性上气道阻塞。

8. 注意事项

（1）上机前向患者说明治疗的作用和目的，讲解在治疗过程中可能出现的各种感觉，上机后训练患者配合呼吸机，鼓励并指导患者有规律地放松呼吸，消除恐惧心理，提高依从性，这对成功使用 NIPV 有着至关重要的作用。

（2）在应用 NIPV 过程中及时、准确地判断 NIPV 的效果，一方面可以提高 NIPV 的有效性，又可避免延迟气管插管，从而提高 NIPV 的安全性。

9. 使用呼吸机的基本步骤

（1）确定是否有机械通气的指征。

（2）判断是否有机械通气的相对禁忌证，进行必要的处理。

（3）确定控制呼吸或辅助呼吸。

（4）确定机械通气方式。

（5）确定机械通气的分钟通气量（MV）：机械通气的 MV 为病人所需的 MV 和实际自主 MV 的差值。病人所需的 MV 为维持 PaO_2 和 $PaCO_2$ 正常的 MV，一般为 6～12ml/kg。

$$机械通气 MV = 病人所需 MV - 实际自主 MV$$

实际应用时，机械通气 MV 不是恒定的，应根据病人的血气分析随时调整，也可根据生理死腔/潮气量比值（V_a/V_1）调整。

（6）确定补充机械通气 MV 所需的频率（f）、潮气量（TV）和吸气时间（IT）。不同呼吸机调节方法不同，但均应调节这三个参数。常见的调节方法为：①由 f、MV、IT 调节；②由 TV、IT、ET（呼气时间）调节；③由 f、MV 和 I∶E 调节；④由 f、IT、Flow（吸气流速）调节；⑤由 f、I∶E、Flow 调节；⑥由 IT、Flow、ET 调节，运用多功能呼吸机时，机械通气 MV 可有不同通气方式综合方式提供，如 SIMV+PSV（间歇指令通气+压力支持通气）、SIMV+CPAP（间歇指令通气+持续正压通气）等。

（7）确定 FiO_2（fraction of inspiration O_2）：一般从 0.3 开始，根据 PaO_2 的变化渐增加。长时间通气时不超过 0.5。

（8）确定 PEEP：当 $FiO_2>0.6$ 而 PaO_2 仍小于 60mmHg，应加用 PEEP，并将 FiO_2 降至 0.5 以下。PEEP 的调节原则为从小渐增，达到最好的气体交换和最小的循环影响。

（9）确定报警限和气道压安全阀：不同呼吸机的报警参数不同，参照说明书调节。气道压力安全阀或压力限制一般调节在维持正压通气峰压之上 $5\sim10cmH_2O$。

（10）调节温化、湿化器：一般湿化器的温度应调节至 $34\sim36℃$。

（11）调节同步触发灵敏度：根据病人自主吸气力量的大小调整，一般为 $-2\sim-4cmH_2O$ 或 $0.1L/s$。

（王亚红）

第十一章

经食管心脏调搏术

经食管心脏调搏术是一种无创性的临床电生理诊断和治疗技术,包括经食管心房调搏(through esophagus atrial pacing,TEAP)和经食管心室调搏(through esophagus ventricle pacing,TEVP)。食管和心脏解剖关系密切,都位于纵隔内,心脏在前,食管在后,食管的前壁与左心房后壁紧贴在一起。利用这种解剖关系,应用食管调搏仪,经放置在食管的电极导管,间接刺激心房和心室,同时记录体表心电图,以及心律失常发作时的食管心电图,这样便可以对人体心脏各个部位的电生理参数进行测量,揭示心律失常的发生机制。食管调搏也可以通过不同程序刺激方式诱发折返性心动过速等某些体表心电图不易观察到的心律失常;通过食管心电图放大 P 波振幅为心律失常明确诊断提供可靠的线索;还可以通过超速起搏终止折返类型的快速性心律失常。

一、临床应用价值

1. 测定窦房结功能　主要测定窦房结恢复时间、窦房结传导时间、窦房结不应期。

2. 测定全传导系统的不应期　主要测定窦房结、心房、房室结、希氏-浦肯野系统及心室的不应期。

3. 预激综合征中的应用　可用来测定旁道的不应期,制造完全预激图形、诊断隐性预激、多旁道预激、研究预激综合征并发心律失常的机制。

4. 阵发性室上性心动过速中的应用　研究室上速的发病机制,诱发和终止室上速,测定室上速患者的诱发窗口,有助于室上速的治疗和预后的估计,也有助于药物治疗效果的客观评价和治疗药物的筛选。

5. 研究和诊断某些特殊的生理现象　如隐匿性传导、超常传导、房室结双通道及裂隙现象。

6. 药物研究中的应用,可用来研究和评价某种药物对心脏传导系统的影响,从而揭示和解释抗心律失常药物的作用机制。

7. 用于三度房室传导阻滞和心搏骤停病人的抢救,紧急床旁临时起搏。也可作为心脏电复律术和外科危重病人手术的临时保护措施。

二、适应证

1. 窦房结功能检查　①持续性窦性心动过缓(50 次/min 左右)尚无症状者;②晕厥原因不明,疑有窦性停搏、窦房阻滞者;③老年人服用抗心律失常药物及 β 受体阻滞剂或钙离子受体拮抗剂前,检查有无隐性窦房结功能低下者。

2. 房室传导功能检查　间歇性二度或以上的房室传导阻滞。

3. 房室结双径路(dual a-v nodal pathways)及房室结多径路(multiple atrioventricular node pathways,MAVNP)检查。

4. 旁道的电生理检查。

5. 多型室上速的诊断。

6. 心动过速的超速抑制治疗。

7. 诊断冠心病　可以做起搏负荷试验,尤其对于肢体偏瘫,或者残疾不能做活动平板心电图试验者。

8. 经食管心室起搏　①终止阵发性室速;②三度房室传导阻滞者急诊起搏治疗;③诱发阵发性室速;④检查室房逆传功能;⑤随访射频消融治疗后的室房传导情况。

三、临床检测结果判断

1. 窦房结功能测定　①窦房结恢复时间(SNRT),成年人>1 500ms、老年人>1 600ms 为异常。当窦房结恢复时间≥2 000ms、或继发性窦房结恢复时间延长、或交界区恢复时间>1 500ms。校正窦房结恢复时间(CSNRT)可消除自身心率对恢复时间的影响,是一个比窦房结恢复时间更有价值的指标,>550ms 提示窦房结自律性降低。还有一个窦房结恢复时间指数(SNRTI)= SNRT/PP,>1.6 为异常。一般地,SNRT,CSNRT,SNRTI,三条具备确诊病态窦房结综合征,两条具备可疑诊断;仅一条具备可排除诊断。②窦房传导时间测定　窦房结传导时间>120ms 或房性早搏之后造成窦性停搏或代偿间歇显著延长为窦房传导异常,窦房传导时间>160ms 可诊断为窦房传导阻滞。由于窦房传导时间测定受多种因素影响,重复性差,因此对病态窦房结综合征诊断中的价值较小。③窦房结有效不应期测定>600ms 为异常。

2. 检测房室结双径路　常用 S1S2 程序期前刺激法,S1S1 周长常采用 600ms 或500ms、400ms,当 S1S2 缩短 10ms 时,S2R 跳跃式延长 60ms 以上,出现房室传导曲线中断,即 S2R 曲线不连续者为存在房室结双径路。

3. 检测旁路　常采用 S1S1 分级递增刺激法使可疑预激,即隐性预激或隐匿性预激明显化或诱发房室折返性;采用 S1S2 程序期前刺激法测定旁路前向不应期并判断预后:不应期>270ms 为长不应期,发生室上性心动过速时频率多不超过 200 次/min;不应期<270ms 为短不应期,发生室上性心动过速时频率多超过 200 次/min,发生心房颤动时频率过快易导致心室颤动。

4. 房室传导功能检测　①房室传导文氏点:正常人≥130 次/min;若<130 次/min提示存在隐性房室传导阻滞或迷走神经张力过高。②房室传导 2∶1 阻滞点:正常人≥150 次/min;若>200 次/min 提示存在房室加速传导或旁路传导;若<150 次/min 提

示隐性房室传导阻滞或迷走神经张力过高。③房室结功能不应期：正常人≤500ms；若>550ms 提示隐性房室传导阻滞或迷走神经张力过高；有效不应期>400ms 为异常。

5. 诱发和终止阵发性室上性心动过速　经食管心房调搏可寻找室上性心动过速的诱发窗和终止室上性心动过速的发作。后者用于室上性心动过速的急症治疗、药物难治性或药物治疗产生严重副作用的室上性心动过速、在终止心律失常时作为长时间心脏停搏的替代起搏治疗。

6. 终止室性心动过速和鉴别部分宽 QRS 心动过速　S1S1 分级递增刺激法或 S1S2 程序期前刺激法可终止经药物治疗无效的、或不能耐受药物治疗的室性心动过速。当临床出现宽 QRS 心动过速，难于鉴别室上性心动过速与室性心动过速时，可通过观察心动过速时室房传导关系、起搏终止心动过速时的情况来进行初步诊断。

7. 心脏负荷试验　食管心房调搏心脏负荷试验适用于年老、体弱、病残或有生理缺陷不能接受运动试验者。采用 S1S1 分级递增刺激法，调搏频率 70 次/min、90 次/min、110 次/min、130 次/min、150 次/min 逐级递增，每级起搏 1min，刺激达到最大心率后维持 3min，起搏突然终止后，记录即刻、第 2 分钟、4 分钟、6 分钟、8 分钟、10 分钟心电图。如起搏频率即出现房室传导阻滞者，应注射阿托品 1~2mg 后检查。阳性标准为：①试验过程中出现心绞痛。②出现缺血性 ST 压低>1mm 并维持 2min。

四、注意事项

1. 检查前注意事项
（1）检查当日最好半流饮食，勿食过饱。禁喝咖啡、浓茶。
（2）检查当日停用心脏活性药物，如多巴胺、多巴酚丁胺、阿托品；停用抗心律失常药物 β 受体阻滞剂、普罗帕酮（心律平）等 5 个半衰期。
（3）具有晕厥病史或者恶性心律失常者，检测前需建立静脉通道备用。
（4）检查室必备心脏电除颤监护仪。
（5）签知情同意书。
（6）食管占位、食管溃疡等食管病变患者应避免检查操作加重食管病变。
（7）每次检查完毕，食管电极应用含氯的消毒剂充分消毒封存备用；下一次使用前，术者应戴无菌消毒手套，以酒精棉球擦拭消毒电极再使用。

2. 操作注意事项
（1）用石蜡油润滑导管前端，从鼻孔插入，到达咽部时，可以嘱患者做深呼吸以抑制恶心反射，并做吞咽动作，使导管顺利进入食管。
（2）心房起搏插入导管的深度为 37~38cm（起搏心室 42cm 左右），具体深度因人而异，以电极能紧靠左心房，并且描记最大的正负波（先正后负）为最佳（一般以患者自身耳垂到剑突基底部为参考深度），也可参考公式：（受检者身高+200）/10＝插管深度（cm）。
（3）将导管尾端电极接心电图机的胸导联，记录 P-QRS-T 波群，当 P 为先正后负双向并且振幅最大，QRS 呈 QR 型，T 波倒置，即是最理想的定位标志（图 3-11-1）。

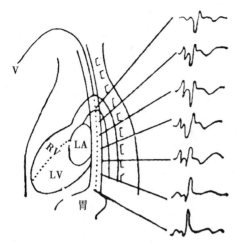

图 3-11-1 食管电极描记食管心电图

（4）将导管与心脏刺激仪接通，调节刺激仪输出脉冲的幅度和频率，使之能完全起搏心脏相应部分（心房或心室）为止。

（5）根据不同的检查目的而设置刺激程序进行起搏，连续显示或记录心电图（一般用心电图记录仪，若怀疑室上性心动过速，心房激动顺序分析最好用多道心电图记录仪）进行分析，便于得出诊断结果。

（6）检查过程中若为严重病窦综合征，出现窦性停搏超过 6s，必须紧急按临时起搏键紧急起搏。然后，逐渐减低起搏频率，视窦性心律恢复情况，决定是否行临时起搏术。若电刺激诱发心动过速发作，用超速抑制或猝发刺激法不能终止，可使用电击复律或药物复律。

（吴 伟）

第十二章

电 复 律

　　心脏电复律是指在严重快速型心律失常时,用额定短暂高压强电流通过心脏,使全部或大部分心肌细胞在瞬间同时除极,造成心脏短暂的电活动停止,然后由最高自律性的起搏点(通常为窦房结)重新主导心脏节律的治疗过程。它是一种可使多种快速心律失常转变为窦性心律的常用方法。对于心室颤动(室颤)、心室扑动(室扑)或无脉性室性心动过速(室速)患者,应用非同步电复律技术通常也称心脏电除颤,可分为胸内除颤和胸外除颤。

一、分类

　　心脏电复律分为同步和非同步两种形式。

　　1. 同步电复律　通常患者意识清醒,即同步触发装置能利用病人心电图中 R 波来触发放电,使电流仅在心动周期的心室绝对不应期中发放,避免诱发心室颤动,可用于转复心室颤动以外的各类异位性快速心律失常,称为同步电复律。同步电复律适用于有 R 波存在的各种快速性异位心律失常。

　　2. 非同步电复律　不用同步触发装置,可在任何时相放电,仅用于 R 波不能分辨时,即用于转复心室颤动或心室扑动,称为非同步电复律。可分为胸外电复律和胸内电复律,此时病人情况危急,神志丧失,抢救应争分夺秒。

二、适应证

　　1. 非同步电复律　心室颤动或心室扑动或无脉性室性心动过速为绝对适应证。此时心脏的有效收缩消失,血液循环处于停顿状态,必须立即实施电除颤。

　　2. 同步电复律

　　(1) 室性心动过速,经药物治疗无效或临床血流动力学不稳定者。

　　(2) 心房颤动,包括三种适应证:①有血流动力学障碍或症状严重且药物治疗无效,需尽快电复律;②无明显血流动力学障碍,不需紧急电复律,但电复律后可望维持窦性心律,改善心功能,缓解症状;③心房纤颤并显性预激综合征(旁路前向不应期<270ms,属于超短不应期)。

　　(3) 室上性心动过速,常规物理和药物治疗无效而伴有明显血流动力障碍者。

（4）药物治疗无效的心房扑动患者。

（5）异位性心动过速性质不明而用药困难,且伴有明显血流动力障碍者。

三、禁忌证

1. 因洋地黄类药物中毒所致的心律失常(室颤除外)。

2. 左心房明显扩大,持续性房颤超过5年的患者。

3. 近3个月内有栓塞史或心房内血栓的患者。

4. 病态窦房结综合征(慢-快综合征)。

5. 房扑并心室率缓慢,或伴有高度、或伴有三度房室传导阻滞(atrioventricular block,AVB)或伴有病态窦房结综合征(SSS)患者。

6. 心房颤动并完全性房室传导阻滞。

7. 复律后难以维持窦性心律者。

四、电复律的方法

1. 非同步电除颤

（1）胸外心脏电除颤

1）胸外电极放置部位:若除颤仪不在床旁,立即行心肺复苏并紧急呼叫同事携带除颤仪前来协助。除颤仪到位后,开机,在电极板上均匀涂抹导电糊(可用生理盐水纱布代替),以电极板检查是否为可除颤心律(除颤仪监护默认PADDLES导联),将前电极板放在右侧锁骨下缘,侧电极板放于左侧第五肋间腋中线(装有永久性心脏起搏器的病人,除颤时应避免电极板靠近起搏器,否则将使其失灵,除颤后应检查起搏器的起搏阈值)。选择非同步电复律模式并选择能量,充电。放电前,操作人必须指令其他救治人员:"不要接触病人及病床!"除颤后,不需检查病人心律,立即从按压开始进行5个循环或2min的心肺复苏后,再检查病人心电情况和大动脉搏动(图3-12-1)。

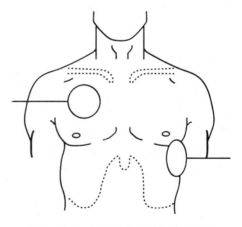

图 3-12-1　电复律电极板放置示意图

2）胸外电除颤能量的选择:室扑,单向波200J;室颤,单向波200-360J,双向波150-200J。双向波电除颤能量通常为单向波能量的一半。

（2）胸内心脏电除颤

1）胸内除颤适应证:①体外循环心脏直视手术,开胸手术中,各种原因引起心跳停止(胸内心脏按压术无效时)以及心律失常。②必要时行胸内除颤。

2）方法:开胸后将两个电极放在心脏左右两侧。充电(成人首次10J,之后可递增至20J,最大30J,儿童充电首次5J,之后递增至10J,最大20J),让他人不要接触患者,放电。

（3）心脏骤停如何电除颤：有效的除颤有赖于选择恰当的能量产生一次足够的电流经过心脏，使所有心肌细胞除极。能量及电流太低，电击不能终止心律失常；能量及电流太高，又可引起心肌损伤和心律失常。成人除颤时能量和体重之间并无明确的关联，婴幼儿除颤的能量则要比成人小。

一旦判断心脏骤停，复苏步骤立即开始。在紧急除颤时，除颤器给予一次电击，单相波除颤器首次电击能量选择 360J，双相波除颤器首次电击能量一般为 150~200J，电击后立即进行 5 组心肺复苏术，再检查心律，如需要可再次电击。当至少一次除颤和 5 组心肺复苏术后，VF（心室颤动）/无脉性 VT（室性心动过速）仍然持续时，每 3~5min 给予一次肾上腺素，必要时可给予胺碘酮或利多卡因，可重复电除颤。不要中断有效按压，直至恢复自主循环。

2. 同步直流电复律　紧急同步电复律可按照病情紧急实施。若为择期的同步电复律，实施前必须强调准备好各类心肺复苏用品、药物和人员。

（1）胸外电极放置部位同非同步直流电复律。术前复查心电图并利用心电图示波器检测电复律器的同步性。神志清醒者，缓慢静注地西泮 5~10mg 或咪达唑仑 1~3mg 镇静，直至病人睫毛反射开始消失，镇痛后开始电复律。

（2）胸外电复律能量的选择：房颤，单向波 100~200J；房扑和阵发性室上速，单向波 50~100J；单形性室速，单向波 100J；多形性室速，单向波 150~200J。双向波电复律（电除颤）能量通常为单向波能量的一半。目前研究趋向同步电复律选择更低能量，以减少心肌损伤。同步电复律时，单次电复律无效可重复进行。

五、电复律药物应用

1. 抗心律失常药物的应用　电复律前使用抗心律失常药物能提高复律成功率。无论是电复律前用药，还是房颤药物复律，还是复律后窦性心律的维持，当合并器质性心脏病、缺血性心脏病和心衰时，首选胺碘酮或尼非卡兰；无缺血或结构性心脏病病史的新发房颤者可以考虑使用普罗帕酮；室性心动过速或心室颤动，必要时也可以考虑应用尼非卡兰、胺碘酮或利多卡因。

2. 抗凝药物的应用　房颤电复律转复为窦性心律后易引起栓塞。动脉栓塞常发生于复律后的头 10 天内，主要由于复律后心房肌顿抑形成附壁血栓所致。一般认为房颤持续 24 小时后即有血栓形成。复律前，建议行超声心动图或有条件者经食管心脏超声检查排除左心房附壁血栓。

房颤持续时间<48h 的患者，不需要常规做经食管超声心动图检查（TEE），预先抗凝可直接复律。复律后仍需要 4 周的抗凝，4 周之后是否需要长期服用抗凝药物需要根据 CHA2DS2-VASc 风险评分决定。围复律期可以应用肝素或低分子肝素或使用因子 X a 抑制剂或直接凝血酶抑制剂抗凝。当房颤持续时间不明或≥48h，复律前抗凝治疗 3 周，复律后仍需要 4 周的抗凝，称为"前 3 后 4"。4 周之后是否需要长期抗凝治疗需要根据 CHA2DS2-VASc 风险评分决定。需要早期复律时，经 TEE 排除左心房血栓后，可行即刻电复律。如果 TEE 检查证实有血栓，应再进行 3~4 周抗凝之后，经 TEE 复查，确保血栓消失后行电复律。若仍存在血栓，不建议复律。

3. 纠正电解质紊乱与酸碱平衡失调　对于严重低钾血症、低镁血症、呼吸性酸中毒合并代谢性酸中毒、呼吸性酸中毒合并代谢性碱中毒等,需及时纠正。

六、并发症及其处理

电复律安全高效。只要严格按照常规操作,并发症发生率很低。除了对患者选择和操作方法不当外,电复律的并发症可能与原有心脏疾患和所用电能大小有关。应尽量避免高能量电击。下列是可能发生的并发症:

1. 心律失常

(1)常见房性或室性早搏,窦性心动过缓和房室交界区逸搏,多为暂时性,一般不需处理。

(2)窦性停搏、窦房阻滞或房室传导阻滞,多见于原有窦房结功能低下或房室传导系统有病变者,静脉滴注异丙肾上腺素或阿托品有助于提高心室律。对于预知的慢-快综合征,应预置临时起搏电极,才可电复律。

2. 心肌损伤 高能量电击后血清心肌酶(CK、LDH、AST)升高,大多可在 5~7 天恢复正常。少数患者心电图可见 ST-T 改变,偶见异常 Q 波和高钾性 T 波改变。

3. 低血压 多发生于高能量电击后,或者急性缺血再灌注损伤之后,可持续数小时,多可自行恢复;如血压下降明显,收缩压<90mmHg,可用多巴胺、去甲肾上腺素或间羟胺等血管活性药物。

4. 皮肤灼伤 部分患者在电复律后电极接触部位均有皮肤灼伤,可见局部潮红,甚则红斑水疱,多由于电极板按压不紧贴皮肤、导电糊过少或涂抹不均者,一般无须特殊处理,或涂抹抗生素软膏预防感染即可。

5. 血栓栓塞 心脏电复律后血栓栓塞的发生率约为 1.5%,多为心腔内栓子脱落导致外周动脉栓塞;对于过去曾有反复栓塞史者,尤其是房颤患者复律前应注意应用经食管超声心动图评估,给予必要的抗凝治疗。

6. 肺水肿及心力衰竭 由于电复律后左房机械性收缩功能受到抑制,或受到肺栓塞的影响而出现肺水肿及心力衰竭,可使用扩血管药物及利尿剂治疗,必要时给予机械通气治疗。

(吴 伟)

第十三章

冠状动脉造影术

　　冠状动脉造影是目前常用而且最有价值的冠心病诊断方法。选择性冠状动脉造影是利用血管造影机,经皮穿刺桡动脉或者股动脉并经该血管路径,应用特制定型的心导管沿导引钢丝送至升主动脉根部,然后探寻左或右冠状动脉开口部并插入,注入造影剂,使冠状动脉在不同投照角度显影。这样就可清楚地将整个左或右冠状动脉的主干及其分支的血管腔显示出来,可以了解血管有无狭窄病灶存在,同时对病变部位、性质、范围、严重程度、血管壁情况等做出影像学的诊断,为选择介入、外科搭桥手术或内科药物治疗提供决策依据,还可用来判断疗效。冠状动脉造影术手术平均死亡率低于 0.1%,是一种较为安全可靠的有创诊断技术,被认为是诊断冠心病的"金标准"。近年来,冠状动脉内超声显像技术(IVUS)、光学干涉断层成像技术(OCT)等逐步在临床应用,发现部分在冠状动脉造影中显示正常的血管段存在内膜增厚或斑块,但由于 IVUS 等检查费用较为昂贵,并不作为常规检查手段(图 3-13-1)。

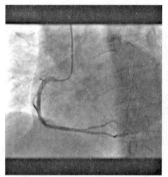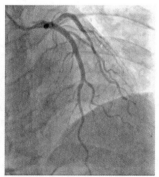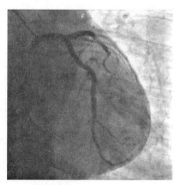

图 3-13-1　冠脉造影:左图右冠脉,中图左前降支,右图左回旋支

一、适应证

1. 不明原因的胸痛,无创性检查不能确诊,临床怀疑冠心病。
2. 不明原因的心律失常,如顽固的室性心律失常或新发传导阻滞。

3. 不明原因的左心功能不全,主要见于扩张型心肌病或缺血性心肌病的鉴别。

4. 经皮冠状动脉介入治疗或冠状动脉旁路移植术后复发心绞痛。

5. 先天性心脏病和瓣膜病等重大手术前,年龄>50 岁,其易合并有冠状动脉畸形或动脉粥样硬化,可以在手术的同时进行干预。

6. 无症状但疑有冠心病,在高危职业如飞行员、汽车司机、警察、运动员及消防队员等或医疗保险需要。

7. 临床冠心病诊断明确,行冠状动脉造影可进一步明确冠状动脉病变的范围、程度,选择治疗方案。

二、禁忌证

1. 对碘或造影剂过敏。

2. 有严重的心肺功能不全,不能平躺耐受手术者。

3. 未控制的严重心律失常如室性心律失常。

4. 未纠正的电解质紊乱,如低钾血症、高钾血症。

5. 严重的肝、肾功能不全者。

三、基础条件与术前准备注意事项

1. X 线 C 臂机、多道生理记录仪、有创压力监测等设备。

2. 导管室应具备经过专业培训的医护人员、急救药品。

3. 患者及家属签署同意手术的知情同意书。

4. 术前完善超声心动图、X 线片、生化、三大常规、凝血指标、感染七项等检查。

5. 备皮。

6. 碘过敏试验。

7. 静脉留置针。

8. 冠状动脉造影多取四肢动脉为入路,经皮穿刺桡动脉最常用,也可穿刺股动脉或肱动脉,术前注意检查这些部位的动脉搏动情况是否正常。

四、术后常规处理

1. 监测患者有无不适,注意心电图及生命体征等。

2. 补足液体,防止迷走神经反射,心功能差者除外。

3. 桡动脉穿刺径路在拔除鞘管后对穿刺点局部压迫 4~6 小时后可以拆除加压绷带。股动脉入路进行冠状动脉造影后,可即刻拔管(若接受经皮冠状动脉介入治疗,一般术后 4~5 小时之后才拔管),常规压迫穿刺点 20min 后,若穿刺点无活动性出血,可进行制动并加压包扎,18~24 小时后可以拆除绷带开始轻度活动。如果使用封堵器,患者可以在平卧制动后 6 小时开始床上活动。

4. 注意穿刺点有无渗血、红肿及杂音,穿刺的肢体动脉搏动情况、皮肤颜色、张力、温度及活动有无异常。

5. 术后或次日查血常规、尿常规、电解质、肝功能、肾功能、心肌酶及心梗三项等。

6. 股动脉穿刺的患者一般术后第 3 天出院。

五、常见并发症

任何手术均有发生并发症的可能,因此术前要求病人履行签字手续。冠脉造影并发症发生率0.2%~0.9%,常见的有:

1. 心律失常;

2. 穿刺局部出血、血肿,假性动脉瘤,股动静脉瘘;

3. 腹膜后出血;

4. 前臂血肿和前臂骨筋膜室综合征;

5. 颈部及纵隔血肿;

6. 血管迷走神经反应及处理:常发生于冠状动脉造影术中、术后,拔除血管鞘管、压迫止血(股动脉)或穿刺点剧烈疼痛时。主要表现为面色苍白、大汗淋漓、头晕或神志改变,严重者可以意识丧失。部分患者可感气促、心悸、极度乏力。而最重要的表现为窦性心动过缓和低血压状态。处理措施包括静脉注射阿托品、快速扩容及应用多巴胺等升压药;

7. 冠状动脉穿孔和心脏压塞;

8. 急性心肌梗死;

9. 重要脏器栓塞如脑栓塞、肺栓塞;

10. 造影剂过敏。

总体来说,冠脉造影是一项风险极小、相对安全、几乎无痛苦的手术。

(吴伟 李荣)

第十四章

心脏起搏技术

心脏起搏器(cardiac pacemaker)是一种植入于体内的电子治疗仪器,通过脉冲发生器发放由电池提供能量的电脉冲,通过导线电极的传导,刺激电极所接触的心肌,使心脏激动和收缩,从而达到治疗由于某些心律失常所致心脏功能障碍的目的。1958年第一台心脏起搏器植入人体以来,起搏器制造技术和工艺快速发展,功能日趋完善。在应用起搏器成功地治疗缓慢性心律失常、挽救了成千上万患者生命的同时,起搏器也开始应用到快速性心律失常及非心电性疾病,如预防阵发性房性快速心律失常、室性心动过速、心室颤动、颈动脉窦晕厥、心室再同步化治疗、难治性心力衰竭等。新一代起搏器对早期复发房颤具有一定的干预作用。植入型体内自动除颤器又叫埋藏型自动复律除颤器(ICD),将抗心动过速起搏、同步电复律、非同步除颤及支持心动过缓等多种功能组合在一起。ICD对有心源性猝死危险的患者,预后有明显改善。心脏再同步化治疗又称双心室起搏,是在传统起搏基础上增加左心室起搏,通过双心室起搏的方式,治疗心室收缩不同步的心力衰竭患者。心脏再同步化治疗可改善患者的心脏功能,提高运动耐量以及生活质量,是心力衰竭治疗史上一个里程碑式的突破。

一、起搏原理

脉冲发生器定时发放一定频率的脉冲电流,通过导线和电极传输到电极所接触的心肌(心房或心室),使局部心肌细胞受到外来电刺激而产生兴奋,并通过细胞间的缝隙连接或闰盘连接向周围心肌传导,导致整个心房或心室兴奋并进而产生收缩活动。需要强调的是,心肌必须具备兴奋、传导和收缩功能,心脏起搏方能发挥其作用。

ICD的工作原理:最大特点是可充电和放电作同步或非同步电击,如室性心动过速时,可先用短阵快速刺激方式,若无效则以同步电击;对心室颤动的反应则用非同步电击;心动过缓时还能辅助起搏。

CRT在传统的双腔起搏的基础上增加了左心室起搏,左心室起搏电极经右心房的冠状静脉窦开口,进入冠状静脉左心室后壁侧壁支起搏左心室,通过左、右心室电极起搏恢复心室同步收缩,减少二尖瓣反流。CRT起搏器,增加除颤的功能,又成为CRT-D。

二、起搏器类型

1. 根据起搏心腔分类　①单腔起搏器：如 AAI（R）、VV（R）等，起搏电极导线单独植入心房或心室；②双腔起搏器（图 3-14-1）：如 DDD（R），起搏电极导线分别植入心房和心室；③多腔起搏器：如三腔（双心房单心室或单心房双心室）或四腔起搏（双心房+双心室），此时，起搏电极导线除常规植入右心房和右心室外，通常尚需通过心脏静脉植入电极导线分别起搏左心房和（或）左心室。

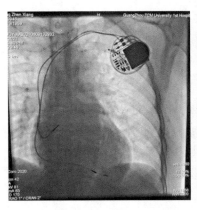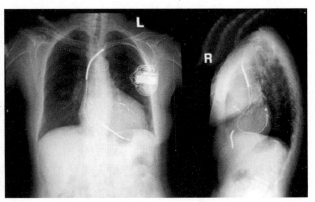

图 3-14-1　左图双腔起搏器 DDDR 植入后；右图 CRT-D 植入术后

2. 根据起搏生理效应分类　①生理性起搏：即尽可能模拟窦房结及房室传导系统的生理功能，提供与静息及活动相适应的心率并保持房室同步，如 AAIR、DDDR、房室束或左束支区域起搏；②非生理性起搏：如 VVI 起搏器，只是保证心室按需起搏，而房室电机械活动不同步。实际上，起搏治疗都不可能是完全生理的。故严格地说，所有的心脏起搏器都是非生理性的。

3. 根据是否具有频率适应功能分类　①频率适应性起搏器：如常用的 AAIR、VVIR 和 DDDR；②非频率适应性起搏器：如常用的 AAI、VVI 和 DDD。

4. 根据是否具有起搏电极导线分类　①单腔和双腔起搏器都具有起搏电极线植入心室腔内；②无导线起搏器：无导线心脏起搏器自 2013 年首次植入人体以来在国内外迅速推广，到目前已植入超 70 000 台，国内也有 800 台以上的植入。无导线起搏器具有体积小（胶囊大小、重量约 2g）、无导线及囊袋、减少手术中及术后并发症风险，目前主要适用于单腔起搏人群，随着技术不断发展，无导线起搏在未来生理性起搏及 CRT 方面具有广阔的发展前景。

5. 起搏器的特殊功能　①兼容抗核磁功能，使得起搏器不再是磁共振成像检查的禁忌证；②抗心动过速起搏治疗/电复律除颤功能，该类型电极线圈除了常规起搏功能，还能针对恶性室性心律失常进行抗心动过速起搏治疗以及电复律除颤治疗，能有效地减少心源性猝死。

三、适应证

人工心脏起搏分为临时和永久两种，它们分别有不同的适应证。

1. 临时心脏起搏适应证　临时心脏起搏是一种非永久性植入起搏电极导线的临时性或暂时性人工心脏起搏术。起搏电极导线放置时间一般不超过2周,起搏器均置于体外,待达到诊断、治疗和预防目的后随即撤出起搏电极导线。如仍需继续起搏治疗则应考虑置入永久性心脏起搏器。

任何症状性或引起血流动力学变化的心动过缓患者都是临时心脏起搏对象。临时心脏起搏的目的通常分为治疗、诊断和预防。

（1）治疗方面:①阿-斯综合征发作。各种原因(急性心肌梗死、急性心肌炎、洋地黄或抗心律失常药物等引起的中毒、电解质紊乱等)引起的房室传导阻滞、窦房结功能衰竭而导致的心脏停搏并出现阿-斯综合征发作,都是紧急临时心脏起搏的绝对指征。②心律不稳定的患者在安置永久心脏起搏器之前的过渡。③心脏直视手术、电生理射频消融手术引起的三度房室传导阻滞。④药物治疗无效的由心动过缓诱发的尖端扭转型和(或)持续性室性心动过速。

（2）诊断方面:心内电生理检查的辅助手段。例如判断窦房结功能、房室结功能、预激综合征类型、折返性心律失常、抗心律失常药物的效果。

（3）预防方面:①预期将出现明显心动过缓的高危患者,常见的有急性心肌梗死的某些缓慢心律失常、心脏传导系统功能不全的患者拟施行大手术及心脏介入性手术、疑有窦房结功能障碍的快速心律失常患者进行心律转复治疗;②起搏器依赖的患者在更换新心脏起搏器时的过渡。

2. 永久心脏起搏适应证　随着起搏工程学的完善,起搏治疗的适应证逐渐扩大。目前主要适应证简单概括为严重缓慢型心律失常、心力衰竭、快速性房性心律失常预防、恶性室性心律失常复律、预防心性猝死等。

（1）Ⅰ类适应证主要包括:窦房结功能不全者。①记录到有症状的窦房结功能障碍,包括经常出现导致症状的窦性停搏。②有症状的变时性不佳者。③由于某些疾病必须使用某类药物,而这些药物又可引起窦性心动过缓并产生症状者。

1）成人获得性房室传导阻滞（AVB）者:①任何阻滞部位的三度AVB和高度AVB,并发有症状的心动过缓(包括心衰)或有继发于AVB的室性心律失常。②长期服用治疗其他心律失常或其他疾病的药物,而该药物又可导致三度AVB和高度AVB(无论阻滞部位),并发有症状的心动过缓者。③清醒状态下任何阻滞部位的三度AVB和高度AVB且无症状的患者,被记录到有3s或更长的心脏停搏,或逸搏心率低于40次/min,或逸搏心律起搏点在窦房结以下者。④清醒状态下任何阻滞部位的三度AVB和高度AVB,无症状的心房颤动和心动过缓者有一个或更多至少5s的长间歇。⑤导管消融房室结后出现的任何阻滞部位的三度AVB和高度AVB。⑥心脏外科手术后没有可能恢复的任何阻滞部位的三度AVB和高度AVB。⑦神经肌肉疾病导致的任何阻滞部位的三度AVB和高度AVB,如强直性肌营养不良、卡恩斯-塞尔综合征（Kearn-Sayre syndrome）、假肥大性肌营养障碍、腓侧肌萎缩患者。⑧伴有心动过缓症状的二度AVB,无论分型或阻滞部位。⑨任何阻滞部位的无症状三度房室阻滞平均心室率≥40次/min伴有心脏增大或左室功能异常或阻滞在房室结以下者。⑩无心肌缺血下运动时的二度或三度AVB。

2）慢性双分支阻滞的患者:①伴有高度AVB或一过性三度AVB。②伴有二度

Ⅱ型 AVB。③伴有交替性束支阻滞。

3）急性心肌梗死伴房室传导阻滞：①ST 段抬高心肌梗死后，His-Purkinje 系统的持续性二度 AVB 合并交替性束支阻滞或三度 AVB；②一过性严重二度或三度房室结下的 AVB 并合并有束支阻滞；③持续性并有症状的二度或三度 AVB。

4）颈动脉窦过敏和心脏神经性晕厥者：①自发性颈动脉刺激和颈动脉按压诱导的心室停搏≥3s 导致的反复性晕厥；②持续性或有症状的缓慢性心律失常且没有恢复希望的心脏移植术后患者；③长间歇依赖的室速，伴或不伴 QT 间期延长者。

5）左室射血分数≤35%，完全性左束支传导阻滞且 QRS≥150ms，窦性心律，心功能分级（NYHA）Ⅱ、Ⅲ级或理想药物治疗后能活动的 NYHA Ⅳ级心力衰竭患者，应植入 CRT 或 CRT-ICD。

6）ICD 的适应证：①室颤或血流动力学不稳定的持续性室速（VT），除外其他可逆原因，导致心脏骤停的存活者；②有器质性心脏病且有自发持续性 VT 者，无论血流动力学是否稳定；③有晕厥史，电生理检查明确诱发血流动力学不稳定的持续性 VT 或室颤（VF）；④心肌梗死 40d 后，左室射血分数≤35%，NYHA Ⅱ 或Ⅲ级；⑤非缺血性扩张性心肌病，左室射血分数≤35%，NYHA Ⅱ 或Ⅲ级；⑥心肌梗死前有左室功能不全，心肌梗死 40d 后，左室射血分数≤30%，NYHA Ⅰ 级；⑦心肌梗死后，左室射血分数≤40%，非持续性 VT 或电生理检查诱发出 VF 或持续性 VT。

（2）Ⅱa 类适应证主要包括

1）窦房结功能不全者：①窦房结功能障碍导致心率<40 次/min，症状与心动过缓之间存在明确的证据，但无论是否记录到心动过缓。②有不明原因晕厥者，临床上发现或电生理检查诱发窦房结功能障碍者。

2）成人获得性 AVB 者：①无症状的持续性三度 AVB，逸搏心率低于 40 次/min 不伴有心脏增大。②电生理检查发现房室束内或以下水平的无症状性二度 AVB。③一度或二度 AVB 伴有类似起搏器综合征的血流动力学表现。④无症状的二度Ⅱ型 AVB，且为窄 QRS 波者。但当二度Ⅱ型 AVB 伴有宽 QRS 波者，包括右束支阻滞，则适应证升级为Ⅰ类。

3）慢性双分支阻滞的患者：①虽未证实晕厥是由 AVB 引起，但可排除其他原因（尤其是室性心动过速）所引起。②虽无临床症状，但电生理检查发现 HV 间期≥100ms。③电生理检查时，由心房起搏诱发的非生理性房室束以下的阻滞。

4）反复性晕厥，没有确切的颈动脉刺激事件，高敏感性心脏抑制反应心室停搏时间≥3s 者，要考虑植入永久性心脏起搏器。

5）心动过速的起搏治疗仅限于导管消融和（或）药物治疗失败，或不能耐受药物副作用且反复发作的室上速患者。

6）高危的长 QT 综合征患者。

7）以下心衰患者可植入 CRT 或 CRT-ICD：①左室射血分数≤35%，完全性左束支传导阻滞且 QRS 在 120ms 至 149ms 之间，窦性心律，心功能分级（NYHA）Ⅱ、Ⅲ级或理想药物治疗后能活动的 NYHA Ⅳ级心力衰竭患者；②左室射血分数≤35%，非左束支传导阻滞且 QRS≥150ms，窦性心律，心功能分级（NYHA）Ⅱ、Ⅲ级或理想药物治疗后能活动的 NYHA Ⅳ级心力衰竭患者；③理想药物治疗后左室射血分数≤35%合并房颤的心衰患者,若需要心室起搏或符合 CRT 指征且房室结消融或药物治疗后可保证 100% 心室起搏;④理想药物治疗后左室射血分数≤35%,且需要新装或更换器械而且依赖心室起搏(40%)。

8)有心源性猝死(SCD)风险(主要 SCD 风险:心脏骤停史、自发持续性 VT、自发非持续性 VT、SCD 家族史、晕厥、左室厚度≥30mm、运动时血压反应异常;可能的 SCD 风险:房颤、心肌缺血、左室流出道梗阻、突变高危、强竞技性体力活动时)的梗阻性肥厚型心肌病患者应植入 DDD-ICD。

9)ICD 的推荐指征:①非缺血性扩张性心肌病,显著左室功能异常,不能解释的晕厥;②持续性室速,即使心室功能正常或接近正常;③肥厚型心肌病患者有一项以上主要 SCD 危险因素;④致心律失常性右室发育不良/心肌病患者有一项主要的 SCD 危险因素;⑤长 QT 综合征者在应用 β 受体阻滞剂时出现晕厥和/或室速;⑥在院外等待心脏移植的患者;⑦Brugada 综合征有晕厥者;⑧Brugada 综合征有室速但未出现心脏骤停者;⑨儿茶酚胺敏感性室速患者,用 β 受体阻滞剂后仍出现晕厥和(或)室速。

四、植入手术有关的并发症

多数并发症如术中仔细操作应当可以杜绝,有些则难以完全避免。发生率与植入医生的经验密切相关。

1. 心律失常　一般是由于电极植入时在心腔内碰触引起的室早及短阵室速,通常无需特别处理。

2. 局部出血　通常可自行吸收。有明显血肿形成时可在严格无菌条件下加压挤出积血。

3. 锁骨下静脉穿刺并发症及处理　①气胸:少量气胸不需干预,气胸对肺组织压迫≥30% 时需抽气或放置引流管。②误入锁骨下动脉:应拔除针头和(或)导引钢丝并局部加压止血(切勿插入扩张管),通常无需特殊处理。

4. 心脏穿孔　少见。处理:应小心将导管撤回心腔,并严密观察患者血压和心脏情况。一旦出现心包压塞表现,应考虑开胸行心包引流或做心脏修补。继续安置电极时应避免定位在穿孔处。

5. 感染　少见。一旦局部有脓肿形成者保守治疗愈合的机会极少,应尽早切开排脓、清创,拔除创口内电极导线,择期另取新的植入途径。

6. 膈肌刺激　少见。可引起顽固性呃逆。植入左室电极导线时较常见。处理:降低起搏器输出或改为双极起搏。若症状持续存在,应重新调整电极位置。

五、术后注意事项

1. 24~48h 内卧床,取平卧位或低坡卧位,禁止翻身,术后第 2 天可适当左侧卧位。术后 1 周内术侧肩部制动,并加强观察心律变化。在术后恢复期进行肢体功能锻炼时要遵循循序渐进的原则,避免患侧肢体做剧烈重复的甩手、举高的动作、大幅度地外展及患侧肩部负重、跳跃运动。

2. 早期应保持局部敷料清洁干燥,如有敷料湿润或脱落要及时更换。在拆线后仍要保持局部皮肤清洁,不穿过紧的内衣,若术后出现局部红肿痛,甚至皮肤溃烂,此时必须返回医院专科处理,不宜在家中自行处理。若同时伴有发热等全身症状,则要考虑感染的可能,应及时到医院检查治疗。

3. 起搏器植入术后患者须定期在起搏器程控门诊进行程控检查。重点检测起搏器的起搏、感知功能。记录起搏器的起搏百分比、感知、阻抗、阈值等参数,注意有无心律失常事件,ICD 或 CRT-D 还要注意是否有超速抑制治疗或电击除颤情况。参数设置是否符合病人实际生活的需求,由起搏电生理专业医师及技师定期程控,必要时进行参数调整。注意电池电量使用情况,若起搏器的电池接近耗竭,必须提前更换。

（吴 伟）

第十五章

心导管射频消融术

　　心律失常指心律起源部位、心律频率与节律、冲动传导的任一项或者多项复合异常。一旦起源、频率与节律、冲动传导等出现异常时，就会出现引发心动过速、房颤、早搏、室颤等。如得不到及时有效的治疗，患者常出现心慌、气短、胸闷、睡眠质量差，除影响到正常工作外，还存在一定危险性。严重心律失常患者可出现心悸、心前区疼痛、抽搐、晕厥及猝死。传统防治往往依赖药物，有些心律失常症状明显影响生活质量或者构成生命威胁，需要终生药物治疗，而且某些药物的副作用较大。射频消融术（radio frequency catheter ablation，RFCA）是通过心导管将射频电流引入心脏内以消融特定部位的心肌细胞，消除病灶，以治疗心律失常的方法。此项手术的优势是：微创、安全、痛苦无或少、住院时间短、根治。三维标测系统辅助下的射频消融手术进入中国已经有十余年历史，目前所使用的技术已经非常成熟。基于磁电成像技术的这一全新平台可呈现非常精准的解剖模型，将心腔内的电活动与解剖结构相结合，直观显示冲动的传导方向、各部位心肌的激动顺序，以及折返途径，有助于对心律失常电生理机制的理解，继而有针对性地采取最有效的消融方法治疗，提高手术的成功率，临床用于各种快速心律失常的导管消融术（图 3-15-1）。

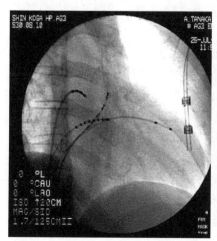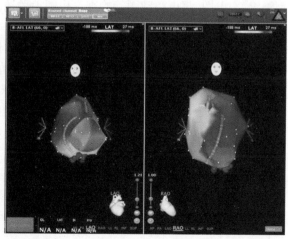

图 3-15-1　左图电生理检查电极导管放置影像图；右图典型房扑三维标测激动图

一、适应证

导管射频消融术作为目前最好的治疗方式之一,对于大多数的心律失常患者都能取得很好的疗效。患者应在治疗前积极配合医生做好各项检查,只有在符合治疗适应证的情况下才能接受治疗,避免给身体带来不必要的伤害。

1. 房室折返型心动过速　房室间存在着先天性"旁路"。

2. 房室结折返型心动过速　房室结形成"双径路",冲动在符合折返的条件下,在两条径路形成的折返环快速运行,引起心动过速。

3. 心房扑动　房扑是心房存在大环路,冲动在环路上不停地折返,心房跳动250~350次/min,心室一般在150次/min。

4. 房性心动过速　房速是左心房或右心房的某一局部有异常快速发放电流的"兴奋点"或者在心房内有小折返运动。

5. 室性期前收缩　主要用于临床症状明显的单源性的频发室早;常由于心室异位兴奋灶引起。

6. 室性心动过速　包括特发性、束支折返性和瘢痕性室速等。

7. 心房颤动　房颤是最常见的持续性心律失常,研究发现房颤的触发是因为与心房相连的肺静脉上的"心肌袖"发放快速电冲动,另外房颤的持续与心房自身重构、心房壁的基质也有关。

二、术前准备

在进行射频消融治疗前,医生应详细告知患者注意哪些事项,患者应遵从医嘱,积极进行配合,避免给手术造成影响,从而提高手术的成功率。

1. 加强心理护理,根据病人的年龄、文化程度、心理素质不同,采用适当形式向病人及其家属说明 RFCA 治疗的机制、治疗目的、意义及大致过程,解释术中术后注意事项和术中配合。对精神过度紧张的病人术前可遵医嘱给予镇静剂肌内注射。

2. 做好血常规、出凝血时间,血小板计数,乙肝表面抗原,肝肾功能,感染七项,血型测定,心电图、超声心动图等检查。房颤消融还要求食管超声心动图了解左心耳及左心房是否有附壁血栓。

3. 术前 1 日备皮,清洁双侧腹股沟,备皮,预选穿刺点皮肤。术前常规要求病人停用抗心律失常药物至少 5 个半衰期,对于依赖抗心律失常药物控制症状的病人可收入院后在监护下停药。术前 1~2 日训练床上排尿,手术当日早餐禁食。

4. 物品准备,备好氧气,吸痰器,除颤仪,心电图,心电监护仪和各种急救物品及药品。

三、治疗步骤

1. 进行穿刺点皮肤消毒,在穿刺点进行局部麻醉。

2. 穿刺预定部位的静脉/动脉血管,建立穿刺点到心腔通路导管路径,进行电生理检查。

3. 记录心脏不同部位的电波活动,进行适当的电刺激诱发心律失常,对异常电波进行分析,准确找到折返路径的部位、异位兴奋病灶。

4. 将射频消融大头电极准确送到病灶部位,发送射频电流进行消融。阻断异常折返路径或兴奋灶,从而根治心律失常。

5. 进行心内电生理检查,检查结果正常则手术完成。

四、术后注意事项

1. 射频消融术后患者须按照医嘱卧床静养,静脉穿刺处纱布块加压包扎或加沙袋压迫 6 小时,动脉穿刺处弹力绷带包扎或者沙袋压迫 8～12 小时,并患肢制动(限制不动),注意观察是否出血。

2. 卧床期间饮食宜选择易于消化的食物。

3. 射频消融术后应密切观察患者心率和心律情况,如有不适必须重点进行心肺体格检查,必要时进行心电图、心脏超声和 X 线片等检查。出现低血压状态,特别注意是否心包积血压塞,必须及时进行床旁心包超声检查。

4. 射频消融术后患者会存在一定的不适,如乏力、胸闷等,此时不需要进行特殊治疗。

5. 术后 1 周后可恢复正常活动。

6. 出院后如有复发,应及时返回医院接受检查。

7. 房颤射频消融术后需要抗凝治疗,一般需要服用 2～3 个月的抗凝药物。之后,具体视患者的心律、年龄和发生卒中的风险,决定是否延长抗凝治疗或者终生抗凝治疗。其他药物治疗需根据患者具体病情而定。

(吴伟　蒋卫民)

方 剂 汇 编

一　画

一贯煎(《续名医类案》):沙参　生地黄　麦冬　当归　枸杞子　川楝子

二　画

人参养荣汤(《太平惠民和剂局方》):人参　甘草　当归　白芍　熟地黄　肉桂　大枣　黄芪　白术　茯苓　五味子　远志　陈皮　生姜

四　画

天王补心丹(《校注妇人良方》):人参　玄参　丹参　茯苓　五味子　远志　桔梗　当归身　天冬　麦冬　柏子仁　酸枣仁　生地黄　朱砂

天麻钩藤饮(《中医内科杂病证治新义》):天麻　钩藤　石决明　山栀子　黄芩　牛膝　杜仲　益母草　桑寄生　夜交藤　朱茯神

孔圣枕中丹(《备急千金要方》):龟甲　龙骨　远志　菖蒲

五苓散(《伤寒论》)：茯苓　猪苓　白术　泽泻　桂枝

五磨饮子(《医方考》):乌药　沉香　木香　槟榔　枳实

六味地黄丸(《小儿药证直诀》):熟地黄　山萸肉　干山药　泽泻　牡丹皮　茯苓

丹参饮(《时方歌括》)):丹参　檀香　砂仁

丹栀逍遥散(《医统》):当归　白芍药　白术　柴胡　茯苓　甘草　煨姜　薄荷　丹皮　栀子

乌梅丸(《伤寒论》):乌梅　细辛　干姜　黄连　当归　附子　蜀椒　桂枝　人参　黄柏

五　画

玉屏风散(《医方类聚》):黄芪　白术　防风

甘麦大枣汤(《金匮要略》):甘草　小麦　大枣

左归丸(《景岳全书》):熟地黄　山药　枸杞　山茱萸　川牛膝　菟丝子　鹿角胶　龟胶

左归饮(《景岳全书》):熟地黄　山萸肉　枸杞子　山药　茯苓　甘草

右归饮(《景岳全书》):熟地黄　山萸肉　枸杞子　山药　杜仲　甘草　附子　肉桂

龙胆泻肝汤(《医方集解》):龙胆草　黄芩　栀子　泽泻　木通　当归　生地黄　柴胡　生甘草　车前子

归脾汤(《严氏济生方》):白术　茯神　黄芪　龙眼肉　酸枣仁　人参　木香　炙甘草　当归　远志　生姜　大枣

半夏白术天麻汤(《医学心悟》)：半夏　天麻　茯苓　橘红　白术　甘草　大枣　生姜

半夏厚朴汤(《金匮要略》):半夏　厚朴　茯苓　生姜　苏叶

生脉散(《医学启源》):人参　麦冬　五味子

四逆加人参汤(《伤寒论》):附子　干姜　人参　炙甘草

四妙勇安汤(《验方新编》):金银花　玄参　当归　甘草

白虎加人参汤(《伤寒论》):生石膏　知母　甘草　粳米　人参

瓜蒌薤白白酒汤(《金匮要略》):瓜蒌　薤白　白酒

瓜蒌薤白半夏汤(《金匮要略》):瓜蒌　薤白　白酒　半夏

六　画

当归六黄汤(《兰室秘藏》):当归　生地黄　熟地黄　黄连　黄芩　黄柏　黄芪

当归四逆汤(《伤寒论》):当归　白芍　桂枝　细辛　甘草　大枣　通草

交泰丸(《韩氏医通》):黄连　肉桂

安神定志丸(《医学心悟》):茯苓　茯神　人参　远志　石菖蒲　龙齿

朱砂安神丸(《内外伤辨惑论》):朱砂　黄连　甘草　生地黄　当归

血府逐瘀汤(《医林改错》):当归　生地黄　桃仁　红花　赤芍　川芎　牛膝　枳壳　桔梗　柴胡　甘草

导痰汤(《校注妇人良方》):南星　半夏　枳实　茯苓　橘红　甘草

七　画

杞菊地黄丸(《医级》):菊花　枸杞子　(熟)地黄　山萸肉　牡丹皮　山药　茯苓　泽泻

八　画

苓桂术甘汤(《金匮要略》):茯苓　桂枝　白术　甘草

参附汤(《重订严氏济生方》):人参　炮附子

九　画

神术散(《太平惠民和剂局方》):苍术　白芷　细辛　羌活　川芎　甘草

胃苓汤(《世医得效方》):苍术　陈皮　厚朴　甘草　泽泻　猪苓　赤茯苓　白术　肉桂

保元汤(《博爱心鉴》):人参　黄芪　肉桂　甘草　生姜

保和丸(《丹溪心法》):山楂　神曲　半夏　茯苓　陈皮　连翘　莱菔子

独参汤(《十药神书》):人参

冠心Ⅱ号方(《古今名方》):丹参　赤芍　川芎　红花　降香

十　画

真武汤(《伤寒论》):附子　白术　茯苓　芍药　生姜

桂枝甘草龙骨牡蛎汤(《伤寒论》):桂枝　炙甘草　龙骨　牡蛎

桂枝甘草汤(《伤寒论》):桂枝　炙甘草

桂枝汤(《伤寒论》):　桂枝　芍药　生姜　大枣　甘草

桃仁红花煎(《陈素庵妇科补解》):红花　当归　桃仁　香附　延胡索　赤芍　川芎　乳香　丹参　青皮　生地黄

桃红饮(《类证治裁》):桃仁　红花　当归尾　川芎　威灵仙

柴胡疏肝散　(《医学统旨》):柴胡　陈皮(醋炒)　枳壳(麸炒)　芍药　(炙)甘草　香附　川芎

涤痰汤(《济生方》):制半夏　制南星　陈皮　枳实　茯苓　人参　石菖蒲　竹茹　甘草　生姜

通关散(《丹溪心法附余》):细辛　皂角

通窍活血汤(《医林改错》):赤芍　川芎　桃仁　红枣　红花　老葱　鲜姜　麝香　黄酒

通瘀煎(《景岳全书》):当归尾　山楂　香附　红花　乌药　青皮　木香　泽泻

十　一　画

黄连阿胶汤(《伤寒论》):黄连　阿胶　黄芩　芍药　鸡子黄

黄连温胆汤(《六因条辨》):半夏　陈皮　茯苓　甘草　枳实　竹茹　黄连　大枣　生姜　大枣

十　二　画

温胆汤(《三因极一病证方论》):半夏　竹茹　枳实　陈皮　甘草　茯苓

葶苈大枣泻肺汤(《金匮要略》):葶苈子　大枣

十　四　画

酸枣仁汤(《金匮要略》):酸枣仁　甘草　知母　茯苓　川芎

主要参考文献

[1] 屈松柏,李家庚.实用中医心血管病学[M].北京:科学技术文献出版社,1993.

[2] 邓铁涛.中医诊断学[M].第 2 版.北京:人民卫生出版社,2008.

[3] 吴伟.中医名家学说与现代内科临床[M].北京:人民卫生出版社,2013.

[4] 王永炎,严世芸.实用中医内科学[M].上海:上海科学技术出版社,2009.

[5] 薛博瑜,吴伟.中医内科学临床研究[M].北京:人民卫生出版社,2009.

[6] 吴伟,卿立金."辨病为先,辨证为次"——现代中医临床思维模式的思考[J].中医杂志,2010,51(12):
1061-1063.

[7] 朱文锋.中医诊断学[M].上海:上海科学技术出版社,1995.

[8] 余小萍,方祝元.中医内科学[M].第 3 版.上海:上海科学技术出版社,2018.

[9] 单兆伟,刘沈林,黄峻.内科多发病的中西医综合治疗[M].北京:人民卫生出版社,2003.

[10] 薛博瑜,吴伟.中医内科学[M].第 3 版.北京:人民卫生出版社,2017.

[11] 葛均波,徐永健,王辰.内科学[M].第 9 版.北京:人民卫生出版社,2018.

[12] 张澍,霍勇.内科学·心血管内科分册[M].北京:人民卫生出版社,2018.

[13] 高颖,方祝元,吴伟.中医内科学[M].北京:人民卫生出版社,2015.

[14] 徐云生.邓铁涛治疗失眠的经验[J].新中医杂志,2000,6(12):5-6.

[15] 张伯礼,吴勉华.中医内科学[M].北京:中国中医药出版社,2017.

[16] 唐宏宇,方怡儒.精神病学[M].北京:人民卫生出版社,2014.

[17] 孙广仁,郑洪新.中医基础理论[M].北京:中国中医药出版社,2012.

[18] 赵辨.临床皮肤病学[M].南京:江苏科学技术出版社,2001.

[19] 中华医学会.临床技术操作规范·超声医学分册[M].北京:人民军医出版社,2007.

[20] 中华医学会超声医学分会超声心动图学组.中国成年人超声心动图检查测量指南[J].中华超声影像
学杂志,2016,25(8):645-664.

复习思考题答案要点与模拟试卷

55检